意識の脳科学

「デジタル不老不死」の扉を開く

渡辺正峰

講談社現代新書

2747

プロローグ

十五歳の秋の日の情景が、今でも鮮やかによみがえる。陸上部のトレーニングの帰り、住んでいた団地の一角にあった「てんとう虫公園」のブランコに揺られながら、死について友人と語り合った。話し始めた時点であたりはすでに暗く、ブランコの鎖が手のひらに冷たく感じられた。夢中になって話し込み、気がついたときには身も心も自慢の美尻も冷え切っていた。

それから8年、長年の夢であった研究生活を謳歌していた修士一年の春、一泊の研究室旅行にでかけた。その夜、宴会の席で同期二人を相手に死にたくない論を展開した。

「死への恐怖は、苦しみを伴う死のプロセスに対して向けられたものではない。一方で、死んでしまえば何も感じず、当然のことながらそこに恐怖など微塵もない。然るに、ここでとりあげる恐怖とは、こうして存在しているわたしが、死を境にきれいさっぱり存在しなくなってしまうことに対する、存在から非存在への断絶の恐怖である」

云々。酒のたすけも借り、明け方まで話は続いたが完全な空回りに終わった。二十歳を超えてまだそんな話をしているのかと揶揄されたりもした。その後登場した言葉を拝借するなら、中二病ではないか、と。

実はこの話には後日談がある。一昨年の秋口に学部の同窓会があり、そのうちの一人と何十年かぶりの再会をはたした。わたしが話をふると、彼はその長い夜のことをよく覚えていた。それればかりか、その内容が頭にこびりつき、いつの頃からか死の恐怖を実感するようになったと言う。人生の折り返し地点を疾《と》うに過ぎ、死＝断絶がリアルなものとして迫ってきたらしい。

みなさんはどうだろう。死は怖くないか。かつて怖いと感じていたことはないか。死は誰にでも平等に訪れるもの、どう足掻いても逃れられないもの、とその恐怖を理性で抑え込んでいるだけではないか。

なにも恥ずかしがることはない。心の奥底に佇むあなたに訊いてみてほしい。死への恐怖は、動物の発達進化の過程で間違いなく脳に刻み込まれてきたものなのだから。

わたしは怖い。今でも怖い。この文章を起こしているこの瞬間にも、無に帰してしまうことへの恐怖を通奏低音のように感じている。

しかしながら、今のわたしには一縷《いちる》の望みがある。死なずにすむのではないかと、心のどこかで本気で信じている自分がいる。何を隠そう、「意識の解明」と「不老不死の実現」の一石二鳥の妙案を思いついたからだ。

わたしは長らく神経科学に身を置き、いつの頃からか意識の不思議に取り憑かれた。これを解き明かせるなら死んでもいいと思った。

死にたくないと言った矢先に、今度は死んでもいいと曰《のたま》い、さぞかし、言葉が軽いように思えるだろうが、死にたくないとのわたしの思いは本物だ。

では、そんなわたしに、解明できたなら死んでもいいと言わせしめる「意識」とはいったい何か。

哲学者のトマス・ネーゲルによれば、ずばり、“What it’s like（そのものになってこそ味わえる感覚＝固有の内在感覚）”である。

わたしたちの脳には、脳になってこそ味わえる感覚が数多《あまた》存在する。網膜からの視覚入力を受け、脳がそれを情報処理すれば、脳には「見える」との感覚が生じる。蝸《か》牛《ぎゅう》からの聴覚信号を脳が処理すれば、脳には「聴こえる」との感覚が生じる。悲しい物語に触れれば「悲しい」、難しい意志決定に直面すれば「悩ましい」との感覚が生じる。

たった今、この文章を目にしているあなたの脳にも間違いなくそれは生じている。なにも難しいことを言ってるわけではない。白色の紙面に印刷された黒い文字が見えているだろう。ただそれだけの話だ。

みなさんの狐につままれたような顔が目に浮かぶ。それが意識だとして、それが何か？　と。ではラビット・ホールへとご案内しよう。

生まれてこの方、世界を見て、聴いて、感じてきたあなたからすれば、それらの感覚は当たり前のものに思えるに違いない。それこそが意識であり、その根底には、現代科学では説明のつかない深遠なる謎が横たわっていると聞かされても俄《にわ》かには信じられまい。

ただ、ここで断言したい。脳にそれらの感覚（＝意識）が生じることは、決して当たり前のことではない。マリー・アントワネットにとって当たり前のものであったケーキが、当時の庶民にとって当たり前のものではなかったのと同じように。

しかし、マリーであるあなた、意識そのものであるあなたは、なかなかそのことに気づかない。

意識の定義と意識の不思議は表裏一体の関係にあり、それらをきちんと理解するには、ある種の悟りが要求される。そして、悟った刹那、大きな衝撃があなたを襲う。その衝撃は、映画「マトリックス」のネオが〝赤ピル〟を手渡され、世界の真の姿を見せつけられた瞬間以上のものになるはずだ。ただ、残念ながら、そのことをてっとり早く理解するための〝赤ピル〟は存在しない。悟りの瞬間が静かに訪れるのを待つしかない。

悟りへの扉を開ける一つ目の鍵は、脳以外の何かに、意識が生じる可能性が限りなく低いことだ（すくなくとも、現時点においては！）。

ここでデーモン小暮にご登場願い、あなたを蠟人形に変えてもらおう（デーモン小暮はわたしの大学時代の音楽サークルの大先輩だ。聖飢魔Ⅱの代表曲「蠟人形の館」の冒頭、「お前も蠟人形にしてやろうか！」と彼は叫ぶ）。はたして、蠟人形に変わり果てたあなたは、何かを感じることができるだろうか。

カメラ付きのスマホならどうだろう。スマホに見えるとの感覚は生じるだろうか。もちろん、映像をデータとして残したり、顔を検出してそこにピントをあわせたりなんてことは平気でやってのける。ただ、そのとき、わたしたちと同じように世界を見ているだろうか。

スマホはスマートフォン（利口な電話）というくらいなので、その中身がどうなっているのかちょっと想像がつかない。わたしたちと同じように世界を見ていると思われる方もいるかもしれない。

では、旧式のラジオならどうだろう。裏蓋を開ければ、コンデンサやらトランジスタやらがところせましと押し込められている。そのアンテナで電波を受け、信号を電気回路で処理し、スピーカーから音声を出力したとき、ラジオ自身にその音声は聴こえているだろうか。

コップの水はどうだろう。コップに閉じ込められて窮屈だな、とか、自身のよく冷えた温度にくらべて外は暑いな、などと感じたりするだろうか。はたしてコップの水に、水になってこそ味わえる感覚＝水固有の内在感覚は生じるだろうか。

対して、脳に、脳になってこそ味わえる感覚が生じることは厳然たる事実だ。あなたに世界が見え、聴こえている時点で、そのことについては寸分の疑いの余地もない。

脳には間違いなく存在し、他のものにはおそらく存在しない“What it's like”。これこそが哲学者や神経科学者が定義するところの意識だ。

では意識の不思議とは何だろうか？　悟りの扉を開くための二つ目の鍵は、わたしたちの脳と前述のスマホ、ラジオ、水との間には決定的な差がないことだ。決定的な差がないのに、脳にだけ意識が生じる。わたしたちの脳にしても、頭蓋から取り出してうすくスライスし、顕微鏡下で覗けば、ちょっとばかり手の込んだ電気回路に過ぎない。さらに倍率をあげればコップの水と同様、原子分子のかたまりに過ぎない。

次の図を眺めてほしい。

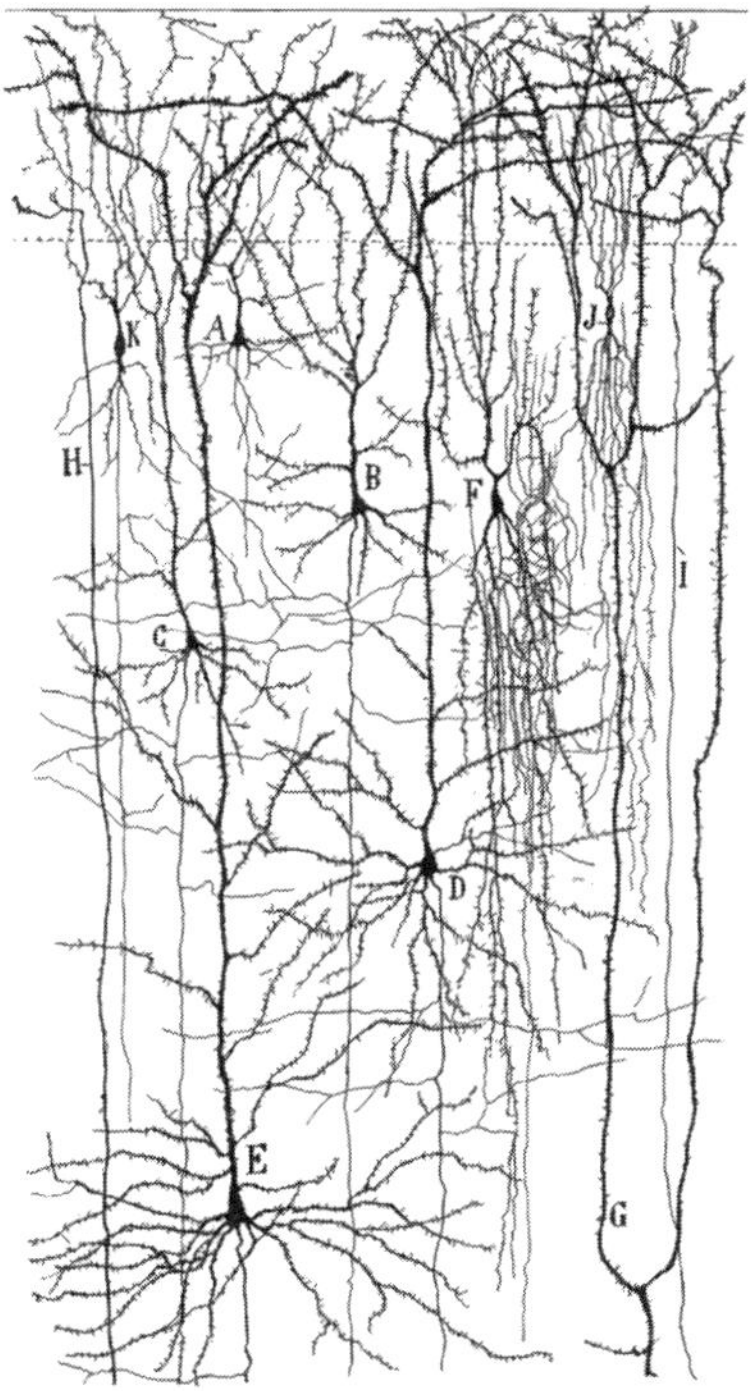

これは、「ニューロン仮説」を唱えたスペインの神経解剖学者、サンティアゴ・ラモン・イ・カハールが19世紀に描いた顕微鏡下のヒトの脳のスケッチだ。彼の予言どおり、脳の神経細胞は他の神経細胞と直接的にはつながっておらず、あいだには細かい隙間が開いている。それゆえ、彼の「ニューロン仮説」(-onはギリシャ語の接尾辞で「独立した粒子」を意味する)にちなみ、これらの細胞はニューロンと呼ばれるようになった。

ここで、再びデーモン小暮に登場してもらい、あなたを脳に変えてもらおう。想像してみてほしい。あなたは数千億個の孤立したニューロンの塊に過ぎない。ニューロンと言えども、所詮は、細胞核を備えたふつうの細胞に過ぎない。そんなニューロンの塊に変えられてしまったあなたに、はたして、何かしらの感覚はわくだろうか。コップの水や旧式ラジオと同様、とてもわく気がしないだろう。

ところがどっこい、「あなたはニューロンの塊にすぎない」(You're nothing but a pack of neurons)。これは、DNAの二重らせん構造を発見し、その後、意識の科学に転向したフランシス・クリックの言葉だ。

そう、今この瞬間、この文章を読んでいるあなたは、脳に変えられるまでもなく、すでに脳なのだ。そんなあなたに、実際にさまざまな感覚がわくことは、あなた自身が一番よく知っている。

話が循環しているようで、また、矛盾しているようで、何のことだか分かりづらいだろうが、要は、この大きな矛盾を指摘したかったのだ。脳を客観の側から眺めれば、とても意識が宿る気がしない。一方で、わたし、すなわち、主観の側から眺めれば、そこには間違いなく意識＝わたしが宿っている。

この矛盾こそが、ギリシャ哲学以来、数千年もの長きにわたって哲学者や科学者を惹きつけてやまない意識の問題の正体だ（未だ悟りの瞬間が訪れない読者のみなさんも安心してほしい。この短い文章のなかで理解してもらえるとは端から思っていない。本書の後半に差し掛かった8章で、再びこの問題に立ち戻ってくるので、それまで頭の片隅にとめおいてほしい）。哲学者ジョセフ・レヴァインの言葉を借りれば「説明のギャップ」、哲学者デイヴィッド・チャーマーズの言葉を借りれば「ハードプロブレム」。そのいずれにも、金輪際、人類には解き明かすことができない問題であるとのニュアンスが色濃く漂う。

先述のわたしの一石二鳥の妙案とは、まさにこの意識の難問に挑む、新たな科学的アプローチに他ならない。意識の問題の本丸、「そのものになってこそ味わえる感覚」

を直接的に扱い、それを解き明かそうとするものだ。

　さあどうだろうか。一石二鳥の妙案の中身が気になってきただろうか。

　トリッキーなタイトルゆえ、「不老不死」につられて本書を手にした読者も、「意識の脳科学」につられて手にした読者もいることだろう。そのどちらでもなく、また、死ぬのもぜんぜん怖くないが、冷やかし半分に手にしてくれた読者もいるかもしれない（わたしからすれば、一番布教のしがいのある読者層ではあるが！）。

　一石二鳥の妙案の具体的な中身についてはあとでじっくりとりあげるとして、ここでは、二鳥の関係について述べておきたい。

「意識の解明」と「不老不死の実現」。これをアポロ計画にたとえるなら、「有人ロケットの月周回軌道投入」と「有人月面着陸」に相当する。

　当然のことながら、前者がなければ後者は達成されない。一方で、後者を目指さなければ、前者にかかる膨大な開発費を捻出することはかなわない。

　白状するなら、わたしの提案する意識の解明への科学的アプローチには大きな研究開発コストがかかる（もちろん、アポロ計画ほどではないにしても！）。コストをかけなければ、研究は遅々として進まず、わたしたちの目の黒いうちに実現することはない。

一方で、コストをかけさえすれば、その先のデジタルな不老不死が視野にはいってくる。コストの度合いについては、実際の研究計画を明らかにしたうえで最後に披露したい。

「意識の解明」と「不老不死の実現」。おそらく宇宙人はすでに達成している。産業革命から凡そ300年、我らが人類も、そろそろ本気でとりかかってよい頃合いだろう。

目次

イラスト／若菜啓、今崎和広、楢崎義信

1章　死は怖くないか

順列都市

自らを被検体に、意識のアップロードをくり返す開発エンジニアのポール。アップロードのたびに彼の意識は二分され、片方は身体にのこり、もう片方はコンピュータの担う仮想現実に召喚される。数えること5度目の実験、幸運にも、過去4回とも身体の側に残りつづけた主人公のポールではあったが……。

肌触りのよいシーツの上で夢からさめると、朝日が窓から差し込んでいる。一体、いつどうやって眠りについたのか。底知れぬ不安が頭をよぎる。ゆっくりと、しかしやがて、ある想いに辿り着く。ついに仮想現実に囚われてしまったのだと。

覚悟はできていたつもりだったが、まったく甘かった。彼は愕然とし、絶望し、かつて同様に囚われた自身の分身たちが皆そうしてきたように、自殺レバーへと向かう。それは、仮想世界において義務付けられているものだ。だが、そのレバーを引いた途端、それは根元から折れてしまう。外界に居残るもう一人のポールを呼び出し問いただすと、「次々と自殺されてしまっては実験にならない」と、彼がプログラムを書き換え、レバーを無効にしたことを告げられる……。

このような怒濤の展開で幕をあけるグレッグ・イーガンのSF小説『順列都市』が世に出てから早や25年、ようやく科学や哲学の世界でも意識のアップロードが取り沙汰されるようになった。

仮に意識のアップロードが現実のものになったなら、あなたはアップロードされたいと思うだろうか。もちろん、ポールのような開発用の人柱としてではなく、一人のお客さんとして。

意識のアップロードを望むか

私がこの問いをあちこちで訊いてまわった感覚からすると、アップロードを望むのはごく一部の人たちに限られる。10人に1人もいればよい方だろうか。

当然のことながら、意識の解明と、その副産物としての意識のアップロードを目指すわたしはそれを望んでいる。大方のみなさんは、なんで？　と疑問に思うかもしれない。でも、そんなみなさんに問い返したい。

死は怖くないですか？　今、この記事を読み、思考をめぐらしているあなたが、金輪際いなくなってしまうことに根源的な恐怖をおぼえませんか？　思春期の頃まで感じていた怖れを理性で抑え込んでいるだけではありませんか？　死は万人に訪れ、どうにも抗えないもの。遠い未来の話で、今から悩んでも仕方のないものだと。

逆に、アップロードを望むごく一握りの人々は、理性による抑え込みに失敗した人たちなのかもしれない。

死は怖くないか

わたしとは流派がことなるが、生身の体で不老長寿を目指すハーバード大学のデビッド・シンクレア教授は、著書『ライフスパン――老いなき世界』のなかで、まさにこの観点から死を説いている。医師として数え切れないほどの死に立ち会ってきた彼は言う。死は決して生易しいものではない。若く、健康体で、死がまだ地平線のはるか彼方にある時分の感覚はまったく当てにならない。死が目前に迫ると、多くの患者が死に恐怖する。それまで封じ込んできたものが一気に噴き出す、と。

さきほど、アップロードを望まないと答えたあなたも、将来、宗旨替えしないと言い切れるだろうか。死の床にあったチャールズ・ダーウィンが、キリスト教に改宗し、進化論を説いたことを懺悔したように（※諸説あり）。

ましてや、ここで前提としているのは、意識のアップロードが当たり前のものになったそう遠くないはずの未来だ。お隣の山田さんも、斜向《はすむか》いの鈴木さんも、デジタルなあの世で第二の人生を満喫している。週末には対面センターで、のこる家族と想い出話に花を咲かせたりもする。そんななか、あなただけがゲーム・オーバーを選択することなどできるだろうか。

なにも、永遠に生きろと言っているわけではない。ゲーム・コンティニューくらいにライトに考えてもよい。一旦は望まない死を回避する。もし、辛い境遇にあったなら、それらすべてが払拭されたデジタルなあの世が待っている。

正直なところ、何万年と生き続けるのはわたしも想像できない。ただ、人類の遠い未来、またその先には、人類が新たな種にとって代わられた地球の姿は見てみたい。コンピュータへの意識のアップロードゆえ、計算を休止するだけでスリープモードに入ることができる。それを贅沢に使い、宇宙の終焉にも立ち会ってみたい。生身のコールドスリープであれば、体温を下げ、代謝を落としつつ、最低限の栄養を補給しつづけるような大掛かりな装置が必要なところだ。だが、そんなものが長く動作しつづける保証はどこにもない。

宇宙の終わりへの虚無感

宇宙の終焉といえば、「死にたくない派」の急先鋒は、数千億年先とも言われるそれにも恐怖する。２０２２年の秋、コロナ禍もようやく落ち着き、3年ぶりに実地開催した夏学期の学部講義「脳神経科学」を聴講してくれたメンバーで質疑兼飲み会をひらいた。お気に入りのラム酒で勢いづいたか、宇宙の終わりに対する虚無感を吐露したところ、なんと半数の参加者が賛同してくれた。会の性格上、濃縮されたメンバーであったことは間違いないが。

宇宙の終わりにはいくつかのシナリオがある。その一つ、ビッグクランチでは、ビッグバンと逆の過程をたどり、宇宙をかたちづくる原子のすべてが空間の一点に凝縮されていく。最後には、原子の状態を維持することができず、指先ほどの寸分の隙間もない大きさの素粒子の塊となり、灼熱の光に包まれる。

一方、ビッグフリーズでは、宇宙は永遠に膨張しつづけ、原子の空間密度はとどまることなく下がっていく。やがて、宇宙は絶対零度に達し、周囲を照らす恒星も、それを周回する惑星も、当然、その表面に安穏と暮らしているわれわれも、それらすべてが雲散霧消し、質量のない光子だけが虚空を飛び交う。

いずれのシナリオをたどるにせよ、人類がこれまで築き、今後も築いていくであろう如何なるモノも技術も、その記録を含めて無に帰する。個人の消滅とは一味違う、異次元の虚しさを感じてしまう。せめて、われわれの開発した科学技術を他の宇宙文明に引き継ぐことができたなら、もう少し研究にも精が出るのだが。

参上！　不老不死ネイティブ世代

そんな与太話のさなか、不老不死ネイティブとも言える世代の登場にわたしは驚愕した。先ほど賛同してくれた学生のうちの一人が、宇宙の終焉を乗り越えるべく、次なる宇宙へと逃れる計画があることを雄弁に語りだした。別宇宙への抜け穴、いわゆるワームホールをつくりだして時空を跳躍する。人工のバブル宇宙のなかに一時的に退避する。少々気の早い研究者たちが日々頭を捻《ひね》っているらしい。驚いたのは、当の本人が、意識のアップロードの道に進むべきか、それとも、宇宙の終焉を克服する研究に進むべきか悩んでいることだ。あとのことはあとで心配すればよい、まずは意識のアップロードに専念し、宇宙の終わりについてはデジタルなあの世でじっくり考えればよい、と口説いてはみたが、効果のほどはいかばかりか。

その会には、もう一人、不老不死ネイティブがいた。自らの不老不死を盤石のものとするべく、意識のアップロードの研究に従事するか、生体凍結保存の研究に従事するか、これまた本気で悩んでいる。後者は、意識のアップロードがわたしたちの目の黒いうちに完成しない可能性を見越しての安全策らしい。いつも教室の前方に陣取り、真髄をつく鋭い質問をしてくる一方で、うすく引き延ばされたわたしの講義内容に、いつになったら意識のアップロードを扱うのだと、休み時間にはきまってせっついてきた。ようやくその振る舞いに合点がいき、ネイティブ世代の空恐ろしさに身震いするとともに、心の底から頼もしくも感じた。

そんな彼、彼女らに比べれば、わたしはあまちゃんだ。フーテンの寅さんよろしく、神経科学のさまざまな分野を彷徨《さまよ》いつづけた。その果てに意識研究にたどり着き、意識のアップロードの発案に至った。研究者であるわたしと、死にたくないわたしとは、長らく別人格であった。

2章　アップロード後の世界はどうなるか

アップロード後の世界

中三の秋、部活動もようやく一段落し、受験勉強に本腰をいれるべきところ、学級新聞にのめり込んだ。今思えば不思議なことだが、自身が理系なのか文系なのか、定まっていなかったのだろう。高さの揃った机を六つほど並べ、その上に一畳ほどの大きさの模造紙をのせる。陸上部の後輩たちが轟かせる雷管の音を夕暮れの窓に聴きながら、オピニオン記事もどきの下書きをフェルトペンでなぞっていく。すると、おのずと上半身が机に乗り出す格好となる。

そこに、聖子ちゃんカットのちょいワル女子が背後から一言。「おお、なべさん、いいケツしてんな!」。ハードルで鍛えてきた甲斐があったというものだ。

顔にはなんのプライドもないが、昔からお尻には自信があった。自身のアイデンティティの中核部分と言ってもよい。でも、このお尻もいずれはみすぼらしく垂れていくことだろう。最後は骨と皮だけになってしまうかもしれない。

コンピュータにアップロードされたなら、このお尻はどうなってしまうのだろう?どの年齢のバージョンがアップされるのだろうか? このあたりで読者の声が聞こえてきそうだ。いやいや、お前の尻のバージョンなどどうでもよい、そもそも肉体は保たれるのか、と。

美尻の伏線を忍ばせたプロローグの原稿を仕上げるにあたり、義理の父親に読んでもらった。だが、義父はぴくともしなかった。わたしなりに、めいっぱい死の恐怖を煽ったつもりだったのだが。

でも、同時におもしろいことを言われた。必ずしも死を怖れていなくても、アップロードされたいと思う状況はあるだろう。まずは、アップロード後の世界がいったいどのようなものかを教えてほしい、と。

一言で言えば、現実世界と見紛うばかりの世界が、あなたを待ち受けることになる。まさかと思うだろうが、多くの哲学者が、わたしたちのこの世界、そして、わたしたちのこの身体が、すでに宇宙の超文明によるコンピュータ・シミュレーションである可能性を否定できないと考えている。逆説的ではあるが、アップロードされた暁には、あなたを取り巻くこの世界と一切遜色のないリアルな世界を目の当たりにすることの証左だ。当然、あなたの身体も感情も、すべて安泰なので安心してほしい。

ただ、頭ごなしにそう言われても、ヤールストークのように空疎に響くことだろう。

きちんと納得してもらうべく、一つの思考実験として、環境－身体－脳の順でデジタル化を行ってみよう。

第一種デジタルとの遭遇：環境

まずは最初のステップとして、環境をデジタル化する。これは、現在の仮想現実技術そのものだ。ヘッドマウントディスプレイで仮想の景色を見せ、ヘッドフォンで仮想の音を聴かせる。ＶＲスーツを装着すれば、痛みを感じさせることも朝飯前だ。昔からの友人で、触覚研究の大家であるＮＴＴの渡邊淳司さんから聞いた話だが、お腹から背中へと時間差で振動を与えると、槍で貫かれたような感覚が生じるらしい。もっとも、槍で串刺しにされた感覚を生きて語れる人はそう多くはないだろうが。

この環境のデジタル化は、身体と、そこにちりばめられた目や耳や触覚などの感覚器はそのままに、現実世界とデジタルの仮想世界の界面を、薄皮一枚隔てた身体の外側に置いた状態にある。

第二種デジタルとの遭遇：身体

次のステップは、身体をデジタルに置き換えることだ。これは、映画「マトリックス」の主人公、ネオの状態に相当する。

「マトリックス」をご覧になったことがあるだろうか。昨今の学生に訊いても、ちらほらとしか手が挙がらず心が折れそうになる。ただ、もはや彼らの生まれる前の映画になってしまったことを考えれば致し方ないのかもしれない。

それはさておき、映画冒頭の第二シーケンス、キアヌ・リーブス扮するネオが机でまどろんでいる。暗い室内の片隅にはうす汚れた電子機器が積みかさなり、机の上は雑多な物であふれている。どこからどう見ても、現実の汚部屋にしか見えない。しかしながら、それは巨大コンピュータの紡ぐ仮想現実に過ぎない。

彼の目に映る部屋の様子も、指から伝わってくるキーボードの感触も、はたまた、その指そのものも、コンピュータが彼の脳に体験させているものだ。

前節の仮想現実が、目や耳などの感覚器を介して仮想世界を脳に体験させるのに対して、それらすべてをバイパスし、脳とコンピュータが直結されている。首根っこに装着された、見るからにえげつないブレイン・マシン・インターフェース（ＢＭＩ）を介して。

感覚器にしても、筋肉にしても、身体は電気信号で脳とやりとりをしている。であれば、身体をコンピュータのなかで再現し、そのデジタル身体の各種感覚器からの信号を脳に入力し、脳からの出力にしたがって、デジタル身体を仮想空間のなかで寸分違わず動かしてしまえば、脳は完全に騙されてしまう。映画のなかのネオ同様、コンピュータに直結された本人からすれば、現実世界と見分けがつかないことになる。

ちなみに、身体に張り巡らされた感覚器は、外的環境のみを受容するものではない。内臓や筋肉などもその対象となる。

わたしが滞在したドイツ・チュービンゲンのマックス・プランク研究所には、内臓感覚を専門とするグループがあった。あるとき、そのメンバーから風変わりな相談を受けた。サルの肛門に風船のようなものを入れてふくらますのだが、どのような速さでふくらませれば、ｆＭＲＩ（磁気共鳴機能画像法）による計測でそれに対するニューロン反応を捉えられるかというものであった。食事中の方には申し訳ないが、直腸への圧迫によってわたしたちは便意を感じている。風船で直腸を圧迫することで、脳の便意感覚の在《あ》り処《か》をつきとめようとしていたのだ。

これらの研究成果をもとに、コンピュータ・シミュレーションによる仮想の直腸に仮想の便をため、仮想の感覚受容器からの信号をわたしたちの脳の然るべき箇所に与えたなら、わたしたちはリアルに便意を感じることになる。

第三種デジタルとの遭遇：脳

最後の第三ステップでは、唯一、生体組織として残っている脳をデジタル化する。

そのプロセスを考えるうえで参考になるのが、哲学者チャーマーズによる思考実験「フェーディング・クオリア」だ。直訳するならば薄れゆく意識である。

ここでは、脳のなかのニューロンを一つずつ、脳にバレないようにシリコン製のものに置き換えていく（図2－1）。脳にバレないの意は、もとのニューロンの神経配線とその入出力特性を完全に再現することで、残る脳に影響が及ばない状況をつくることだ。

一つ、また一つと置き換え、すべてのニューロンがシリコン製のものに置き換わったとき、もともとあった意識は維持されるだろうか。考案者のチャーマーズは、その名に反して「意識はフェードしない」、すなわち、意識は保たれると結論づけている。

ただ、このオリジナルのフェーディング・クオリアの末にできあがるのは、複雑な

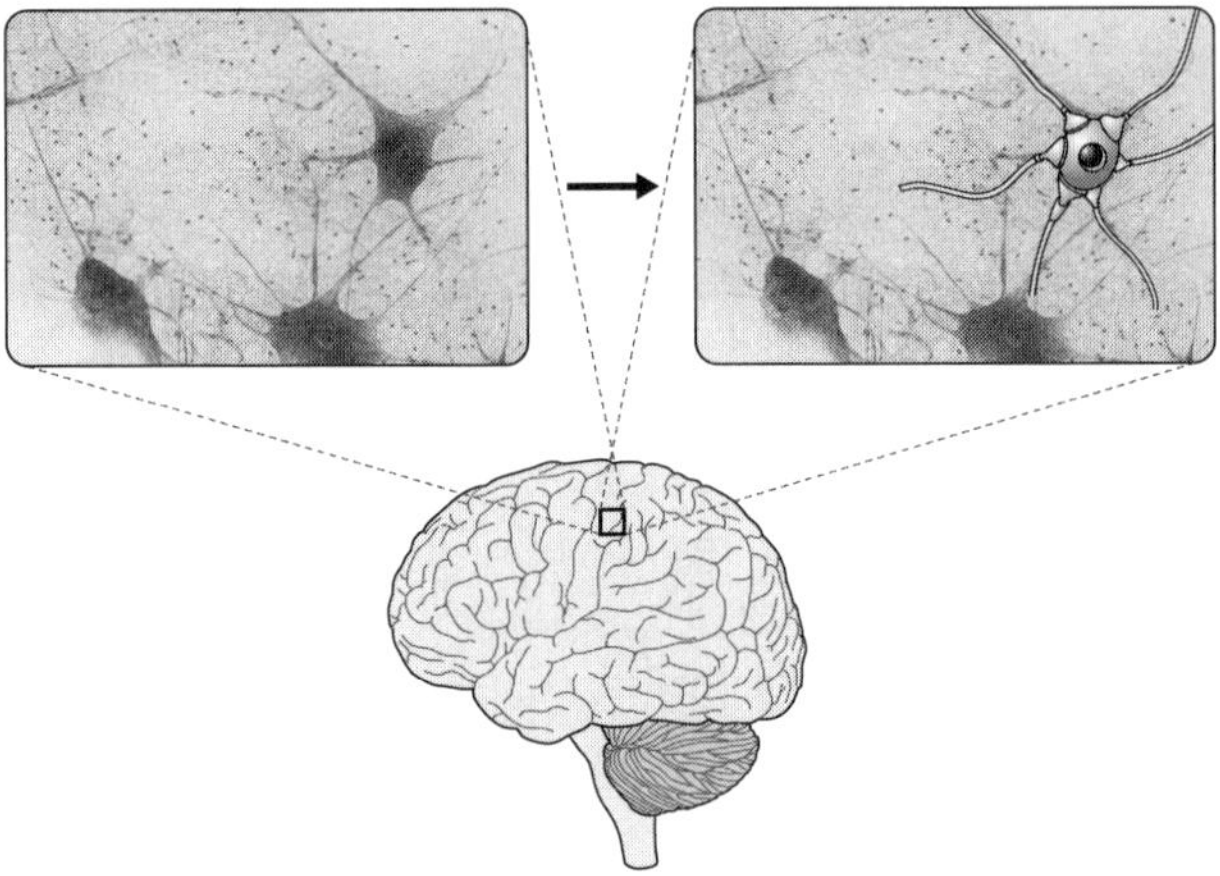

図2-1　チャーマーズによるフェーディング・クオリア
脳にバレないように、ニューロンを一つずつシリコン製のものに置き換えていく。

三次元配線が施され、数千億の人工ニューロンが超並列的に動作するシリコンのお化けだ。わたしたちの目の黒いうちに実現する目処はたっていない。

また、仮にできたとしても、環境および身体をシミュレーションするコンピュータとは別に、一人につき一つずつ、シリコンのお化けを用意することになる。結果、意識のアップロードは非常に高価なサービスとなってしまう。

わたしは団地生まれの団地育ちであり、わたしの根本には団地魂がある。「銀河鉄道999」のような、一部の金持ちだけが機械の身体を手にし、永遠に生きられるようなディストピア世界はまっぴらごめんだ。

特殊な脳外科手術が必要なため、無料《タダ》同然というわけにはいかないだろうが、意識のアップロード代は極力抑えるようにしたい。そのためにも、仮想の世界や身体と同様、人工脳も通常のデジタル・コンピュータのなかにおさめておきたいところだ。そうすることで、一台のコンピュータ・サーバーに複数人をアップロードできるようになり、一人あたりの費用の削減につながる。

一方で、値段と引き換えに、アップロードされる人数が増えれば増えるほど、デジタルなあの世の時間の流れが、現実世界とくらべて遅くなってしまうのは致し方ないところだ。ただ1章冒頭に登場したグレッグ・イーガンの『順列都市』同様、現世の人とコミュニケーションをとろうとでもしない限り、中の人はその遅さに気づかない。

というわけで、意識の宿る脳も、環境や身体といっしょに一台のコンピュータのなかでデジタル化したい。そこで、頭蓋におさまるニューロンをシリコン製のものに一つずつ置き換えていく代わりに、コンピュータのなかに一つずつ移し替えていくことを考えよう（図2－2）。シミュレーションされるデジタルニューロンの入出力特性が、もとのニューロンを完璧に再現し、ブレイン・マシン・インターフェースによる脳とコンピュータの配線が、もとのニューロンの神経配線を完全に再現したならば、一つ目のニューロンについては、チャーマーズのフェーディング・クオリア同様、残る脳は一切影響を受けないはずだ。

ただ、二つ目以降のニューロンの移し替えについては少々事情が異なる。すでにコンピュータに移したニューロンと脳のなかでつながっていた可能性が出てくるからだ。ただ、それにしても、つながっていたニューロンどうしの相互作用も含めてコンピュータの方で再現することで、やはり、脳にバレない状態をつくることができる。

そうやって、脳のニューロンをコンピュータに一つずつ移し替え、頭蓋にのこるニ

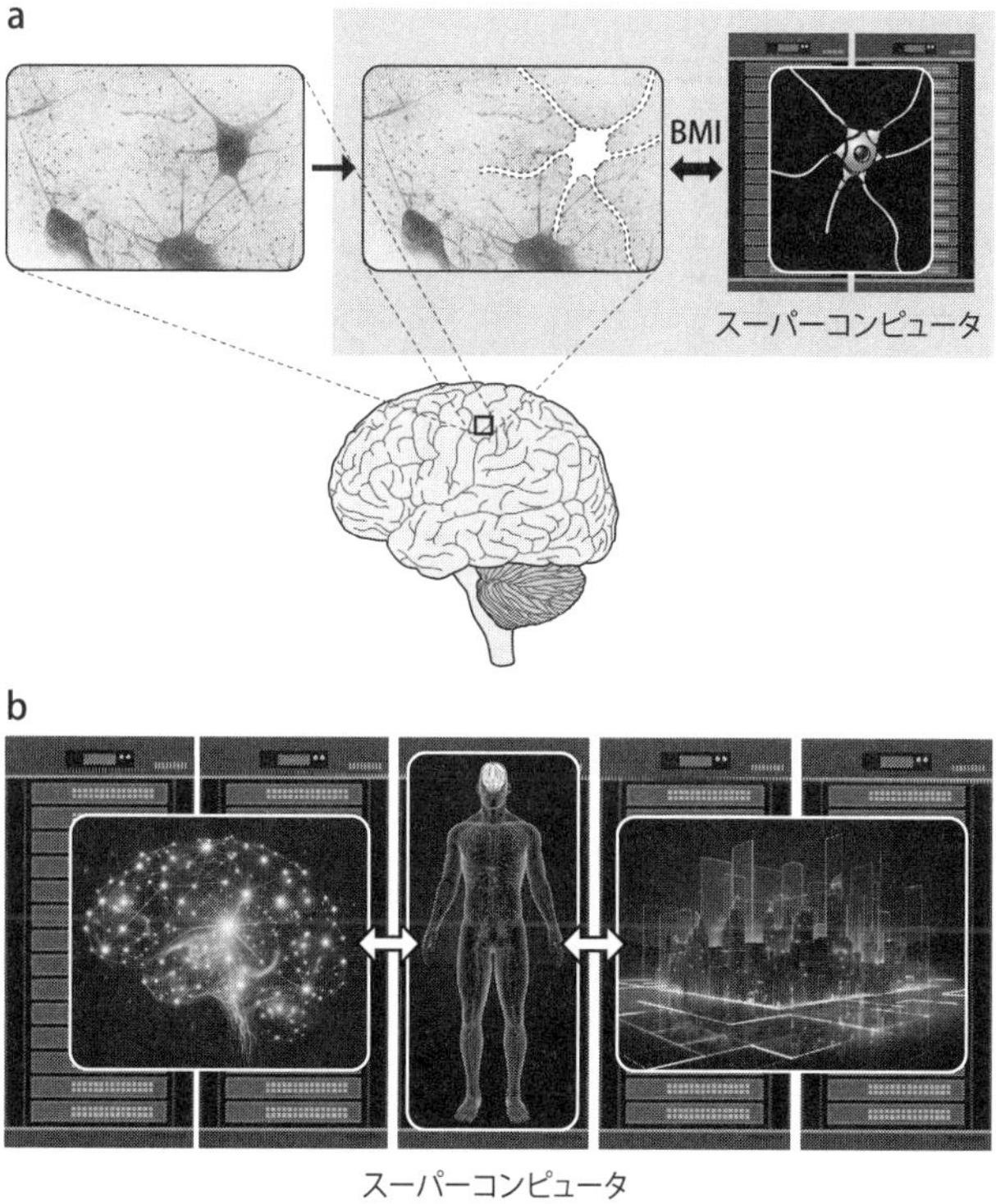

図2-2　提案するデジタルフェーディング・クオリアと、アップロードされた意識

a）脳にバレないように、ブレイン・マシン・インターフェース（BMI）を介して、ニューロンを一つずつスーパーコンピュータに取り込んでいく。あくまで思考実験であり、提案するところの「意識のアップロード」の手法（後述）とは異なることに注意。b）「意識のアップロード」後は、脳のみならず、脳と相互作用する身体、さらには、身体と相互作用する環境のすべてがコンピュータシミュレーションに置き換わる（物理アバターとして現世に舞い戻る際には、脳のみがシミュレーションされる）。

ューロンが最後の一つになったとしても、また、その最後の一つを移し替えたとしても、脳の情報処理の本質はコンピュータのなかに変わらず存在しつづけることになる。ゆえに、わたしたちの意識も同様に宿り続ける可能性が高い（その根拠となる「機能主義」と呼ばれる哲学的概念を15章で紹介する）。

シミュレーション仮説

こうして、環境、身体、脳の順でデジタル化し、すべてがコンピュータのなかにおさまったとしても、わたしたちの意識はそれとは気づかずに存在し続けることだろう。

本章冒頭でも触れたが、わたしたちの世界、そしてわたしたち自身が、宇宙の超文明によるコンピュータ・シミュレーションに過ぎない可能性が指摘されている。荒唐無稽に思えるだろうが、ここまでの内容を踏まえ、よくよく思いを巡らせてみてほしい。論理的には否定できないことがおわかりだろう。

しかも、提唱者である哲学者ニック・ボストロムによれば、わたしたちがリアルに存在する可能性よりも、シミュレーション世界の住人である可能性の方が圧倒的に大きい。

実在する宇宙のなかで、恒星からほどよい距離の惑星に居合わせ、生命誕生の奇跡にめぐまれ、自らの種が超文明を有するまでに進化し、その結果、シミュレーションする側にまわる確率と、逆にされる側にまわる確率とでは、断然、後者の方が高い。仮に、わたしたち人類がそこまで進化したなら、個人の趣味のレベルで、それこそ星の数ほどのシミュレーション世界をつくってしまうことだろう。

でも、ここで素朴な疑問がわく。わたしたちの住む世界が宇宙の超文明によるシミュレーション世界だとしたら、そのなかで意識のアップロードを目指すことなど許されるだろうか。でも、さすがは哲学者、そんな入れ子構造も想定内と、先回りに余念がない。それればかりか、シミュレーション世界のなかのシミュレーション世界、さらには、そのなかのシミュレーション世界といったように、入れ子構造を許容することで、シミュレーション世界の数はねずみ算的に増加し、ますます、わたしたちのこの世界がリアルである確率が小さくなることを主張している。

実のところ、その難解さから、あまり評価されることのない「マトリックス」第二作はこのことを扱っている。主人公のネオは、マトリックス・システムの健全性を維持するために、創造主が仕組んだ反乱者だったのだ。わたしもそうだとしたらどうし

よう⁉

3章　死を介さない意識のアップロードは可能か

片側だけの世界

わたしには世界の片側しか見えていない。これは何かしらのメタファーではない。文字どおり、視線のちょうど真ん中を境に左側しか見えないのだ。

それゆえ、不意に自分の右手があらわれてぎょっとする。また、横書きの文章はまともに読むことができない。単語一つを拾うにしても、視線の先の一寸右の文字が目に入らず、匍《ほ》匐《ふく》前《ぜん》進《しん》するかのごとく一文字一文字読み進めるしかない。以前の何十倍もの時間がかかってしまう。

そう、わたしも昔からこうだったわけではない。あの日からすっかり変わってしまった。喋りたくても喋ることができない。そればかりか、わたしの口は思ってもいない言葉を紡ぎ出す。左手でシャツのボタンを留めようにも右手がそばから外してしまう。ステーキを口に運ぼうにも右手のナイフがはらいのけてしまう。

まるで、わたしの右半身は、得体のしれない何ものかにのっとられてしまったかのようだ。右手も、右足も、別の意志があるかのごとく振る舞っている。

せめてもの救いは、その何ものかがまったくの赤の他人ではないことだ。服や食べ物の好みは少なからず異なるようだが、その口から語られる過去の記憶はわたしの子ども時代のそれと不思議と重なる。

ここに登場した彼は、怪奇映画やSF小説の作中人物ではない。このような体験をしている人たちが実際に存在する。てんかんの治療のため、右脳と左脳を切り離す外科手術を受けた患者さんたちだ。術後、視覚的にも、身体的にも、左半分だけを司る右脳の意識と、右半分だけを司る左脳の意識の二つが立ち現れる。

一つの頭蓋のなかの二つの意識。神経心理学者のロジャー・スペリーは、まさにそのことの存在証明をもって1981年にノーベル医学・生理学賞を受賞した（図3－1）。

ただ、一つ断っておかなければならないことがある。通常、医師や研究者と会話できるのは、言語野をもち、世界の右側を見ている左脳のみだ。スペリーも右脳の供述を引き出すのには苦労している。試行錯誤の末、右脳が見ているものを答えさせるために、それが司る左手にモノをつかませることで事なきを得た。

偏頭痛発作と下條先生

ここであえて主人公として右脳を登場させたのには理由がある。本章冒頭の二段落

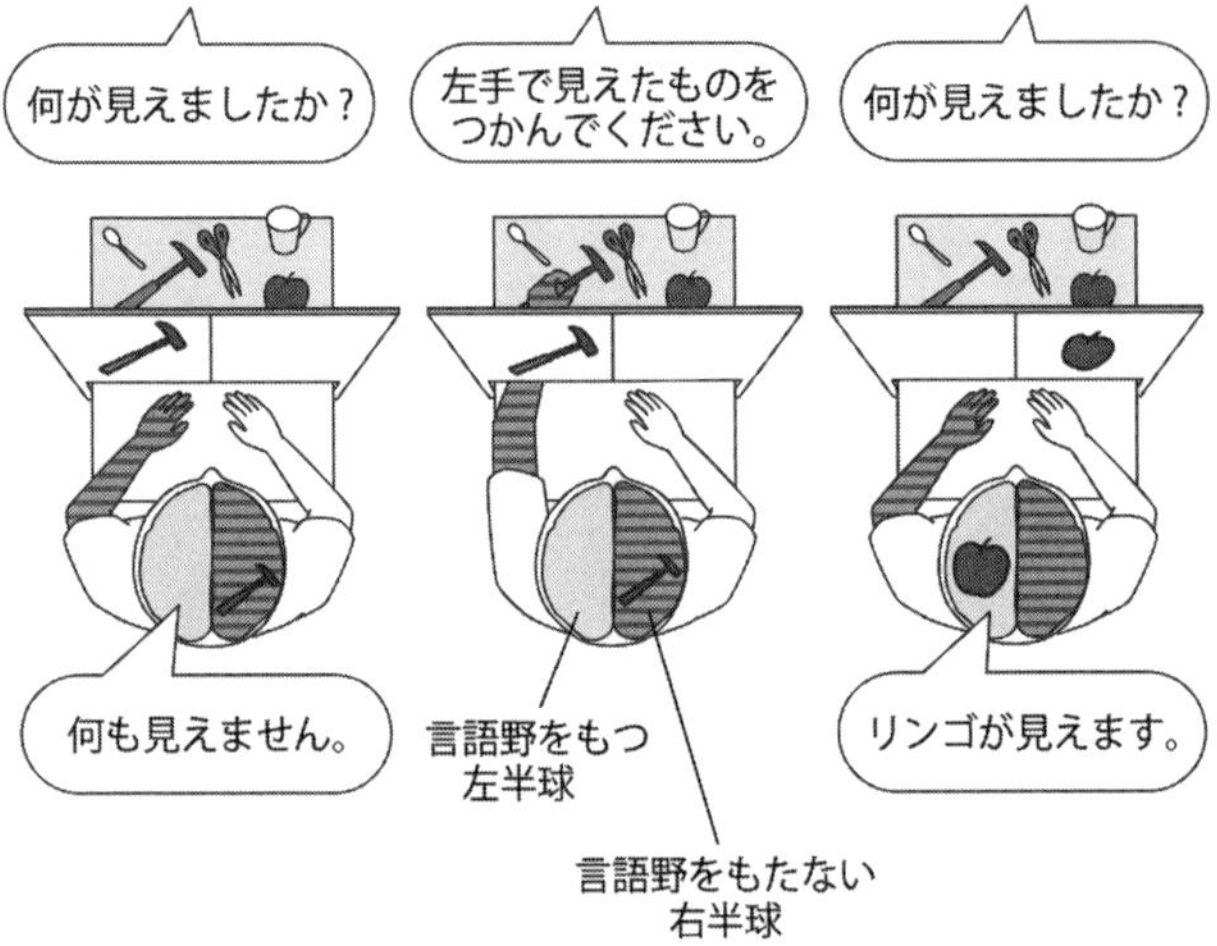

図3-1　スペリーによる分離脳実験

分離脳患者に口頭で見えるものを報告させると、画面右側に表示されたものを答える（右）。これは言語野が左脳にあり、左脳は世界の右側しか見ていないためだ。一方で、左手で見えたものを掴むように指示すると画面左側に表示されたものをつかむ（中央）。右脳にも口頭指示を解する程度の最低限の言語能力が備わる一方で、右脳は世界の左側しか見ていないためだ。興味深いのは、画面左側のみにものを呈示し、そのうえで見えているものを口頭報告させる実験条件で、この場合「何も見えない」と答える（左）。言語を操る左脳からみて、まったく窺い知ることのできない右脳の意識が、一つの頭蓋のなかに併存していることの証左である。

（渡辺正峰『脳の意識 機械の意識』〈中央公論新社〉より転載）

は、実のところ、わたしの体験に他ならない。中学三年時の模擬試験の最中、みるみる横書きの英語が読めなくなった。後になって知ったことだが、はじめて体験する偏頭痛発作の一部であった。

みなさんのなかにも偏頭痛持ちの方がいることだろう。わたしの場合、虹色のギザギザ模様が右視野にあらわれるところから発作がはじまる。このオーラと呼ばれる幻覚症状は、19世紀の書物に挿絵つきで紹介される由緒正しいものだ。自分の脳はだいぶ可怪《おか》しいのではとずいぶん心配したものだが、同じく、奇天烈《きてれつ》な幻覚に悩まされた大先輩たちに出会い、胸を撫で下ろしたものだ。そのオーラが収まると、今度は視野欠損がはじまり、15分ほどで右視野全体がきれいさっぱり消滅してしまう。

不思議に思うだろうが、消滅した視野を埋めるのは白でも黒でもない。まさに無だ。頭の後ろに何もないのと同じようにそこには何もない。分離脳患者の右脳の視覚世界を疑似体験しているかのごとく。

2003年、カリフォルニア工科大学の下條信輔先生のもとで、サバティカル休暇を過ごす幸運にめぐまれた。到着して間もなく、はじめて通された明るいオフィスで、自身の偏頭痛発作の話をした。したためてきた実験アイディアが、氏にまったく響かなかったゆえの苦肉の策であった。ただ、わたしの視野消滅には俄然、興味が湧いたようだ。返す刀で、発作が出たら夜中でも連絡するようにと言われた。ラボ自慢の経頭蓋磁気刺激装置（ＴＭＳ）にからめて、氏ならではの天才的なひらめきがあったのだろう。

ＴＭＳは、頭蓋の外から脳に電流を流す装置だ。渡米の数年前、ある学会で、「わたしはもう歳だから被験者兼著者になることを泣く泣く了承した」と悲壮感たっぷりに語る大学教授の映像が流れ、それがわたしの脳裏に焼き付いていた。当時、なにかと保守的な日本では、論文著者以外をＴＭＳの被験者にすることがガイドラインで禁止されていたのだ。そんなこともあり、下條研に行ってもアレの被験者にだけはならないようにと心に決めていたのだが、のっけから踏み絵を踏まされることになった。

振り返ってみれば、視覚的な意識を生まないわたしの左脳を肴《さかな》に、意識の本質に迫る何かしらの実験を思い付いたのだろう。今のわたしなら、薬を盛られてでも偏頭痛発作を起こすところだが、当時は意識のいの字も意識していなかった。

２００３年、スモッグに霞むロスの淡い青空のもとで意識研究に出会い、２０１１年、はるか遠方まで見渡せる南ドイツの澄みきった青空のもとでおおいに頭を悩ませ、とある意識の研究手法に思い至った。その副産物として、わたしの提案する「死を介さない意識のアップロード」があるわけだが、そのあたりの経緯についてはおいおい話していきたい。

意識を断絶することなしにアップロードしたい

「死を介さない意識のアップロード」とは何か。世界で唯一、望まぬ死の回避——避死とここでは名付けよう——につながるアップロードを体現しうるものだと自負している。超文明の宇宙人にきいても、未来の人類にきいても、おそらくこの方法以外にないだろう。

ちなみに、これまで提案されてきた手法は、とてもおすすめできるような代物ではない。まずは、脳を頭蓋から取り出して薄くスライスする。そのスライスを電子顕微鏡で読み取り、脳の三次元配線構造を抽出する。最後に、それを用いて脳のデジタルコピーを構築する。

第一の問題は、三次元配線構造の読み取り精度の限界だ。個人の脳の動態を再現するのに必要な精度を遠い将来にでも達成しうるか、多くの科学者は懐疑的だ。また、傷口に塩を塗るつもりはないが、百歩譲ってそれが達成できたとしても、第二の、そして、より致命的な問題が残る。デジタルに復元されるのは、あくまで、故人の脳にすぎない。

「どこでもドア」に喩えよう。ドアから入ったのび太くんを分子スキャンし、その情報をもとに出口側で生体再構成を行う。これらのプロセスが完璧であれば、出ていくのび太くんは、元ののび太くんであることを信じて疑わないだろう。ただ、入り口側のオリジナルは、そのときすでに殺処分の憂き目にあっているはずだ。

実は、まったく同じ仕掛けをもつ映画がある。わたしの大好きな監督による大好きな作品だ。ただし、ラストでようやく明らかにされるSFオチの壮大なネタバレとなるため、タイトルは伏せておこう。その映画に巡り合うのを気長に待つか、ネタバレ覚悟で調べるか、それはおまかせしたい。妙な呪いをかけてしまったようで申し訳ないが、背筋の凍るラストシーンは、たとえ予見できたとしても必見だ。

それはさておき、公平を期すならば、従来の意識のアップロード手法がまったく無意味とまでは言わない。わたしが死んだ後に、わたしを語る何者かが生き続けることで、何かしらの慰みにはなるだろう。また、生身の身体であっても、眠りのたびに意識は遮断される。それゆえ、アップロード後の仮想世界での覚醒と、毎朝の覚醒との間に決定的な差はないという、擁護側の言い分もまったくわからないわけではない。

しかしながら、死を逃れたいと願う本人が、アップロードの過程において、ごくごく当たり前の意味において死を迎えることは覆しようのない事実だ。

なんとか、意識の連続性をもって真の避死をかなえつつ、未来の超技術を必要としない、うまいアップロード法はないだろうか。まさに、その切なる願いをかなえるのがわたしの提案する「死を介さない意識のアップロード」だ。

死を介さない意識のアップロード

死にたくないのであれば、残る方法はただ一つ。生きているうちに意識をアップロードするしかない。

ここで参考になるのが、分離脳と片半球喪失の患者が辿る意識の変遷だ。

分離脳からわかることは、左右の脳半球を連絡する神経線維束が離断されることで、頭蓋のなかの一つの意識が、二つの意識に分裂することだ。また、時間を逆再生するならば、左右の脳半球に独立に宿りうる二つの意識が、左右の脳半球を連絡する神経線維束によって、一つに統合されることがわかる。

　これらの知見をもとに、まずは、アップロード対象者の大脳を分離する。次に、左右の生体脳半球を、それぞれ、右と左の機械半球に接続する。この接続には、次章で導入する特殊なブレイン・マシン・インターフェースをもちいる。

　その後、できあがった二組の生体脳半球－機械半球ペアに対して、意識を統合し、記憶の転送を行う。そうすることで、生体脳半球と機械半球の関係は、生体脳半球どうしの関係と等しくなる（図３－２ａ、ｂの左側）。

　ここから先、生体脳半球と機械半球にまたがる一つの意識は、片半球喪失の患者の意識と同じ道を辿ることになる。

　片側の脳半球を脳卒中などで喪失したとき、何が起きるだろうか。もちろん、半身麻痺や片視野の喪失など、重篤な後遺症は避けられないが、両半球にまたがっていた一つの意識は、死を介することなく、片半球の一つの意識へとシームレスに移行する（図３－２ａの右側）。

　さきほどの生体脳半球と機械半球のペアにおいて、生体脳半球が否応なく迎える終焉の時、これと同じ意識の変遷が生じるはずだ。生体脳半球と機械半球にまたがっていた一つの意識は、機械半球のみの一つの意識に移行することになる（図3－2bの右側）。

そして、最後に、機械の分離脳のさまざまな不便を解消するべく、二つの機械半球を接合する。

こうしてわたしたちは、死を介することなくシームレスに機械脳のなかで生き続けることになるだろう。

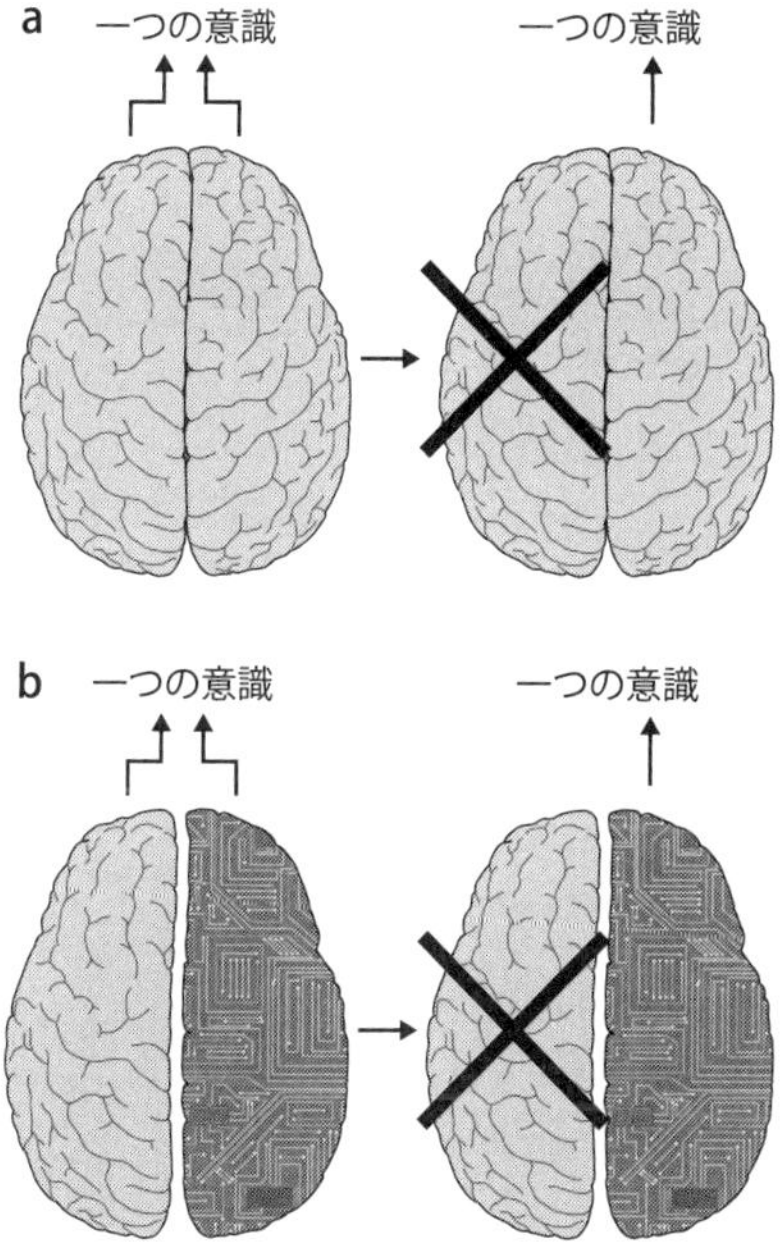

図3-2　死を介さないシームレスな意識のアップロード

4章　侵襲ブレイン・マシン・インターフェース

非侵襲ブレイン・マシン・インターフェースの限界

まずは、ごくごく簡単な骨子の紹介ではあったが、死を介さない意識のアップロードの手順を目の当たりにして、アップロードされたいと心変わりした方はいるだろうか。

ただ、あらかじめ断っておきたい。提案する意識のアップロードを完遂するには、その途中段階として、生体脳と機械脳との間で意識を統合し、記憶を共有する必要がある。しれっと著したが、科学的にも技術的にも決して簡単なことではない。

これまでも、SF映画や小説のなかで、生きているうちに意識をアップロードする様子が数多く描かれてきた。

映画「チャッピー」では、自転車のヘルメットのような簡単な装置を使って、ものの数分のうちに意識をアップロードする様子が描かれる。一方、「トランセンデンス」では、頭皮の上から電極のようなものを数十個とりつけ、辞書の英単語を読み上げながら、ジョニー・デップ扮する主人公の意識がアップロードされる。

ただ、残念ながら、これらの映画に描かれるような非侵襲の脳計測装置、すなわち、開頭せずに頭蓋の外から脳活動を計測するような装置ではアップロードなどかなうべくもない。

脳のなかで情報処理を担うのはニューロンだ(図4-1)。脳の1ミリ角の立方体のなかには5万個ほどのニューロンがひしめいている。この1ミリ角を会社の部署にたとえるなら、それぞれのニューロンはそれぞれの仕事をもち、他のニューロンとの間に専用回線をひいている。そんななか、ニューロンたちは日がな一日、じゃんじゃん電話をかけまくりながら仕事をこなしている。

言うなれば、非侵襲計測は、分厚い壁——頭蓋骨の向こう側からかろうじて聴こえてくるオフィスのざわめきを捉えるようなものだ。当然、会話が幾万と折り重なったそのざわめきから、個々の内容を聞き分けることはできない。意識のアップロードなど夢のまた夢だ。

侵襲ブレイン・マシン・インターフェースとその応用 ——サイバーパンクな未来は訪れるか

非侵襲がだめなら、当然、侵襲ということになる。頭蓋に穴をあけ、脳の灰白質に

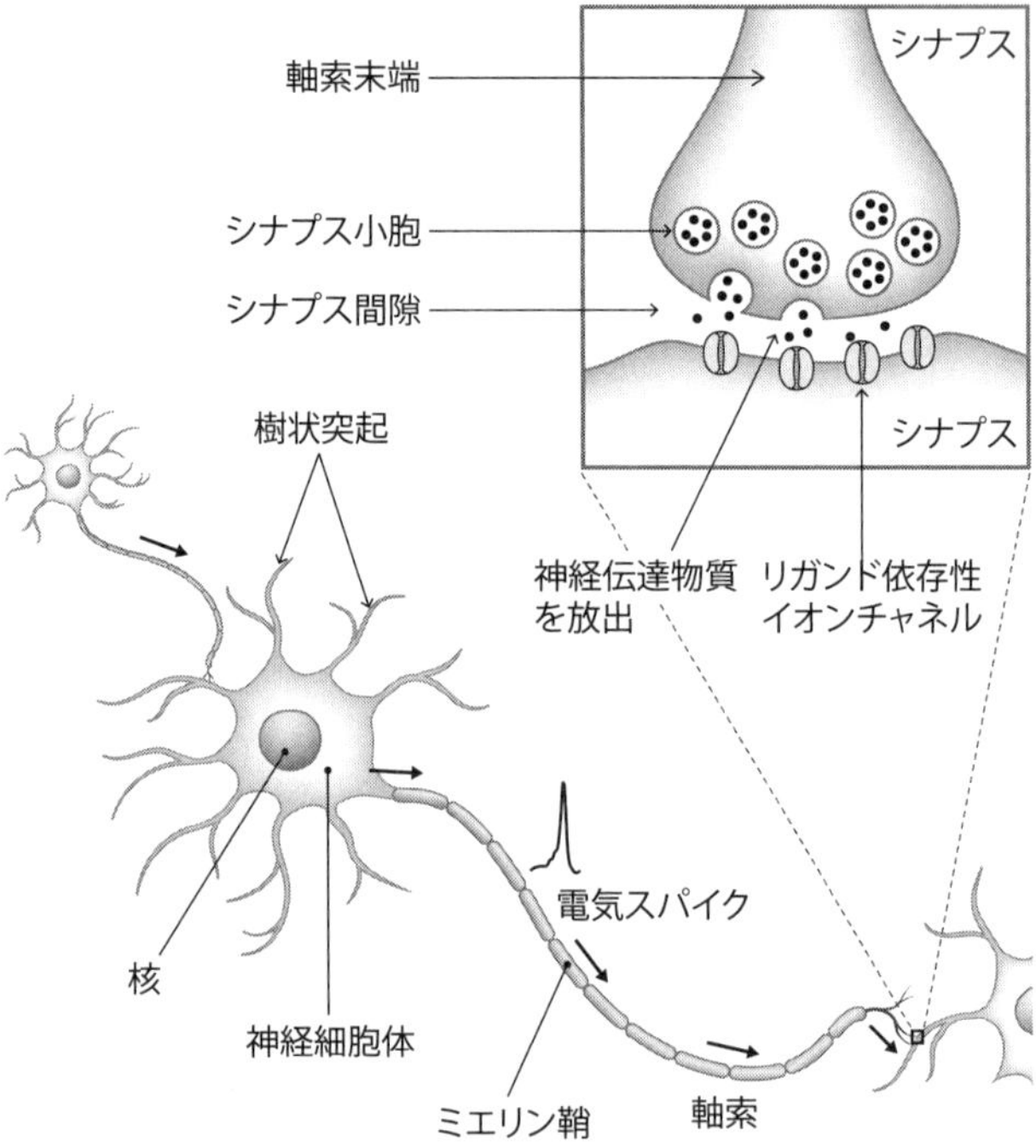
軸索末端
シナプス
シナプス小胞
シナプス間隙
シナプス
樹状突起
神経伝達物質
を放出
リガンド依存性
イオンチャネル
電気スパイク
核
神経細胞体
ミエリン鞘
軸索

図4-1　ニューロン

直接電極を埋め込むことで、ニューロンどうしの会話をじかに聞き取ることが可能になる。一つの電極で複数のニューロンを捉えることができ、最も多いものでは1000に近いニューロンの同時記録が達成されている。

侵襲脳計測の進展は目覚ましく、基礎神経科学の枠をこえて医療応用が進んでいる。事実、アメリカと中国を中心にベンチャー企業が次々と立ち上がっている。では、侵襲のブレイン・マシン・インターフェース（ＢＭＩ）を巡る開発競争の先に、意識のアップロードは見えてくるだろうか。まずは昨今の状況を概観してみよう。

ニューラリンク社をご存知だろうか。インターネット電子決済のさきがけとなったペイパル社を創業し、その売却益で莫大な資産を築いたイーロン・マスクが、2016年に立ち上げたブレインテック（脳科学を活用したテクノロジー）・ベンチャーだ。第一の開発ターゲットとして、脊髄《せきずい》損傷で手足が動かなくなった患者に、脳からの信号で駆動するロボット義肢を提供することを掲げている。

イーロン・マスクが高らかに宣言するように、脳に電極を入れ、ロボット義肢を装着した人々が街を闊歩するようなサイバーパンクな未来は、2020年代のうちに訪れるだろうか。

わたしが訊きまわった感覚からすると、日本の専門家は概ね懐疑的だ。日々、脳を扱う神経科学者にしても、手術を行う脳外科医にしても、はたまた、大型科学技術予算を捌く官僚にしても。彼らが口を揃えていうのは、得られる便益に対してリスクが高すぎるということだ。

だが、世界はもう動き出している。アメリカでは、ＤＡＲＰＡ（Defence Advanced Research Projects Agency：国防高等研究計画局）がヒトの「１００万ニューロン・ブレイン・マシン・インターフェース計画」を打ち出し、幾多の民間企業が参入している。中国でも、後述する特殊な研究戦略に基づき、莫大な科学技術予算が投じられている。

アカデミア発の技術を大人買いするイーロン・マスク

イーロン・マスクのビジネスモデルは一貫している。当たるも八卦《はっけ》当たらぬも八卦の大穴馬券に相当する基礎研究開発はあくまで国に張らせ、そこで芽吹いたものを大人買いする。

ポイントは、彼自身の財力と名声をフルに活かして、他には到底真似できないような資金を投入することだ。一気に技術開発を加速させる彼の手法は、電気自動車関連のテスラ社、航空宇宙関連のスペースX社などでも見受けられる。

では、ニューラリンク社設立のきっかけとなったアカデミア（大学や公的研究機関）発の当たり大穴馬券とは何だろうか。

広くみれば、1950年代から急速に進展してきた神経科学全般と言えるが、より直接的なものとして二つほどあげることができる。

一つは、ニューラリンク社が最初に目指すところの、いわゆる神経機能代替（ニューラル・プロステティクス）だ。脳からの信号で、直接ロボット義肢をコントロールする技術である。ブラジル出身の脳神経科学者、ミゲル・ニコレリスらが中心となり、90年代後半から動物実験が進められてきた。

ニコレリスらが2000年代初頭に手掛けたサルを用いたプロジェクトでは、身体運動を司る脳部位に電極を埋め込み、そこから得たニューロン活動をもとにリアルタイムでロボットアームを制御した（図4-2）。最初のうち、ロボットアームは出鱈目《でたらめ》に動き回るだけで、サルの思いどおりにはいかない。生まれてこの方、長い年月をあげて築きあげられた、ニューロンと筋肉との対応関係を一旦崩し、ニューロンと関節アクチュエータとの新たな対応関係を脳が再学習する必要があるからだ。当時、脳が再

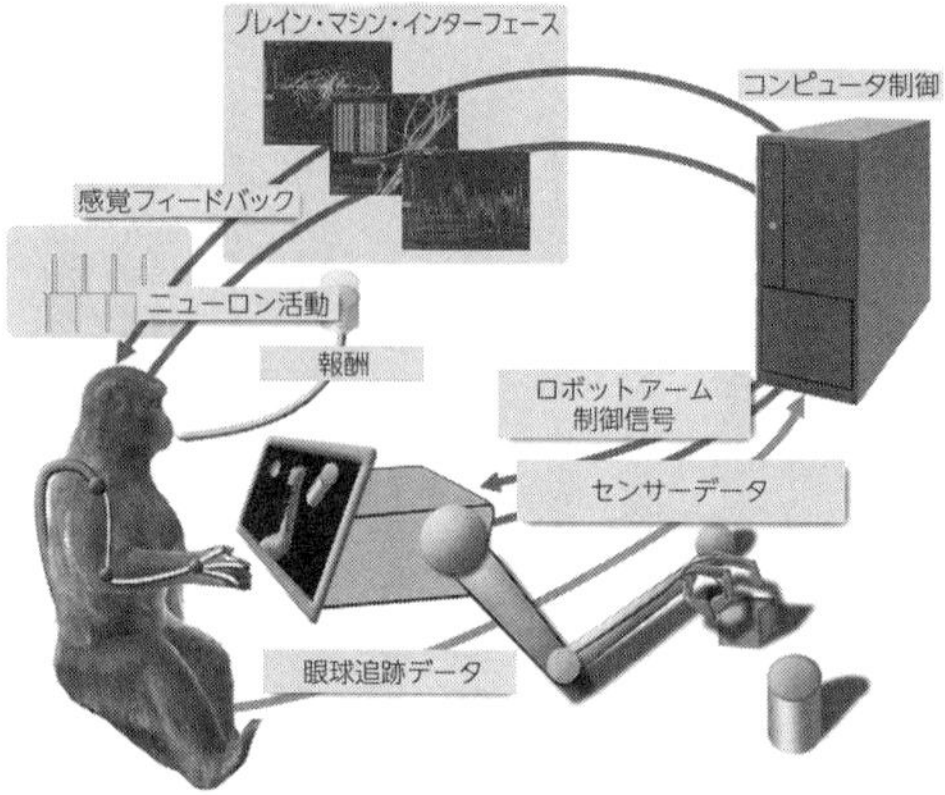

図4-2　ニコレリスらによる
サルのブレイン・マシン・インターフェース実験
脳からの信号でロボットアームを駆動しつつ、脳への電気刺激をとおして感覚フィードバックをサルに与えている。（Lebedev & Nicolelis, 2006より改変転載）

学習してくれる保証はどこにもなかった。

ただ、ニコレリスにとって幸運なことに、サルがロボットアームの動きを目で見ながら試行錯誤するうちに、だんだんと動かせるようになっていった。そして終いには、まるで自分の腕のように自在に操れるようになった。

この一連の変化は、成熟した脳が硬直しており、再学習など受け付けない可能性があったなか、脳の柔軟性を証明すると同時に、神経機能代替の将来を約束してくれるものとなった。

豆腐のような脳にそっと寄り添うやわらかい電極

神経機能代替をヒトに適用するうえで、同一のニューロン群を長期間にわたって安定的に記録しつづけることが必須となる。さもないと、ニューロンと関節アクチュエータとの対応関係は崩れ続け、脳がどんなに再学習しても追いつかなくなってしまう。

その要請にこたえるべく、もう一つのアカデミア発当たり大穴馬券となったのはやわらかい電極だ。

脳は豆腐のようにやわらかく、身体の動きに合わせて頭蓋のなかでつねに揺れ動いている。それゆえ、従来の硬い電極を長期間にわたって挿入したままにすると、出血によりニューロンが壊死してしまったり、生体防御反応として電極表面に生体組織が付着し、ニューロン活動が拾えなくなったりする。

これらの問題を解決するために、この10年ほど、やわらかな電極の開発が進められてきた。電極の芯材として、ポリマーを用いることで柔軟性の高い電極が実現したのだ。わたしも使用したことがあるが、それまでの苦労が嘘だったかのように、同一のニューロン群の長期記録を簡単に達成できた。

神経機能代替のヒトへの応用の場合、電極の埋め込み後、少なくとも数年にわたって安定して動作し続けなければ、とても保険当局の承認など得られないだろう。事実、ニューラリンク社も、自社開発した電極の芯材にポリマーを採用し、それにかけているようだ。

当たり大穴馬券から医療応用へ――無線皮下封印

では、ニューラリンク社は、アカデミア発の当たり大穴馬券を二枚組み合わせ、いかにして医療応用につなげようとしているのだろうか。イーロン・マスクならではのお金のかけどころはどこにあるのだろうか。

通常、脳に挿入した電極は有線で機器につなぐ。電極からの信号を高品質に記録するうえで、それが最善の策だからだ。

ただし、有線ならではの問題が生じる。

術後、頭皮が塞がらないために、その部分から細菌が侵入し、稀に脳にまで至ることがある。その昔、とある盲目の男性が、有線の電極を介してビデオカメラを脳に接続する手術を受けた。インフォームド・コンセント（医師がリスクを説明したうえで本人が了承）のもとのプロトタイプということで、カメラの解像度にしても、それが捉えた映像を脳に送り込む電極の個数にしても、決して高いレベルの視力回復が期待できるものではなかったが、おぼろげながらも見えるようになり、本人はいたって感激したという。ただ、残念なことに、その後、脳への感染で彼は死亡している。

また、２０２３年、スタンフォード大学のグループが、正常に喋れない状態にあったＡＬＳ（筋萎縮性側索硬化症：視聴覚などの感覚は正常に保たれながら、身体が動かなくなる指定難病）患者の言語野に電極を埋め込んだとのニュースが界隈を駆けめぐった。

ブレイン・マシン・インターフェースを介したＡＩシステムで再び言葉を紡げるようになり、毎分62単語という神経機能代替の世界記録を樹立した。ただ、実際に患者さんが対話する様子が動画として公開されているが、わたし自身がサルを扱った経験からしても、ヒトの頭から通信ケーブルが伸びているのはあまり目にしたくない。

ちなみに、手術前の検査目的などで、ヒトの脳に有線で電極を埋設することはあるが、感染などの問題が生じる前に、ごく短い期間で電極を抜いてしまう。先のスタンフォード大学のプロジェクトにしても短期の検証実験に過ぎない。

ニューラリンク社がもっとも力を入れているのは、まさに、電極の長期的な安全性を確保するための無線皮下封印だ（図４－３ａ）。要は、電極との通信を無線化し、皮膚を完全に塞いでしまうことで、感染リスクを低減しようとしているのだ。

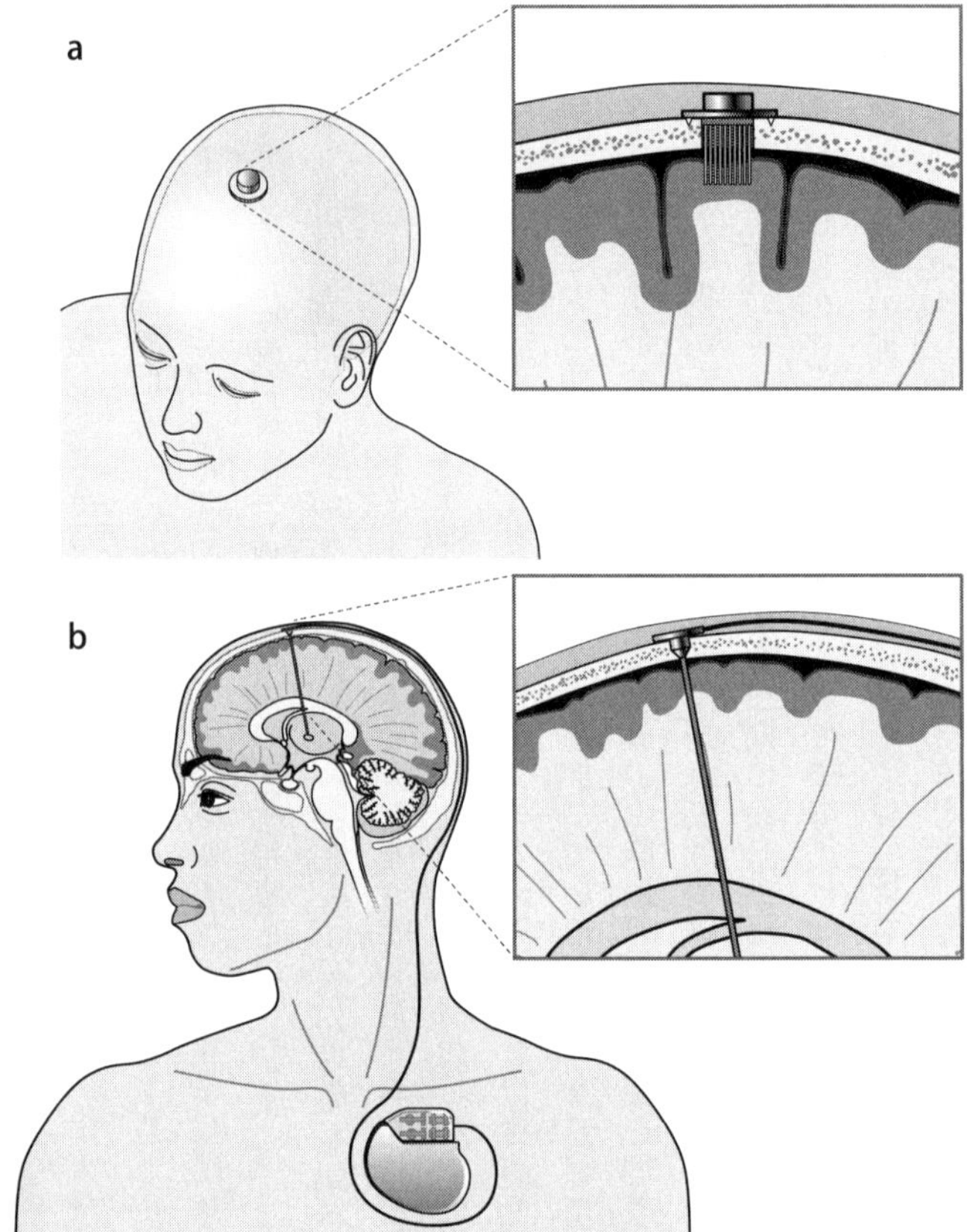

図4-3　ニューラリンク社の頭蓋埋め込みデバイスと脳深部刺激療法

皮膚下に埋め込むことで感染等の問題が生じない。

皮膚の下におさめさえすれば、体内に機器を入れること自体、何ら問題はない。心臓ペースメーカーにしても、術前に滅菌し、無菌環境で埋設手術を行い、術後に抗生物質を処方することで、電池が切れるまでの10年超、まったく問題なく動作しつづける。装着した方が亡くなり、火葬時に電池が爆発することで、遺族がはじめてその存在に気づくなどといったあまり笑えない話もあるくらいだ。

また、一般にはあまり知られていないが、皮下封印による脳への電極の埋設も、脳疾患の治療としてすでに実用化されている。図4－3bにあるように、胸部に電流発生器を置き、脳深部に挿入した電極との間を皮膚下に這わせた電線でむすぶ。この電線を介して、電極に電流を流すことで異常な脳活動を抑制し、パーキンソン病などの症状を軽減することができるのだ。脳深部刺激療法と呼ばれるもので、日本でも2000年から保険適用の標準治療として確立している。

莫大な資金の使いどころ

では、ヒトの神経機能代替で無線皮下封印を実現するための課題とは何だろうか。

腕をロボットアームに置き換えることを考えよう。5本ある指にはそれぞれ三つの関節があり、そのほかにも複雑な動きをする手首や肩など、ざっと見積もって片腕だけで20以上の自由度（動きの方向性）が存在する。これらすべての関節をロボットアームで再現し、高い精度でコントロールするためには、すくなくとも数百個の電極を脳に埋め込みたいところだ。事実、ニューラリンク社の現行プロトタイプは１０００個の電極を備えており、次世代のものは１６０００個にも達する。

大きな問題は、電極からの信号をそのままの形で外部機器に送信しようとすると、現存する無線規格の通信容量ではとても賄いきれないことだ。無線皮下封印を実現するためには、何らかの形で情報を圧縮する必要がある。

わたしたちの頭のなかのニューロンは、モールス信号のトン・ツーのトン、、だけで通信しているようなものだ。よって、トン、、のタイミングさえ抽出することができれば、個々のニューロンの発する情報を過不足なく維持しつつも劇的にデータを圧縮することが可能になる。ただ問題は、その抽出のための計算量がばかにならないことだ。リアルタイム処理を行うには、一台数百万円するようなコンピュータが必要となる。

ニューラリンク社は、この莫大な計算を電池駆動の小型装置で行おうとしている（最新の抽出処理プロセスに比べ、だいぶ簡素化しているだろうが）。集積回路を備えた百円玉ほどの大きさの装置で、トンのタイミングを抽出することで、現在の無線規格で16000個の電極に対応しようとしているのだ。

この小型装置を円筒状にくり抜いた頭蓋骨に埋設し、その上から皮膚を被せることで、無線皮下封印が完成する。

ニューラリンク社の人材募集要項を見ると、集積回路のエンジニア、しかも、実際に製品を市場に送り出した経験のあるエンジニアを募っている。

まさに、イーロン・マスクの面目躍如ともいうべきスピード感で、実用化への鍵をにぎる安全性の確保を、無線皮下封印で一点突破しようとしているのだ。公表されている資金調達額から推察するに、人件費、研究開発費あわせて年間の予算は100億円をくだらないだろう。将来を見越して、手術ロボットなども手掛けているようで、そのすべてを無線皮下封印に充てているわけではないだろうが、いずれにせよ、他の追随を許さない潤沢な資金で目標にむけて突き進んでいる。

そして、2024年に入り、ニューラリンク社がヒトの臨床試験を実施したとのニュースが舞い込んできた。最初の被験者となったノーランド・アーボーは、事故によって頸椎を損傷し、肩から下が完全に麻痺している。同年3月には、ブレイン・マシン・インターフェースを介してコンピュータチェスを操る様子が公開された。印象的だったのは、彼が明るく、自信に満ち満ちていたことだ。

被験者たちが、ロボット義肢を得て街なかを自在に歩き回るのも時間の問題だろう。さらに、数ヵ月、数年と、なんの問題もなく歩き続けることができたなら、ニューラリンク社が喧伝するとおり、2020年代後半には、サイバーパンクな未来が訪れることになる。

侵襲ブレイン・マシン・インターフェースを巡る中国の動向

続いて、中国の話をしよう。新時代の一翼を担う技術の開発競争にあって、中国が指をくわえて見ているはずがない。

2019年、上海の西の外れに中国科学院のキャンパスが新設された。神経科学関連施設のキャンパスで、霊長類を扱う基礎研究所と応用研究所が隣接している。わたしのドイツ時代の恩師であるニコス・ロゴセシスが基礎研究所の所長を務める関係で、応用研究所のお偉方と話をする機会に恵まれた。

応用研究所の運営方針は、アカデミアの標準からだいぶ外れている。一つの部門まるごと、ヒト用の侵襲ブレイン・マシン・インターフェース（ＢＭＩ）の開発に特化しているのだ。部門を構成するラボごとに異なる役割があたえられ、ニューラリンク社が力を入れる集積回路を担当するラボも存在する。あたかも、一様な磁場をかけられているかのごとく、すべてのラボが一つの方向を向き、全体として強力な推進力を生んでいるようだ。

一般に、大学や公の研究機関は多様性を重んじる傾向がある。当然、ラボごとに目指すべき方向性はあるだろうが、それらのベクトルをあえて揃えるようなことはしない。

このことにはきちんとした理由がある。いかなるアプローチが次なるブレイクスルーをもたらすか予測がつかないなか（予測がつかないからこそブレイクスルーなのだともいえる）、薄く広く張った方が、結果としてブレイクスルーの生まれる確率が上がるからだ。

一方で、基礎的な技術がほぼ出揃い、応用に向けて一気に走り出そうとするような状況では話が変わってくる。ましてや、巨大ベンチャーの生態系を擁するアメリカが、ライバルとして立ちはだかるような場合には。

実のところ、ヒト用の侵襲ＢＭＩを扱うアメリカのベンチャー企業は、ニューラリンク社一つにとどまらない。そこからスピンオフしたものを含めて10社ほどあり、ヒトの治験に限って言えば、ニューラリンク社に先行しているものもあるくらいだ。

そんななか、中国のこわいところは、アメリカと同等のベンチャー企業の生態系を持ち、現に複数の侵襲BMIベンチャーを擁しつつも、先のアカデミア戦略をとってくるところだ。次世代技術の覇権争いにおいて、さすが、計画経済のお国だと感心する一方で、素直に羨ましくもある。我が日本は、指をくわえて見ているどころか、ヒト用侵襲BMIの重要性や近い将来の実現性にすら、なかなか目が向かないのだから。

侵襲ブレイン・マシン・インターフェースは兵器に向かない

覇権争いときくと、どうしても、きな臭さが漂う。アメリカの100万ニューロン・ブレイン・マシン・インターフェース計画にしても、国防高等研究計画局（DARPA）が胴元となり推し進めている。では、現実問題として、ヒト用の侵襲BMIが軍事兵器に転用されるようなことはこの先あるだろうか。

もちろん、SF作品に目を向ければ、日本の誇る「攻殻機動隊」や「新世紀エヴァンゲリオン」にしても、ハリウッド大作の「パシフィック・リム」にしても、脳で直接的に兵器を駆動するモチーフに溢れている。だが、幸か不幸か、そのような時代は訪れないのではとわたしは考えている。

端的に言えば、侵襲BMIのヒトへの応用が遅きに失したのだ。仮に、ニコレリスが動物実験を本格化させた90年代後半に本腰を入れていたなら、話は変わっていたかもしれない。あの時代、視覚認識にしても運動制御にしても、ヒトの脳はAIに対して圧倒的な優位性を保っていたからだ。

ところが、昨今のAIの性能向上にはめざましいものがある。つい先日、AIによる自動操縦のジェット戦闘機が、人の操るF16戦闘機と模擬空戦を行ったとのニュースが飛び込んできた。兵器の限界性能を引き出すという意味において、近い将来、AIがヒトの脳を凌駕するのは目に見えている。その一方で、侵襲BMIを介して脳から直接得られる情報が、高度に訓練された戦闘機乗りの手足や眼球運動から得られる情報を、質、量ともに凌駕するまでには、すくなく見積もっても10年はかかるはずだ。

結果、侵襲BMIによる脳駆動の兵器が、通常兵器やAI無人兵器に対して優位性をもつ期間はおそらく存在せず、たとえあったとしても、それはほんのわずかな過渡期に限られるだろう。将来的には、通常の有人兵器にしても、脳駆動の有人兵器にしても、脆い人体にあわせて運動性能を落としたものでは、ＡＩ無人兵器に到底太刀打ちできそうにない。

　一方で、ＡＩ無人兵器には倫理的な問題がつきまとう。ただ、そのことに関連して個人的に思うところがあるので、この場をかりて披露したい。ＳＦ超大作の『三体』を著した劉慈欣《リウツーシン》の短編に「栄光と夢」という作品がある。人の血を流す戦闘の代わりに、オリンピック競技の勝敗で紛争の決着をつけることが定められた架空の未来が描かれる。なかなかに芸が細かく、各国の軍事力とオリンピックのメダル数がおおよそ比例することが、取り決めの背景として示される。物語のなかで紡がれる超大国と極貧国との間の対戦結果と、その後の成り行きについては想像にお任せするとして、仮にそんな世界が実現したなら、人類の格は確実にワンランクアップすることだろう。

　仮に、ＡＩ無人兵器が支配的になったとき、それに近い世界が実現するかもしれない。しかも、いつでも破られる可能性のある世界的な取り決めとしてではなく、強制力を伴う形で。いかなる有人兵器も敵わないようなＡＩ無人兵器どうしの戦いで敗れた場合、潔く白旗をあげる以外にまともな選択肢は残されない。

　もちろん、一つの理想論に過ぎない。一部の先進国のみが高性能の無人兵器を有する残酷な転換期や、核兵器の位置づけ、また、人の血が流れないことによる開戦閾値の低下など、まったく考慮に入れていない。素人の浅はかな戯言《たわごと》くらいに捉えてほしい。

ただ、世界中の国々が「はい、丸腰です！」と軍事力の恒久的な放棄に応じるような理想論と比べれば、世界平和の一つの妥協点として、よほど実現性と実効性があるような気がする。先述のアメリカ空軍によるＡＩ自動操縦の戦闘機然り、世界の趨勢とパワーバランス的に、ＡＩ無人兵器の開発を止めることはおそらくできないのだから……。

先日、ユーチューブのとある海外番組を観ていて、昨年、待望の第一子が生まれたわたしは、とてもいたたまれない気持ちになった。第二次世界大戦のヨーロッパ東部戦線の激戦地を掘り起こすと、旧ナチスの兵隊の亡骸が折り重なるように出てくるらしい。出演者がそんな頭蓋骨を一つ抱え、「彼らはみな、かつて、母の手に抱かれる赤子だったのだ」とつぶやく。

さて、話を戻そう。ベンチャー企業の動向を見ても、上海の中国科学院のお偉方に話をきいても、侵襲ＢＭＩのヒトへの初期の適用は医療応用の一択だろう。

無線皮下封印によって感染リスクをほぼゼロにできたとしても、外科手術が必要なこともあり、どうしてもリスクは残る。すくなくとも黎明期においては、そのリスクに対して十分に便益の得られる医療応用が中心となるはずだ。

その後、技術が熟成し、十分に安全性が担保できたところで、健常者への適用が始まるに違いない。先陣を切るのは、バイオ・ハッカー（自分自身の身体に手を加えて生活の効率化や生産性の向上を図ろうとする者）たちだ。その後、一般にまで広がるかどうかは、そのアーリー・アダプターたちが得た実益、さらには、国際的な法規制にも依る。わたし自身、決して賛同する立場にはないが、身体能力や知的能力の向上をお金で簡単に買えるようになったとき、その動きを止めるのはなかなか難しいだろう。

意識のアップロードのための侵襲ブレイン・マシン・インターフェース

アカデミアのみならず民間をも巻き込んで急速に発展しつづける侵襲のブレイン・マシン・インターフェースだが、その正常進化の先に、意識のアップロードは見えてくるだろうか。

手前味噌で申し訳ないが、まずは、わたしの提案する「死を介さない意識のアップロード」をもとに占ってみよう（その他の手法については6章で扱う）。

生体脳半球と機械半球の間で意識を統合し、さらに記憶を共有するには、どのくらいの数のニューロンにアクセスする必要があるだろうか。安全策として考えられるのは、生体脳半球どうしの神経連絡を、生体脳半球と機械半球の間で過不足なく再現することだ。

ヒトの左右の脳半球を結ぶ神経線維束は三つある（図4−4）。そのなかでもっとも太いのは「脳梁《のうりょう》」で、左右の脳半球から1億個ずつのニューロンが神経線維を通している。ニューラリンク社の次世代インターフェースとくらべても、桁が五つも多い。

さらなる問題は、反対半球へと連絡するこれらのニューロンが大脳の広範囲に散らばり、その他のものとさっぱり見分けがつかないことだ。一つの脳半球には約100億のニューロンが存在することから、ざっくり見積もって100個に1個の割合となる。広い海原を泳ぐ無数の小魚のなかから、黒くないスイミーを探り当てるようなものので、実質不可能だ。

つまるところ、生体脳半球どうしの連絡を完璧に再現するとなると、大脳のすべてのニューロンにアクセスするはめに陥る。そんなことが通常の電極で可能だろうか。

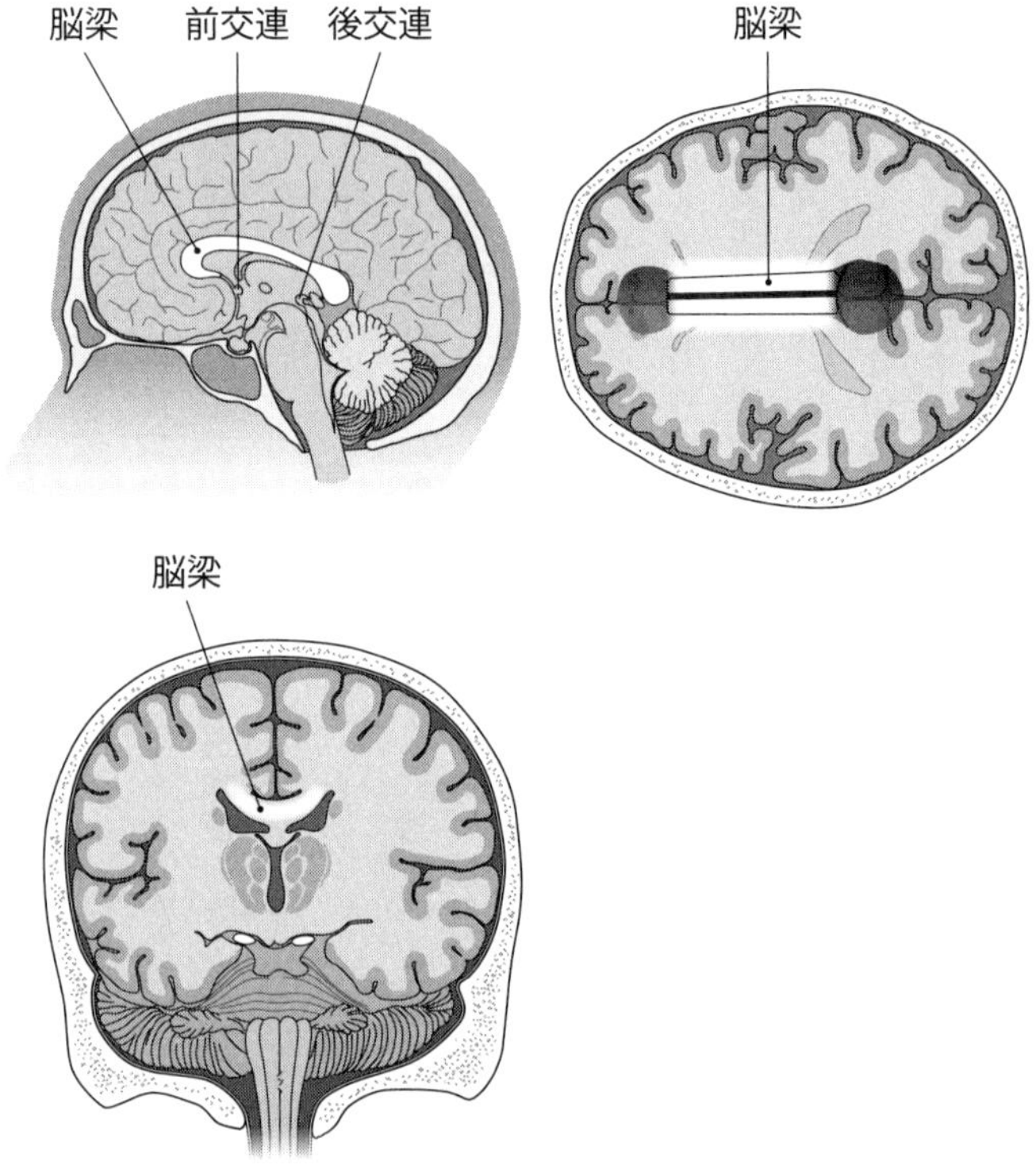

図4-4　左右の大脳皮質を連絡する「脳梁」、「前交連」、「後交連」

わたしたちの脳は、わたしたちが思い浮かべるよりもはるかに中身が詰まっており、脳髄液の占める隙間は、体積にして全体の20％に満たない（具体的なイメージについては6章参照）。そこへ、ニューロンの何十倍もの大きさの電極が、生体組織をめりめりと引き裂きながら降りてくる様子を思い描いてほしい。スイミー的に見分けがつかないために無理だと断言したさきほどの1％はおろか、大脳皮質のわずか0・01％のニューロンを計測するのも困難だと言わざるを得ない。

脳への情報書き込みの困難

だめ押しとして、脳の灰白質に挿入した通常電極によるブレイン・マシン・インターフェースにはもう一つ致命的な欠陥がある。なんと、情報をまともに書き込むことができないのだ。

脳への情報の書き込みは、電極から電流を流すことで行われる。その電流により、犬を見たときに応答する「犬ニューロン」が活動すれば、脳に「犬」といった情報が書き込まれる。逆に、「犬」という情報を正確に書き込みたいときには、その「犬ニューロン」だけを活動させなければならない。仮に、隣の「猫ニューロン」もいっしょに活動してしまったなら、「犬猫」との情報が書き込まれてしまい、この世に存在しない魑《ち》魅《み》魍魎《もうりょう》が眼前にあらわれかねない。

というわけで、脳に高精細な情報を書き込むとなると、電極からの電流をぎりぎりまで下げ、一つの電極あたり、それにもっとも近いたった一つのニューロンを活動させる必要が出てくる。

ところが、近年、ターゲットとなる最近傍のニューロンのみを活動させようとしても、はるか遠くの幾多のニューロンが活動してしまうことが明らかになった。その種明かしは簡単だ。電極と最近傍のニューロンとの間にはいくつもの神経配線がはしり、その神経配線が刺激されることで、その先につながるはるか遠くのニューロンが活動してしまうのだ。それだけでも大問題だが、さらに致命的なことに、それら遠くのニューロンが発する電気スパイクは電極の観測範囲を逸脱し、計測にかからない。電気スパイクを計測できなければ、それが何ニューロンであるかをうかがい知ることもできず、乱暴な言い方をすれば、どこの馬の骨だかわからない多数のニューロンを同時に活動させてしまうことになる。

すなわち、書き込もうとする情報に余計なものが混入するのみならず、何が混入したかを把握することすらできない。「犬猫」どころの騒ぎではない。

というわけで、この現象を発見したクレイ・リード博士らは、通常の灰白質挿入型のブレイン・マシン・インターフェースの将来に強い警鐘を鳴らしている。

このことを知ってか知らずか、ニューラリンク社は、次なる開発ターゲットとして、視覚障害者の視力の回復を掲げている。デジタルカメラを脳の視覚野に直結しようとしているのだ。再現しようとする視力の程度にもよるが、仮に、ふつうに文字が読めるようなものを想定しているとなると、非常な困難に直面することが予想される。リード博士らは、まさに視力回復を例にあげ、高精細情報の書き込みの問題から、それが原理的にほぼ不可能であることを説いているのだ。

夢のブレイン・マシン・インターフェースに向けて

そんななか、高精細情報の書き込みの問題を一気に解決し、「死を介さない意識のアップロード」を実現してくれるのが、わたしの提案する新型のブレイン・マシン・インターフェースだ。

ポイントは、どこに、どのように、どのような電極を挿入するかである。

ヒトの脳の構造をみると、左右の大脳半球どうしの連絡は、脳梁、前交連、後交連とよばれる三つの神経線維束に集中している。せっかく集まっているのだから、そこを見過ごす手はない。

とはいえ、それらの神経線維束にふつうに電極を入れるわけにはいかない。死後脳の脳梁断面を顕微鏡下で覗くと、神経線維がぎっしりと詰まっていることがわかる（図４－５ａ）。先の大脳皮質の場合と同様、電極の占める総体積の問題から、神経線維と同じ数だけの電極を挿入することは到底不可能だ。銭湯のお風呂に大勢が入ると水があふれてしまうのと同じように。

そこで考えたのが、三つの神経線維束に対して、包丁をいれるかのごとく、両面の「高密度二次元電極アレイ」を差し込むというまったく新しい方式のブレイン・マシン・インターフェースだ（２０２０年に東京大学より特許出願）。高密度二次元電極アレイとは、ＣＭＯＳ（Complementary Metal-Oxide-Semiconductor; 相補型ＭＯＳ）などの集積回路技術によって、碁盤の目のように細かく電極を並べたものだ。それをきれいに切断した神経束断面に押し当てることで、各々の神経線維に対して直接的に情報を読み書きするかたちとなる（図４－５ｂ）。

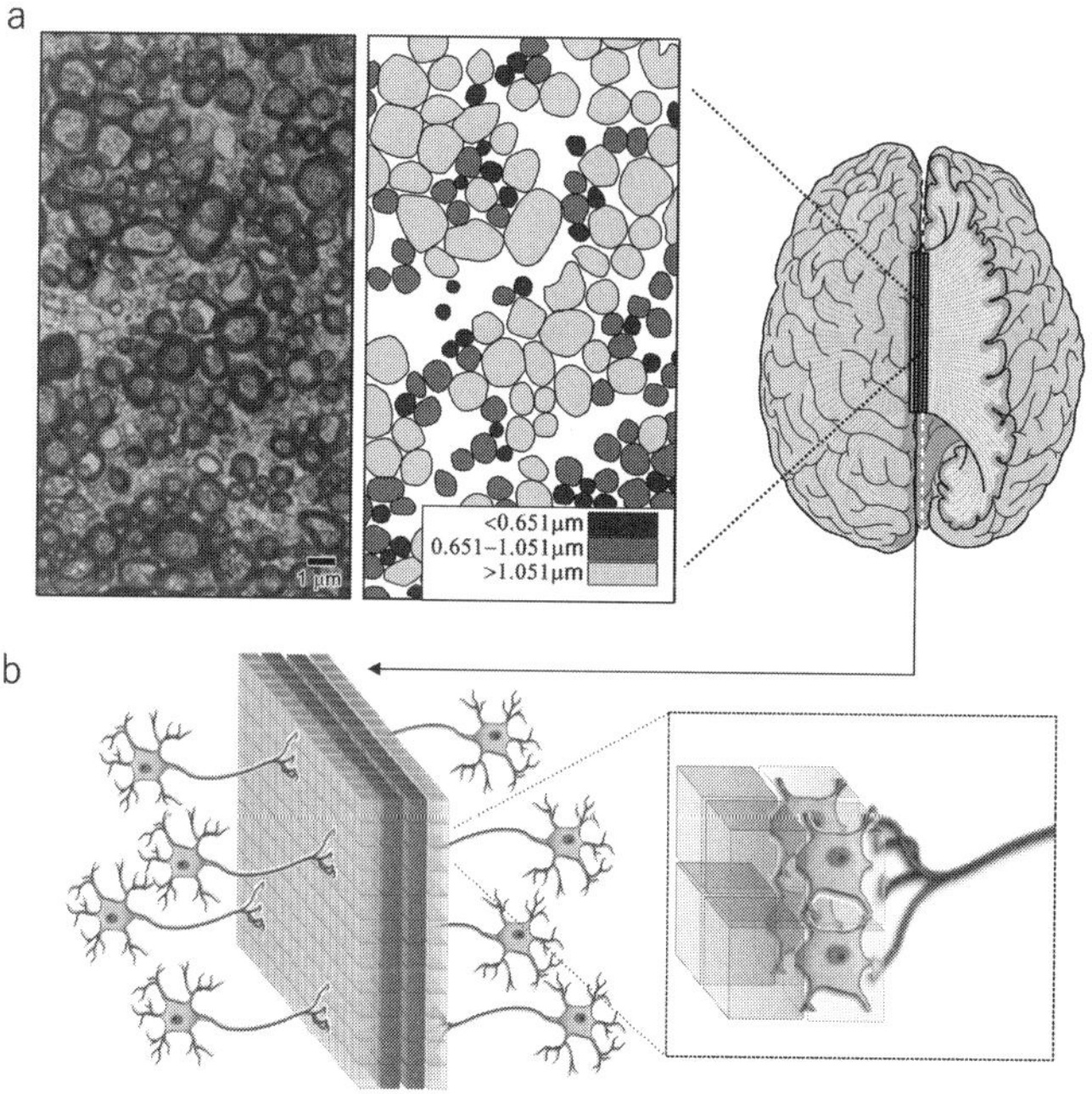

図4-5　脳梁切断面の顕微鏡写真と、提案する神経束断面計測型ブレイン・マシン・インターフェース

a）ヒトの死後脳の脳梁切断面の顕微鏡写真。（左：Wegeil *et al*. 2018より改変転載、右：渡辺正峰『脳の意識 機械の意識』より改変転載）

b）神経束断面計測型ブレイン・マシン・インターフェース。

第一の利点は、神経線維束には伸長方向にテンションがかかっていることから（実際に試してみた！）、切断時に退行し、先の総体積の問題が生じないことだ。また、高精細情報の書き込みの問題も次のように解決される。ある神経線維に着目したとき、最近傍の電極でその活動を計測し、同じ電極からごくわずかな電流を流すことで、その神経線維のみを刺激することができる。そのことにより、情報を読みとるニューロンと、情報を書き込むニューロンが完全に一致し、ニューロン単位での高精細の情報書き込みがはじめて可能となる。

では、近い将来、この新型ブレイン・マシン・インターフェースで、大脳半球どうしを結ぶすべての神経線維に対して、独立に情報を読み書きすることが可能になるだろうか。

脳梁における神経線維の最小間隔は数百ナノメートル程度だ。一方で、現在、もっとも集積度の高いCMOSセンサーはスマホのカメラに用いられるもので、執筆現在、そのピクセル間隔は700ナノメートルである。つまり、その間隔をあと数分の一までに狭めることができれば、一本一本の神経線維に対して一つずつ電極を割り当てることが可能になる。日進月歩の半導体技術の高集積化により、近い将来、左右の大脳半球を結ぶ神経線維のすべてから独立に情報を読み、すべてに対して独立に書き込むことを可能とする、高密度の二次元電極アレイが実現することはほぼ間違いないだろう。

ただ、課題がないわけではない。最大の問題は神経線維を切ってしまうことだ。

感覚神経や運動神経など、身体のなかをはしる末梢神経は、切断しても再生することが知られている。運動神経であれば、複雑骨折によって損壊しても、ニョキニョキと伸びてもとの筋肉に取り付いてくれる。それに対して、脳や脊髄などの中枢神経は、ほとんど再生しない。それゆえ、脊髄損傷や脳卒中は自然治癒がほぼ望めないのだ。

ただ、これらの治療回復を目指し、中枢神経系の軸索再生には莫大な資金が投入されている。最新の遺伝子改変技術を応用するなどして、近い将来、何かしらの再生能が実現する可能性は高い。また、中枢神経系の再生を妨げる一つの要因として、損壊した神経線維を排除するしくみの欠如があげられるが、神経線維束をきれいに切断し、その切断面にブレイン・マシン・インターフェース表面を押し付けた場合、そもそも、これが問題にならない可能性がある。

その後、切断された神経線維の取り付く島として、二次元電極アレイの表面に培養ニューロンを埋め込んだり、半導体表面にシナプス形成を促す特殊なタンパク質をコーティングすることで、強固で柔軟なハード–ウェット・インターフェースが実現することになる。灰白質にただ浮いているだけの従来型のブレイン・マシン・インターフェースにくらべ、長期の安定性が格段に向上するだろう（詳しい方で、「アンチドロミック刺激」が気になる方は、15章参照）。

都合、左右の大脳半球を連絡する神経線維のすべてに対して、独立に読み書きすることのできる夢のブレイン・マシン・インターフェースが実現することになる。

5章　いざ、意識のアップロード！

ようこそ分離脳の世界へ——ブレイン・マシン・インターフェースの挿入

材料が出揃ったところで、わたしの提案する意識のアップロードを体験してもらおう。第一段階は、生体脳半球と機械半球の意識の統合だ。

最初に、提案する新型ブレイン・マシン・インターフェース（ＢＭＩ）をあなたの脳に挿入する。開頭手術を行い、小分けしたＢＭＩを左右の脳半球を結ぶ三つの神経線維束に挟み込んでいく（図５－１）。二つの脳半球の間には細かな血管が多く通うため細心の注意が必要だ。

とはいえ、重度のてんかん患者に対して、三つの神経線維束を切断する脳梁離断術が現在でも施されている。友人の脳外科医から、ＢＭＩを細分化することで問題なく挿入可能との太鼓判をおしてもらっているので心配はご無用だ。

ただ、ここで一つ残念なお知らせがある。ＢＭＩが挿入された時点で、あなたの意識は二つに分断される。脳梁離断術が施された後の、いわゆる、分離脳の状態だ。

仮に、あなたが、あなたの左脳に宿る意識だったとしよう（右脳のあなたは言語野をもたないため言葉を解さない……）。あなたは世界の右側しか見えず、身体の右側しか感じ

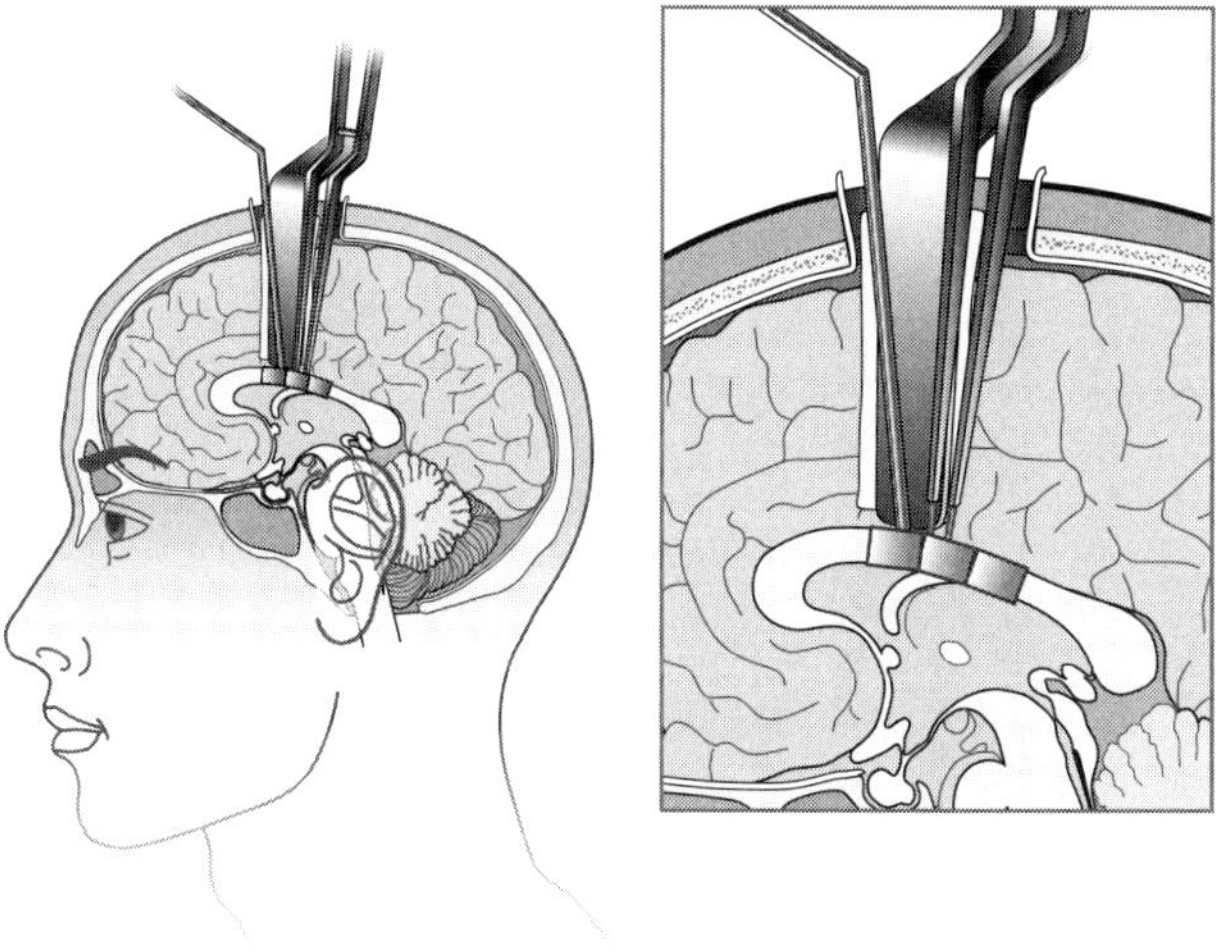

図5-1　脳外科手術による
「神経束断面計測型ブレイン・マシン・インターフェース」の挿入

られない。なにかと不便はあるだろうが、なにも死ぬわけではない。不老不死に向けて避けて通ることのできない通過点だとあきらめ、しばし我慢してほしい。

機械半球との接続――意識の統合

あなたの脳に挿入されたＢＭＩの表面には、特殊なタンパク質がコーティングされている。このタンパク質のはたらきにより、神経線維の切断面とＢＭＩ表面との間に新たなシナプスが形成される。

数日置いて十分にシナプスが形成され、堅固なハード－ウェット・インターフェースが構築できたところで、いよいよ機械半球とのご対面となる。

この機械半球はニュートラルな意識のみを宿すもので、記憶や人格をもたない。あなたの意識が乗っ取られたり、変貌したりはしないので安心してほしい（続く6章で人格の同一性、8章以降でニュートラルな意識の意味合いについて説明する）。

ちなみに、あなたである生体脳半球と機械半球とをＢＭＩを介して接合しただけではほとんど変化は生じない。せいぜい、存在しないはずの左視野にかすかな光がちらついたり、感じないはずの左半身にわずかな皮膚感覚があらわれたりするくらいだ。

顕著な変化が訪れるのは、次の「ニューラル・ルーティング」の段階に入ってからだ。このプロセスでは、BMIを介して生体脳半球と機械半球の然るべきニューロンどうしをつないでいく（然るべきの意味合いについては13章参照）。

視覚野のニューラル・ルーティングがはじまると、失われていたあなたの左視野が徐々に回復していく。序盤、旧式のアナログテレビのチャンネル調整をするかのごとく、サンドストーム（砂嵐ノイズ）のなかに時おり何かがあらわれるようになる。ただ、怖がりの方はその何かをあまり覗き込まない方がよいだろう。ピカソの描くようなモザイク状の顔や、イヌとネコが混ざり合った魑魅魍魎を目にすることになる。その後、ルーティングが進むにつれ、やがてサンドストームもおさまり、現実を反映した辻褄のあった視覚世界が立ちあらわれる。

次のステップで運動野と体性感覚野のニューラル・ルーティングがはじまると、存在を消していたあなたの左半身がすこしずつ再建される。どろどろのスープのようなかたちで最初蘇った皮膚感覚は、だんだんと身体の輪郭をもちはじめる。アメーバのように曖昧模糊としていた手足の運動感覚はすこしずつ関節ばり、意のままに動かせるようになる。

ニューラル・ルーティングのプロセスがすべて終了した時点で、生体脳半球と機械半球の意識は統合される。

記憶の転送

第二段階では、生体脳半球から機械半球へと記憶を転送する。本段階は二つのセッションにわかれる。

最初のセッションでは、できるかぎりの記憶を思い出してほしい。目を瞑《つむ》り、幼いころの情景を年代順に追ってもよい。アップロード後の世界にもっていきたい記憶はもう残っていないだろうか。

ただ思い出すだけで、生体脳半球に貯えられた記憶は機械半球へと転送されていく。今や、生体脳半球と機械半球にまたがるハイブリッドなあなたが、これといった変化を感じることはない。日常生活のなかで、何かめずらしい場面に遭遇したときと同じで、知らず知らずのうちに機械半球側に記憶が刻まれる。

ようやくその変化に気づくのは、機械のなかで覚醒し、呼び覚ました数々の記憶がきちんと想起できたときだ。

続く第二セッションは、もうすこしドラマティックだ。今度は一つのボタンを渡される。いざセッションがはじまると、まるで走馬灯のように昔の情景が次々と蘇る。下の妹の生まれた朝、父の手に支えられ、はじめて自転車に乗った日曜の昼下がり、団地のベランダに膨らませたビニールプール。長らく思い出すことのなかった、また、思い出すことのできなかった情景がフラッシュバックする。

ただ、なかにはデジタルなあの世に持ち込みたくない苦い記憶が蘇ってしまうこともあるだろう。そんなときは渡されたボタンを押せばいい。機械の「海馬」にストップがかかり、記憶の転送がキャンセルされる。

記憶の転送の意義と必要性

さて、提案する意識のアップロードの最初の二段階までを疑似体験してもらったが、いかがだっただろうか。体験の中身はともかく、その原理については、たくさんのハテナマークが頭に浮かんだに違いない。

第一段階の「生体脳半球と機械半球の意識の統合」については、まさに、本書のメインテーマに深く絡むところであり、8章以降にじっくりと扱うことになるのでしばしお待ちいただきたい。ここでは、第二段階の「記憶の転送」について説明する。あなた仮に、記憶を転送することなく機械のなかで目覚めたとしたらどうだろう。あなたはあなたであり続けるだろうか。

残念ながらそうはならない。その場合のあなたは、あらかじめ用意した機械半球のニュートラルな意識に他ならない。第一段階のニューラル・ルーティングで生体脳半球と機械半球の意識を統合しただけでは、機械半球側に構造的な変化は生じないからだ。後の章で詳述するが、用意する機械半球は、汎用的な学習マテリアルで学習したものに過ぎず、アップロード対象者に対して共通のものを用いる可能性もある。

機械のなかで目覚めたあなたがあなたであり続けるためには、機械半球をあなた色に染めなければならない。なんとかして、あなたの記憶を機械半球に刻み込む必要がある。

問題は、あなたの記憶があくまでプライベートなものであることだ。物心ついてすぐに動画カメラやマイクロフォンを身体に装着でもしない限り、あなたの体験を記録したデータはこの世のどこにも存在しない。あなたの体験はあなたの記憶として、あなたの頭のなかに刻まれるのみだ。

たとえばわたしの記憶とはこんなものだ。わたしは千葉県船橋市の若松団地というところに生まれ、5歳までそこで過ごした。5階建ての団地群のなかに(団地の多くが5階建てなのは、建築基準法により高さ31メートルまではエレベータの設置が義務付けられていないからだ)、一つだけ、妙に横に長い7階建ての団地がある。今はなき船橋オートレース場の防音壁を兼ねていたのだ。わたしの両親は結婚してすぐそこに移り住み、その地階にある病院でわたしは生まれた。

その長い団地には長い内廊下があった。そして、渡辺家の何軒か向こうには親友のヒコ君一家が住んでいた。そのヒコ君と廊下に腹ばいになり、おもちゃの拳銃でよく的当て遊びをした。

バネの力で小さな弾を飛ばすおもちゃの拳銃をかまえ、数メートル向こうのキャラメル箱に狙いをさだめる。お腹にはひんやりとしたタイルの感触が伝わり、見上げることしかできない小さな窓からは橙色の夕日が差し込んでいる。小さな指で引き金を引くと、手のひらに反動が伝わり、弾の当たる乾いた音が前方から響く。

これらの情景は、データとしてはどこにも残っていない。それが残るのは、わたしの頭のなかと、願わくば、今は連絡の途絶えてしまったヒコ君の頭のなかだけだ。

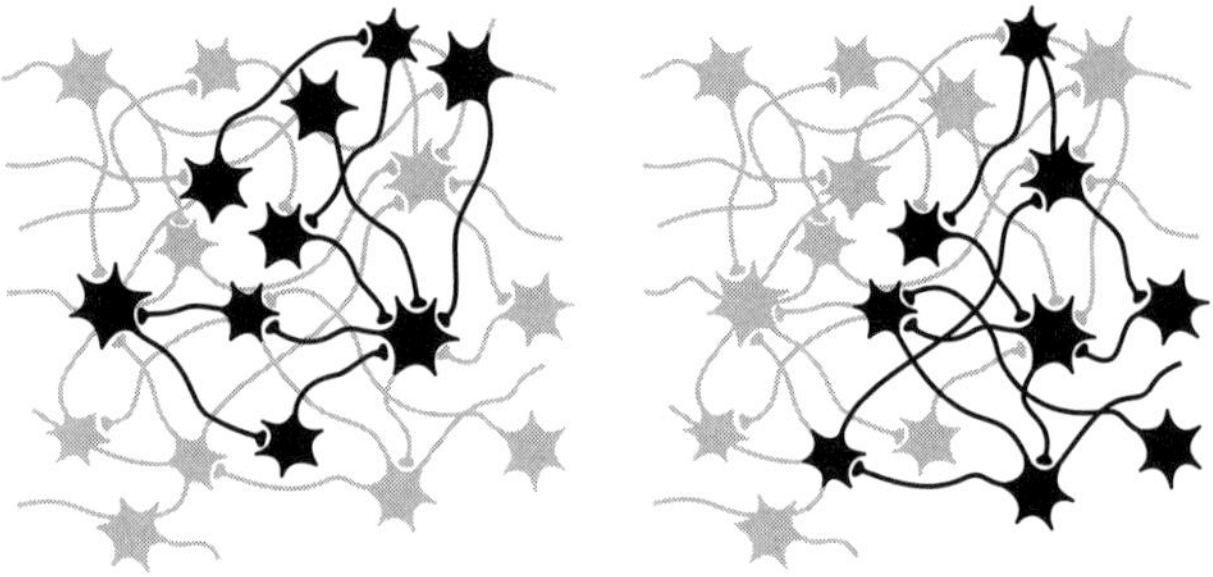

記憶A　　　　　　　　記憶B

図5-2　神経回路網における記憶
ニューロン群がお互いに神経配線を強め合うことで、その一部のニューロンが活動すると、残りのニューロンも一緒になって活動するようになる。このことは、匂いや特定の言葉など、記憶の一部手がかりが与えられると、記憶全体が想起されることに相当する。

海馬と大脳皮質による記憶のしくみ

わたしの記憶は、わたしの脳に神経配線の強度として刻まれている（図5－2）。お互いに正の神経配線強度をもつニューロン群が、活動を支え合うことで一塊《ひとかたまり》となって活動する。この一塊の活動が、一つの記憶に対応すると考えられている。問題は、その神経配線の強度を十分な精度で脳から読み出すことができないことだ（6章・13章で詳しく述べる）。

そのような制約のもと、どうしたら生体脳半球に刻まれる記憶を、機械半球に転送することができるだろうか。参考のため、脳の記憶のしくみを見てみよう。

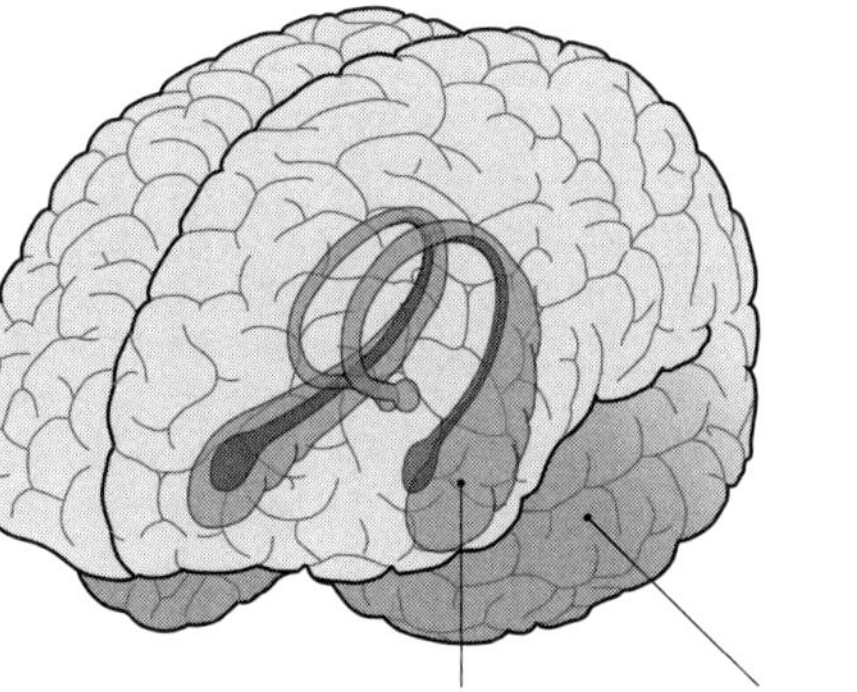

図5-3　海馬と側頭葉
短期記憶の形成と長期記憶への変換を担う海馬と、長期記憶の貯蔵場所としての側頭葉。

日中、何か珍しい事柄に遭遇すると、そのときの大脳皮質のニューロン活動の様子が、海馬と呼ばれる脳部位に、神経配線の強度変化として保存される。これが短期記憶として刻まれた状態だ（図5−3）。海馬はエネルギー代謝が高く、神経配線をワンショットで素早く変化させることができるため、それが可能となる。ただ、その代謝の高さが仇となって、一酸化炭素中毒やアルツハイマー型認知症では真っ先にダメージを受け、それゆえ、それらの症状として記憶障害が最初にあらわれる。

こうして海馬に貯えられた短期記憶は、今度は夜寝ている間に大脳皮質へと移し替えられ、長期記憶に変換される。もともと、この長期記憶への変換はレム睡眠中に行われると考えられていた。その最中に見る夢は、記憶変換のプロセスを反映したものだと思われていたのだ。だが、近年になり、夢を伴わない深睡眠、いわゆる、ノンレム睡眠中に長期記憶への変換が行われていることを示す知見が積み重なっている。

その変換のしくみが実に面白い。ノンレム睡眠中に、海馬から大脳皮質に向けて、特殊な活動波が発せられる。すると、それを受け、海馬に短期記憶として刻まれている日中のエピソードが、大脳皮質でリプレイ（再生）される。言わば、珍しい事柄に遭遇したときの日中の脳活動が、そのまま再現されるのだ。このリプレイが幾晩にもわたって繰り返されることで、大脳皮質のニューロン群の間で神経配線がすこしずつ強め合っていく。すると、やがて、海馬の助けを借りることなく、何か手がかりを与えられただけで（例：そのときと同じ匂いを嗅ぐ）、一つの塊として、そのニューロン群が活動できるようになる。

海馬と大脳皮質によるこの記憶形成のしくみは、神経科学のなかでも特に研究が進む分野だ。その進展のきっかけは、一人の患者、ヘンリー・モレゾン氏（２００８年に亡くなるまで実名は伏せられ、イニシャルのＨＭとして呼ばれていた）によってもたらされた。

モレゾン氏は、小学校の低学年時に患った重度のてんかんを治療する目的で、27歳のときに海馬を含む責任部位の摘出手術を受けた。その結果、新たな記憶を作ることができなくなり、それと同時に、十数年前まで遡って過去の記憶が失われた。この二つの症状から、海馬への関心が一気に高まった。

多くの神経科学者による長年の研究成果として、前向性健忘と呼ばれる前者の症状は、海馬が全損したことにより、短期記憶の形成が阻害されることで生じることが明らかとなった。一方、逆向性健忘と呼ばれる後者の症状については、長期記憶への変換が不十分であった記憶が消失したと考えることで説明できる。

意識の統合と機械海馬による記憶の転送

海馬を主役とする生体脳の記憶形成のしくみを機械半球にも持たせることで、生体脳半球からの記憶の転送を行おうと考えている。そのうえで、アップロードの第一段階のプロセスを経て、生体脳半球と機械半球の意識が統合していることを最大限に利用する。

まずは、記憶転送の第一セッションのしくみから解説しよう。あなたが、指示にしたがって長期記憶を想起すると、生体脳半球の大脳皮質のなかで、その記憶の情景に対応するニューロン群が活動をはじめる。すると、両者の意識が統合されていることから、機械半球の大脳皮質でもそれに対応したニューロン群が活動する（このあたりの詳細なメカニズムについては11章で述べる）。

ここまでくればしめたもので、あとは、機械半球に仕組んだ記憶形成のしくみをはたらかせればよい。まずは、生体脳の日中の短期記憶形成のしくみにならって、機械半球の大脳皮質のニューロン活動をワンショットで機械の海馬に刻み込む。その後、深睡眠中に機械半球のなかで長期記憶に変換する。この過程を繰り返すことで、能動的に思い出すことのできる記憶については、問題なく機械側に転送することができる。

ただ、それだけでは不十分であり、そのために第二セッションが存在する。

わたしの妻の話で恐縮だが、彼女は鳥が大の苦手だ。街なかで鳩に出くわすと、ぐるっと遠回りしなければいけないほどに嫌いだ。義理の母に聞いたところによると、まだ幼いころ、公園で遊んでいるときに、鳩に頭上から盛大にフンをされてしまったらしい。その後、パニックになりながら親子でマンションに戻り、急いでシャワーを浴びさせたとのことだ。

面白いことに、妻自身はこのエピソードをまったく覚えていない。つまり、思い出すことのできない情景が脳に痕跡としてのこり、彼女の人格の一部とも言える鳥嫌いを醸成していることになる。

つまり、アップロード後の人格を維持するためには、これら思い出せない記憶も含めて機械側へ転送しなければならず、何かしらの仕掛けが必要となる。

実のところ、みなさんに疑似体験してもらった第二段階後半のセッションの走馬灯こそがその仕掛けだ。カナダの脳外科医であるワイルダー・ペンフィールドが1930年代に行った、いささか荒っぽい実験をヒントにしている。

ペンフィールドは、てんかん患者の開頭手術中に、脳への電気刺激を行っている。患者の了承のもと、頭蓋骨が大胆に切り取られ、脳が大きく露出した状態にあるなか（図5－4）、局部麻酔のみで、患者は覚醒している。

現在でも、脳腫瘍の切除範囲を決めるときなどに、開頭手術中に患者を覚醒させて電気刺激を行うことがある。失語症や運動麻痺などの重篤な後遺症を抑えつつも、腫瘍を再発させないためのぎりぎりの判断が求められるからだ。

ただ、ペンフィールドの実験が少々特殊なのは、脳の広範囲にわたって電気刺激を行ったことだ。当時、脳の場所ごとに異なる機能が割り当てられていること（脳の機能局在）は、ある程度知られていた。ただ、脳損傷患者の病理解剖によって明らかになったものに過ぎず、その精度はまだまだ不十分であった。ペンフィールドはそれを詳細に調べる手段として、脳の広範囲にわたって電気刺激を行いながら、患者に口頭報告を求めたのだ。

一連の実験の結果、いくつもの重大な発見があったが、その一つに長期記憶の貯蔵場所の解明がある。大脳皮質の側頭葉に長期記憶が貯えられていることが明らかになったのだ。

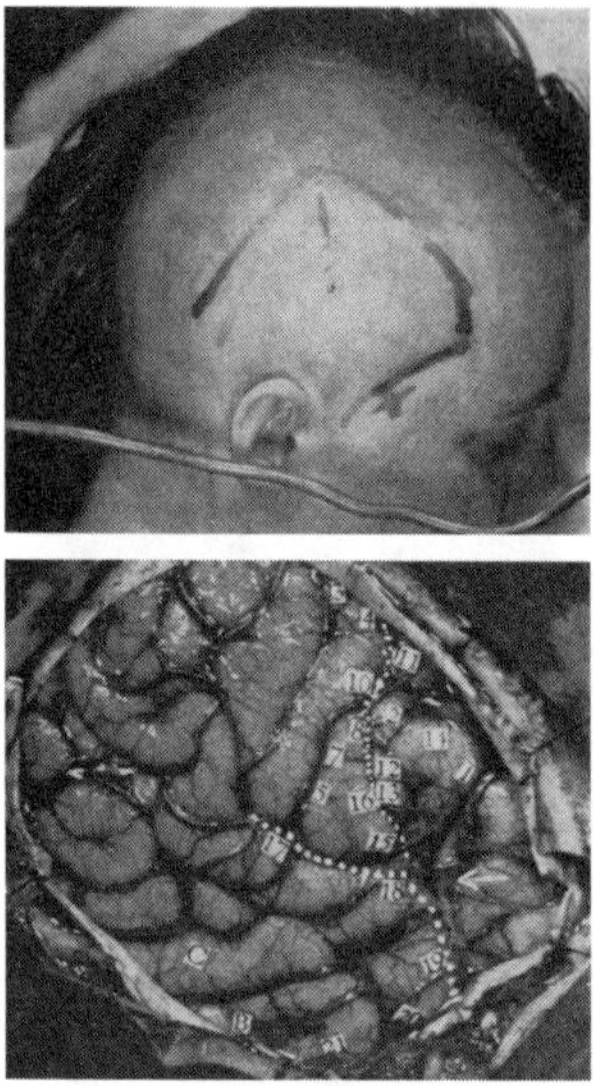

図5-4　ペンフィールドによるヒト脳への電気刺激実験

開頭手術中に患者を覚醒させ、脳のさまざまな箇所に電気刺激を与えて口頭報告を得た。口頭報告と刺激箇所の対応関係を示すためにnumbered tickets（番号札）が脳表に置かれている。

（Penfield, 1958より転載）

たとえば、ある年配の女性の側頭葉の一部を電気刺激すると、彼女は滔々《とうとう》と語りだした。「子供の頃、ピアノを練習していた部屋がありありと思い浮かびます。窓からは朝日が差し込み、カーテンがそよ風に揺れています。ピアノの上に置かれたカップから、ミルクティーの香りがほのかに漂っています。当時取り組んでいた曲のメロディが、鍵盤を叩く指先の感触とともに蘇ります」。その後、頭に響くその練習曲にあわせ、彼女は旋律を口ずさんだ。

ここで興味深いのは、患者たちの語るこれら情景の多くが、忘却の彼方に追いやられていたことだ。先の女性の場合も然りで、何十年とその情景を思い出すことはなかったという。

このことは二つの点で重要な意味をもつ。一つ目は、たとえ能動的に想起できなかったとしても、多くの過去の情景が痕跡として脳に刻まれている点だ。二つ目は、その痕跡を織りなす側頭葉の一部を電気刺激することで、それを一つの記憶として蘇らせることができる点だ。

思い出せない記憶を機械側に転送する仕掛けとは、まさに、ペンフィールドが行ったように側頭葉を電気刺激することだ。せっかく、ごっついＢＭＩが脳に入っているのだからそれを使わない手はない。

　具体的には、新型ＢＭＩの電極のうち、側頭葉の神経線維に対応するものをランダムに選び、電流を流していく。うまくヒットすれば、記憶の彼方に埋もれていた昔の情景が走馬灯のように蘇り、それが機械半球にも共有されるはずだ。あとは、能動的な記憶の想起の場合と同様、まずは短期記憶として機械半球に刻みこみ、やがて長期記憶に変換されるのを待てばよい。

　ただし、ランダムな刺激ゆえ、アップロード後の世界に持ち込みたくないような苦い記憶が蘇ってしまうこともあるだろう。そんなときは、機械海馬のはたらきを止めさえすればよい。アップロード対象者に持たせたボタンはそのためのもので、機械の海馬に通じている。

　一方で、苦い経験も含めての人格形成だ。よい思い出だけを持ちこめばよいというわけでもないだろう。わたしなどは、適切なタイミングで、心がぎりぎり折れない程度の挫折を味わうことが大切だと考えている。むしろ、負の体験こそが真の財産であり、長く枯れることのない情熱の源泉たりうるのではなかろうか（先日亡くなった小澤征爾さんにしても、若いころ、だいぶ辛酸を嘗めたようだ……）。

それはさておき、最後にもう一点。本来、能動的には思い出せなかったはずの記憶が、アップロード後、思い出せるものに変貌してしまうことの弊害もあるだろう。ただ、ここは機械半球ならではの魔改造が効くところで、当該記憶に対応する一塊のニューロン群の間の神経配線強度を若干弱めるだけで事足りる。

やがて生体脳が亡くなるとき

では、いよいよ意識のアップロードの最終段階を疑似体験してもらおう。先の二つの段階を経て、左の生体脳半球と右の機械半球にまたがるあなたは、意識が統合され、記憶が共有された状態にある。

いずれ、生身の肉体としての機能は停止し、あなたの一部である左の生体脳半球は最期のときを迎える。そのとき、右視野は次第に遠のき、右半身の感覚は徐々にぼやけ、その自由もだんだんと利かなくなる。そして、終いには完全に消滅する。

しかしながら、依然としてあなたはあなたであり続ける。機械半球の担当する左視野はばっちりと見え続け、左半身も問題なく存在し続ける（オーギュメンテッド・リアリティによる仮想の身体ではあるが）。自身がだれであるかを認識することもできるし、その気になれば、子ども時代の記憶を辿ることもできる。

最後のステップでは、機械の分離脳の不便を解消するべく、左の機械半球とついに邂逅《かいこう》する（図5－5）。BMIの挿入時に離れ離れになり、右の生体脳半球と時をともにしてきた左の機械半球だ。あなたである右の機械半球同様、生体脳半球との意識の統合、記憶の転送、そして別れの段階を踏んできたものだ。機械半球どうしのニューラル・ルーティングをもって両者の意識を統合する。

さて、アップロードのプロセスがすべて完了したところで、しばし現世とはお別れだ。現世の時間にあわせて機械脳を計算し続けたら、サーバーコストが嵩《かさ》みすぎる。さあ、先立った家族や友人たちの待つデジタルなあの世へと引っ越そう。いつの日か（追加料金を払えば？）、アバターとして現世に舞い戻ってくることもあるだろう……。

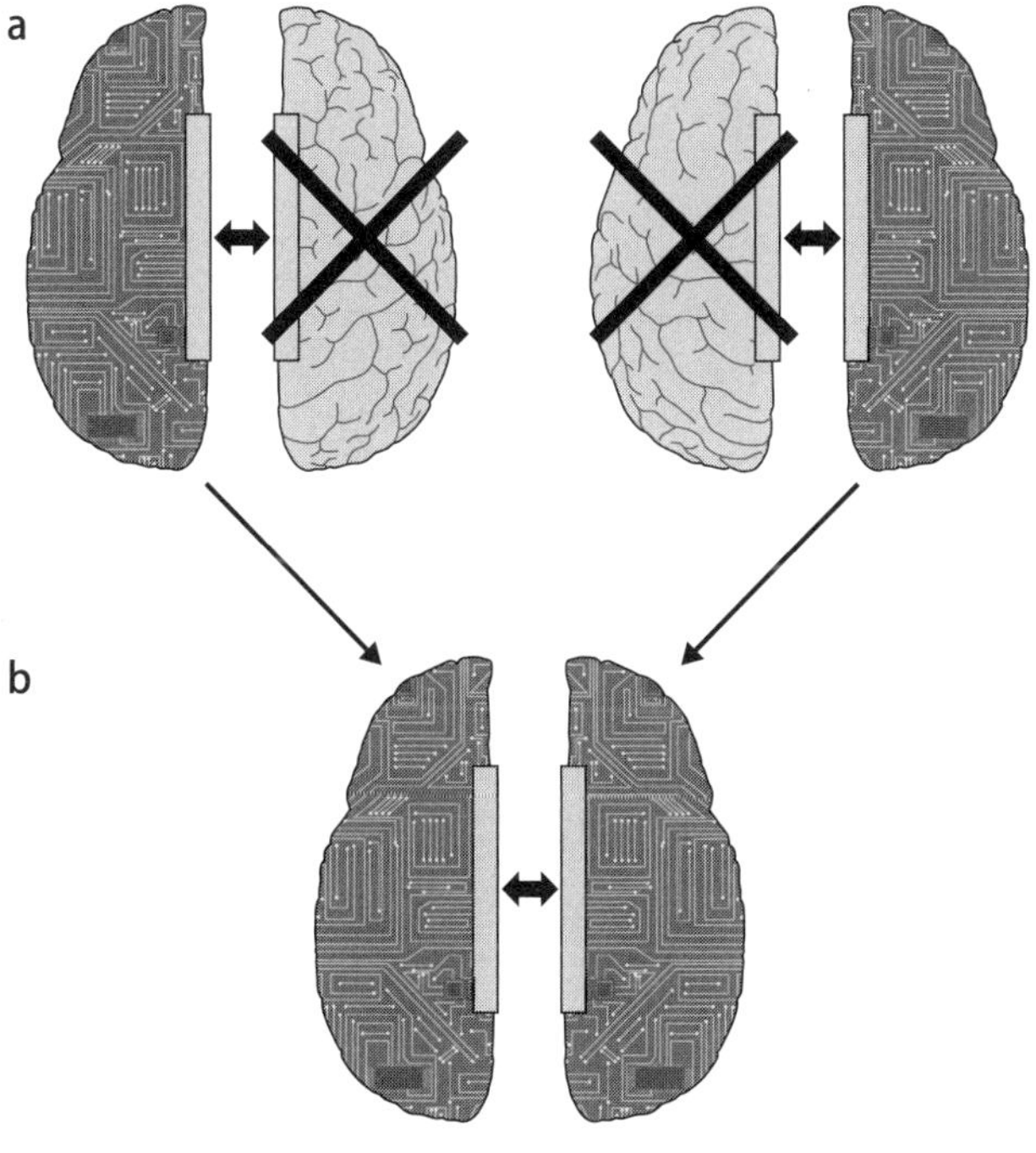

図5-5　身体死による生体脳半球の消失と、機械半球どうしの接合

6章　「わたし」は「わたし」であり続けるか

個の同一性――テセウスの船

前章のプロセスでアップロードされたわたしは、自信をもって間違いなくわたしだと言えるだろうか。本章では、哲学的な観点から、わたしの提案する意識のアップロード手法とともに、従来手法の是非を問いたい。

手始めに「テセウスの船」と呼ばれる思考実験を導入しよう。

テセウスは、ギリシャ神話に登場するアテナイの王だ。クレタ島に囚われていた自国の子どもたちを救い出すべく怪物ミノタウロスと対峙し、勝利をおさめた。その後、船に乗って子どもたちとともにデロス島へと逃れた。このことを記念して、アテナイの人々はテセウスが乗った船を大事に保管し、歳月とともに朽ちていく木材は、すこしずつ、新たなものに取り替えていった。やがて数百年が経ち、一つ残らずすべての木材が入れ替わってしまったとき、その船は依然としてテセウスの船と言えるだろうか。

この思考実験は、モノとしての「個の同一性」を問うものだ。船を構成する、物質としてのモノを重視するのであれば、数百年後のテセウスの船はオリジナルと同一とは言えない。一方で、その形状や機能としてのモノを重視するのであれば、それは同一だということになる。

では、わたしたちの身体や脳はどうだろうか。はたして個の同一性を維持しているだろうか。

身体にしても、脳にしても、それを構成するタンパク質や分子といったレベルでは、数年も経たないうちにすべての物質が入れ替わってしまう。細胞分裂を行わない脳のニューロンは、一部の例外をのぞき、胎内で授かったものを後生大事に使い続けなければならないが、ただ、それにしても、それを構成する物質はどんどんと置き換えられていく。

要するに、生身の身体をもって現世を生きるわたしたちですら、物質の観点からは個の同一性を保っていないことになる。いわんや、アップロード後のわたしたちをや、だ。

もっと言えば、アップロードされたわたしたちは、形状の観点からも個の同一性を保っていない。コンピュータ上の計算になってしまうのだから致し方ない。保たれるのはその機能のみだ。

というわけで、モノとしての個の同一性にこだわっていては話が進まない。その上位概念である「人格の同一性（Personal Identity）」に議論の軸足を移すこととしたい。

人格の同一性と三つの連続性

人格の同一性は、まさにわたしがわたしでありつづけるかを問うものだ。これまで、倫理学の観点から語られることが多かった。ただ、近年、意識のアップロードのリアリティが増すにつれ、この文脈のもとでの同一性が扱われるようになってきている。

ここでは、哲学者チャーマーズの論考を起点に話を始めよう。

チャーマーズによれば、人格の同一性の維持には何らかの連続性が必要で、これには三つの類型がある。

一つ目は生物学的連続性だ。これに従うなら、脳が生体臓器として正常に機能しつづけることが、人格の同一性を保つための絶対条件となる。二つ目は心理学的連続性だ。この場合、記憶や心的状態の因果性の維持が要求される。三つ目は最近接類似性だ。先の二つよりもだいぶ要件定義が甘く、条件付きながらも、もっとも近しい次なる媒体に人格が引き継がれることになる。

これら三つの連続性の概念のお手並み拝見ということで、まずは、脳の解剖学的変容を伴う二つのケースについてみていこう。

一つ目のケースは、脳梁離断術による分離脳だ。左右の脳半球を結ぶ脳梁、前交連、後交連の三つの神経束を断ち切ることで、一つの頭蓋の中に二つの意識が出現する。

この場合、生物学的連続性は保たれるだろうか。それぞれの脳半球に着目すると、解剖学的にはもとの半分になりながら、生体臓器としては問題なく機能し続けている状態にある。なかなか判断の難しいところだ。

心理学的連続性の観点からはどうだろうか。分断された左右いずれの脳半球も心的状態という意味においては、もとの脳とはだいぶ異なる。もっとも大きな違いは、それぞれが片視野と片半身の感覚しか持たなくなることだ。また、言語野をもつ左脳半球は言語能力を継承するが、右脳半球はそれを失うことになる。

また、脳梁離断後に次のような後遺症があらわれることも知られている。左手にもったフォークでステーキを食べようとすると、右手のナイフが払いのけてしまう、左手がシャツのボタンをかけようとすると右手が邪魔をする。つまり、離断前は左右半球の嗜好の違いをうまくやり過ごすような折衷的な人格があらわれていたのに対して、離断後はそれぞれに癖のある、第二、第三の人格が出現したことになる。

　というわけで、生物学的連続性の観点からも、心理学的連続性の観点からも、完全に連続性が保たれているとは言い難い。

　のこる最近接類似性では、より困った状況に追い込まれる。最近接というだけあって、人格の同一性が維持されるのは、どちらか一方の脳半球に限られる。選ばれなかった方の意識は、同一性のないものとして切り捨てられてしまう。

　実のところ、倫理学のもとでの旧来の議論においては、人格の分割や定量性の導入は禁忌（タブー）とされてきた。人格はただ一つの人格として継続し、また、継続するのであれば、完全なかたちで継続するとしなければ、犯罪の量刑判断などにおいて支障をきたすからだ。

　ただそのような解釈も、脳梁離断術の登場により、一つの頭蓋のなかの二つの意識を厳然とつきつけられることで、再考を迫られることとなった。

　その議論を推し進めたのは、イギリスの哲学者であるデレク・パーフィットだ。彼自身は心理学的連続性を重視するなか、人格の同一性について、オール・オア・ナッシングの二択ではなく、より連続的なものとして扱うことを推奨した。

このパーフィットの提言に従い、分離脳患者の左右の脳半球を再評価してみよう。この場合、生物学的連続性の観点からも、心理学的連続性の観点からも、左右の脳半球に宿る二つの意識は中程度に人格の同一性を保っていることになる。また、心理学的連続性に限って言えば、言語野を有する左脳半球の方がより高い同一性を保っていると言ってよいだろう。

なお、最近接類似性については、その定義からして、オール・オア・ナッシングとならざるを得ないため、パーフィットの提言とは相容れない。というわけで、以降、生物学的連続性と心理学的連続性の二つを中心に議論を進めることとしたい。

定量性の導入による自己判断の介入

二つ目のケースは、片側脳半球の欠損だ。事故などによって片側の脳半球が損傷してしまったり、腫瘍などで外科的に摘出されたりする場合が考えられる。

基本的には前節の分離脳と同じ議論が成立する。二つの脳半球に対して行った判定を、ただ一つ、残った脳半球に対して行えばよい。すなわち、残った脳半球の意識は、生物学的連続性の観点からも、心理学的連続性の観点からも、中程度に人格の同一性を保っていることになる。

同一性の判定だけであればこれで話は終わってしまうが、ここで取り上げたのにはわけがある。片側脳半球の欠損の議論が、意識のアップロードの是非にも影響を及ぼしうるからだ。

またまた不謹慎なたとえで申し訳ないが、仮に、あなたの片側の脳半球に脳腫瘍が見つかったとしよう。放っておけばもう片側にも転移し、あなたに残された時間はそう長くはない。一方で、今すぐ片側脳半球の全摘出手術を受ければ、寿命を全うできる可能性が高まる。

このような状況に置かれたなら、あなたはどうするだろうか。人格の同一性の保たれ具合がやはり気になるだろう。特に脳腫瘍が言語野を擁する左脳半球に見つかった場合、よりシビアな判断が要求されることになる。

つまり、人格の同一性への定量性の導入は、それが他の何かと天秤にかけられることを意味する。

この場合、天秤にかけられるのは余命だ。短くて高い人格の同一性を望むか、長くて低い人格の同一性を望むか。都合、選択が個々人の判断に委ねられることになる。

同様にして、意識のアップロードの是非についても、個々人の判断に委ねられることになるだろう。

人格の同一性の判定法についておおよその着地をみたところで、次節以降、これまで提案されてきた「意識のアップロード」の手法を順次評価していくことにしたい。

前著『脳の意識 機械の意識』でも異なる文脈で引用させてもらったが、再び、80年代のバラエティ番組の名物コーナー「良い子、悪い子、普通の子」にちなんで、「良いアップロード」「悪いアップロード」「普通のアップロード」とする。ちなみに、ここはひとつ控えめに、わたしの提案する手法は「普通のアップロード」に充てておいた。

良いアップロード

チャーマーズをして、これならぜひやってみたいと言わしめる意識のアップロード手法がある。自身の思考実験である「フェーディング・クオリア」を基本とした良いアップロード＝「漸進的破壊性アップロード (gradual disruptive uploading)」だ。

フェーディング・クオリアでは、あくまで一つの思考実験として、脳のニューロンを一つずつシリコン製のものに置き換えていく。

漸進的破壊性アップロードは、この置き換えのプロセスをナノマシーンによってまんま実現しようとするものだ。

　はじめに、アップロード対象者の頭蓋にニューロンと同じ数だけのナノマシーンを注入する。それぞれのナノマシーンは、それぞれのニューロンに狙いを定め、その配線構造と入出力特性を読み取る。その後、読み取った情報をもとにそのニューロンに成り代わる。すべてのナノマシーンが生体ニューロンに成り代わった時点で意識のアップロードは完遂する。ちなみに、漸進的破壊性アップロードの破壊は、もとのニューロンを破壊しながら置き換えていくことに由来する。

　生体組織がナノマシーンに置き換わることをのぞけば、「テセウスの船」に限りなく近いプロセスだ。ニューロンの置き換えは、本人が気づくことなく漸進的に進み、それゆえ心的状態の因果性はほぼ完璧なかたちで保たれる。生体組織としての継続性が求められる生物学的連続性については致し方ないとして、心理学的連続性についてては非常に高い水準で満たされる形となる（もちろん、チャーマーズのフェーディング・クオリアの論考が正しくなければ、意識そのものが存在しないが）。

「良いアップロード」の実現不可能性

チャーマーズが、それなら自身でもやってみたいというのも頷ける。そんな夢のような技術が本当に実現するのであれば、わたしもぜひお願いしたいところだ。ただ、残念ながら、まずもって人類には不可能だろう。すくなくとも、わたしたちの目の黒いうちにそれが実現することはない。

ナノマシーンにはほど遠いが、脳に小さなデバイスを埋め込み、ニューロン活動を計測しようとする試みはすでに存在する。ただ、これらマイクロデバイスの大きさをニューロンのそれと見比べてほしい（図6－1）。アメリカの大型科学技術予算の援助を受けるようになってからかれこれ10年近く経つが、その小型化は遅々として進まない。

またそれらのデバイスは、あくまで、ニューロンの発する電気スパイク（正式名称は活動電位"action potential"）を計測しようとするものだ。もちろん、デバイスの本来の用途としてはそれで十分であり、また、その大きさにしても、脳に挿入する個数を制限すれば許容できなくもない。

ただ、残念ながら、各ニューロンの出力だけを見たのでは、ニューロン間の神経配線の有無すら正確には把握できない。意識のアップロードに必要な脳の神経回路網の

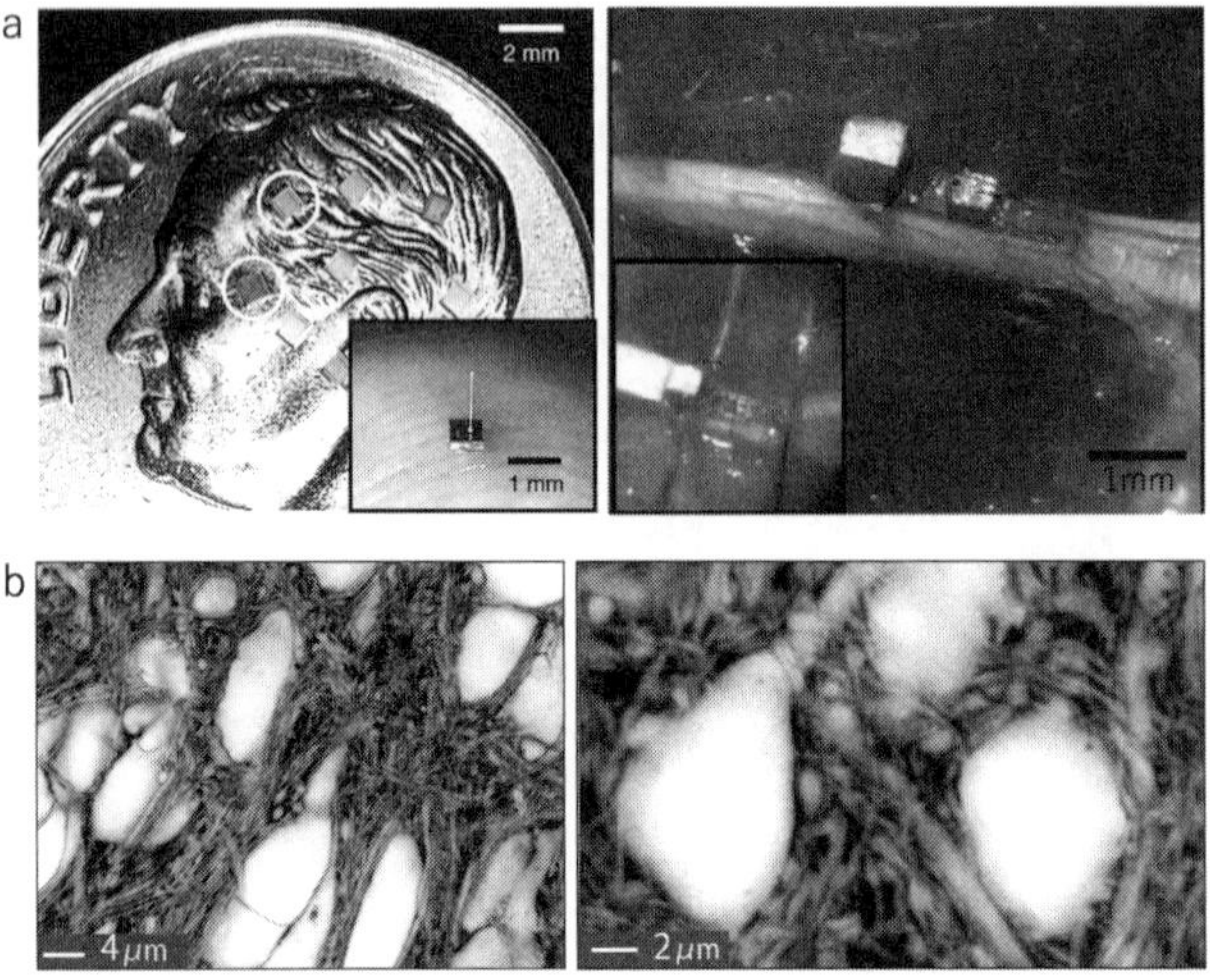

図6-1　ニューログレイン、ニューラルダストの脳挿入型素子とニューロンの大きさ比較

a）ニューログレイン（左：Lee *et al.*, 2021より改変転載）とニューラルダスト（右：Seo *et al.*, 2016より転載）。

b）マウス海馬の生体スライスの超高精細電子顕微鏡写真（Tønnesen *et al.* 2018より転載）。1㎜は1000㎛。

諸特性（すべての神経配線の強度、すべてのニューロンの入出力特性）を正確に推し量ることなど夢のまた夢だ。

ちなみに、どんな形であれ、神経配線の強度を、脳への挿入デバイスで抽出する目処はまったくたっていない（代替手段については13章で述べる）。また、ニューロンの入出力特性も然りだ。これを推定するには、そのニューロンのすべての入力と出力を同時計測し、そのデータをもとに高度な解析をかける必要がある。そのような計算能力は、決してマイクロとは言えない先述のマイクロデバイスにしても、その開発スコープにすら含まれていない（脳のなかで熱を発するのはご法度だ）。

傷口に塩を塗り込むようだが、ここで百歩譲って、神経配線強度とニューロンの入出力特性を読み取ることのできるナノマシーンが完成したとしても、そこからの道のりもまだまだ遠い。図6－1を見てもわかるとおり、脳は稠密につまっている。そんななか、長ければ十数センチにもわたって脳のなかを這いずり回り、配線を引き直すことなど到底不可能だ。また、限られたスペースのなか、読み取り後のニューロンを破壊し、それに完全に置き換わる必要がある。いったいどのようなしくみになるのか想像もつかない。

興味深いことに、Google社の顧問をつとめるレイ・カーツワイルは、２００５年に著した『*The Singularity is Near*』のなかで、似たような意識のアップロード構想を掲げている。ナノマシーンを脳に仕込ませ、ニューロンの諸特性（神経配線構造、入出力特性）を読み取り、それをもとにデジタル脳を構築するというものだ。とても先見の明があり、多大な影響力があるなか、もうすこしきちんと技術検討を行ったうえで未来ビジョンを語ってもらわないと、限りある開発リソースを浪費することになりかねない。

悪いアップロード

一方で、チャーマーズにしても、わたしにしても、できることなら遠慮したいと考えるのが、悪いアップロード＝「灌流《かんりゅう》固定方式」だ。元マサチューセッツ工科大学発のスタートアップである「ネクトーム社」が推し進めるもので、その手法の最初のステップは、その名のとおり、身体全体を灌流固定することだ。

これのどこが悪いのだろうか。それは、死から逃れたいと願うアップロード対象者が、ごくごく当たり前の意味において間違いなく死を迎えることだ。

灌流固定は、実験動物の場合、まだ心臓が動いているうちに行われる。心臓に大きな注射針を突き刺し、その拍動を利用して血液を別の液体に置き換えてしまう。当然のことながら、全身の血液を失うことになる動物はその中途過程で死ぬことになる。

　ネクトーム社の計画では、アップロード対象者を灌流固定して、その頭蓋から脳を取り出し、来たる時に備えて、取り出した脳を倉庫に保管することになっている。灌流固定を行うことで、豆腐のようにやわらかく、また、放っておけば腐ってしまう脳を固めることができ、長期保存が可能になるからだ。

　では、ここで言うところの来たる時とは何だろうか。それは、十分に技術が進展し、灌流固定された脳を解析することで、高い精度のデジタル脳を再構築できるようになる遠い未来のことだ。ネクトーム社は、その遠い未来に備えて、灌流固定の技術開発に取り組んでいる。

灌流固定の技術革新と人体の不思議展

　１９９３年、ドイツの研究者、グンター・フォン・ハーゲンスの手によって、灌流固定とその後の処理の技術革新が起きた。氏が主催する「人体の不思議展」を見たことがあるだろうか。わたし自身、東京とプラハで訪れたが、その二回とも度肝を抜かれた。

　会場に足を一歩踏み入れると、ハイテク技術によって防腐処理された人体標本が、さまざまなポーズを取りながらあなたを待ち受けている。皮膚を剝がされて筋肉があらわになったもの、その筋肉も剝がされて内臓まであらわになったもの、はたまた、眼球と脳と神経系しか残されていないものなど、実に多岐にわたる。

　ただ、不思議とグロテスクな印象は受けない。ハーゲンスの手によるハイテク技術、その名も「プラスティネーション」によって、人体が文字通り、プラスチックのような質感へと変貌しているからだ。

　もちろん、わたしは職業柄なにかと耐性があるので、見に行くならぜひ自己責任でお願いしたい。また、検体の出どころについても黒い噂が絶えないため、そのあたりも心しておいてほしい。

　当のハーゲンス氏はと言えば、現在、パーキンソン病を患っており、死後、数多《あまた》ある標本に加わることを願っているようだ。わたしは灌流固定されるのは願い下げだが、その一方で、氏の姿勢は素直に尊敬するし、不思議と親近感を覚えるのはなぜだろうか（わたし自身は死ぬつもりはないが！）。

それはさておき、ネクトーム社のロバート・マッキンタイヤーCEOは、灌流固定技術の開発で、優れた研究業績をあげている。

ただ、高品質な灌流固定への彼の思いが行き過ぎたのか、2018年、一つのスキャンダルに見舞われた。創業当初は、あくまでアップロード対象者が亡くなってから灌流固定を行うと公言していたのが、実験動物と同じく、まだ対象者の心臓が動いているうちに措置をとると言い出したのだ。

このCEOの思いに対して、社の顧問弁護士は、カリフォルニアの州法"End of Life Option Act"（医師による末期患者の自殺幇助を容認する法律）のもと、適法であると判断した。一方で、事態を重くみたマサチューセッツ工科大学は、提携関係を解消した。前節冒頭の元大学発スタートアップの元は、そのことに由来する。

ところが、そんな危ない橋をわたって灌流固定のクオリティをあげたとしても、先述の来たる時は永遠に訪れない可能性が高い。

灌流固定した脳から神経配線を読み取れるか

脳の配線構造を読み取る手法として、もっとも精度が高いのは「侵襲コネクトーム」

と呼ばれる手法だ。まさに、灌流固定した脳に対して行うものである。灌流固定した後に、脳を頭蓋から取り出し、ダイヤモンドカッターでわずか100 0分の数ミリの厚さにスライスする。スライスした脳切片を走査型電子顕微鏡と呼ばれる特殊な顕微鏡で撮像すると、神経配線が輪切り状の断面としてあらわれる（図6－2）。これらの画像を積み重ね、輪切り状の断面を金太郎飴的に追っていくことで、神経配線の一本一本を三次元的に再構成することが可能になる。

わたしが研究滞在した独マックス・プランク研究所にも、線虫の侵襲コネクトームに取り組むグループがあった。2014年当時、自動の解析手法が不十分であったため、ラボ総出で人力で解析にあたっていた。ラボのメンバーそれぞれが1日当たり数時間分のノルマをこなすことで、1年がかりでようやく完成にこぎ着けたらしい。ちなみに、線虫の中枢神経系にはわずか302個のニューロンしか存在しない。

その後、顕微鏡の撮像精度も上がり、コンピュータによる神経配線の自動追跡が実現した。それにより、2022年には、ショウジョウバエの侵襲コネクトームが完成し、全世界にデータが公開された。たかが蝿、されど蝿である。こちらは、約10万個のニューロンからなる立派な脳の持ち主だ。

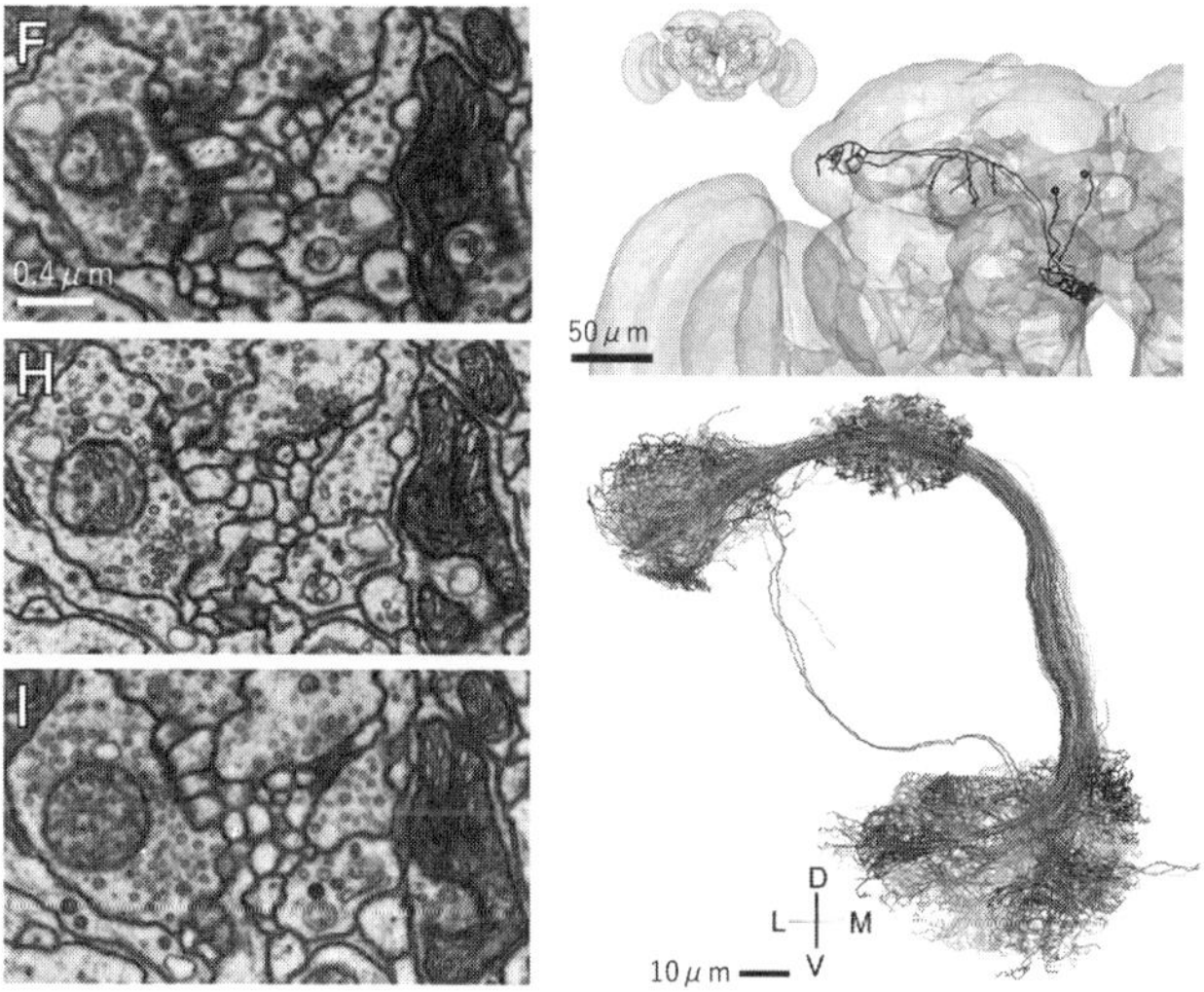

図6-2　ショウジョウバエの侵襲コネクトーム

左側3枚の電子顕微鏡写真は連続する脳スライスから得たものであり、さまざまな生体構造（ニューロン細胞体、樹状突起、軸索）のつらなりがみてとれる。右上はそのうち2つのニューロンについて神経軸索を再構築したもの、右下は多数の神経軸索を再構築したもの。

（Zheng *et al.*, 2018より改変転載）

そして、より大きな脳への挑戦は現在進行形で続いている。この先、ヒト脳の侵襲コネクトームが完成するのも時間の問題だろう。ヒト脳のデジタルツイン（現実世界から収集したさまざまなデータを、まるで双子のようにコンピュータ上で再現する技術）の構築に向けて、日本を含む世界各国で大型の科学技術プロジェクトが始動しているからだ。仮に、精確なデジタルツインが完成したなら、中枢神経系創薬や精神疾患治療などへのメリットは計り知れない。

しかしながら、一つ大きな問題がある。侵襲コネクトームでは、神経配線の強度を十分な精度で読み取ることができない。

ニューロンからニューロンへの神経配線の有無を追っていくだけであれば何ら問題はない。ニューロンどうしを連絡する軸索の直径は1000分の1ミリ程度と大きく、輪切りにされた断面を十分な精度で追っていくことができる。一方で、神経配線の強度は、ニューロンとニューロンとを結ぶシナプスによって決まり、その構造は桁違いに小さい。その具体的なはたらきについては15章で説明するが、神経配線強度の決定において支配的なリガンド性のイオンチャネルの大きさは10ナノメートル程度に過ぎない（図6－3）。金粒子を付着させるなどしてイオンチャネルを塊として可視化することはできるが、精度としてまったく足りない。また、ヒトの脳には数百種類のイオンチャネルが存在するなか、一つの死後脳につき一種類のイオンチャネルしか可視化することができない。一方で、一故人の脳から、その寸分違わぬデジタルツインを構築するには、すべてのイオンチャネルについて可視化する必要がある。

　また、問題はそれだけでは終わらない。神経配線の強度はシナプスだけでは決まらないのだ。シナプスからニューロン細胞体までの距離、さらに、その道筋にちりばめられたイオンチャネルの空間分布にも依存する。これらすべてを可視化し、精確に神経配線強度を見積もることなど到底不可能だ。

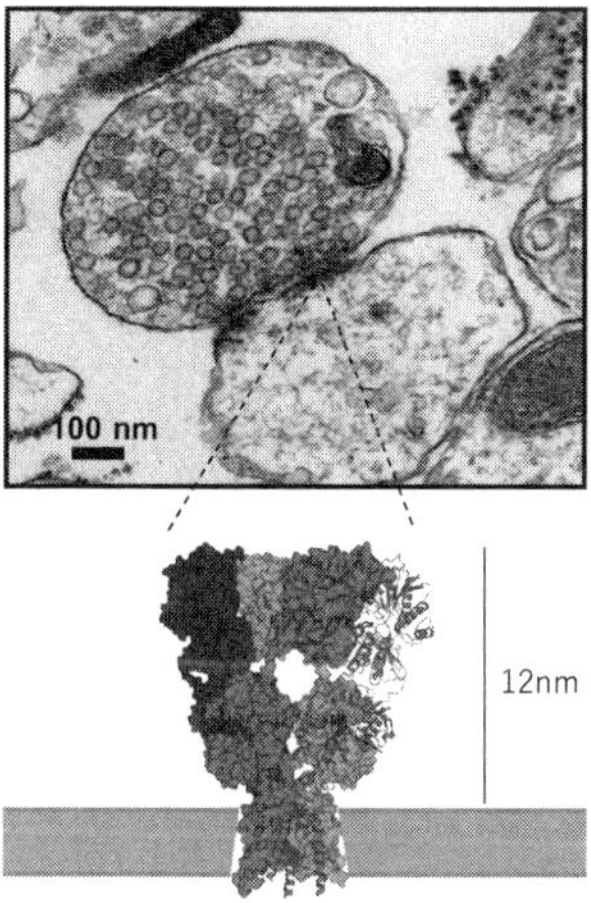

図6-3　神経配線強度を決定づけるシナプスの大きさ
上図はシナプスの電子顕微鏡写真（by Z. Taoufiq, Copyright 沖縄科学技術大学院大学より改変転載）。下図は、神経配線強度の決定に支配的な役割を果たすイオンチャネルのコンピュータ再現模型。図6-2に示した神経軸索の直径などにくらべて1/1000程度の大きさしかなく、電子顕微鏡をもってしても個別に観察することはかなわない（Copyright Curtis Neveu より改変転載）。
1㎜＝1000㎛＝1000000㎚

というわけで、脳の神（意識）は、脳のディテール（細部）に宿り、それを死後脳から十分な精度で再構成することはまずもってかなわない。ネクトーム社の推奨する灌流固定方式の意識のアップロードは、達成不可能な技術的袋小路に迷い込んでしまっている可能性が非常に高い。

ただ、一般顧客はそんなことは露知らず、長いウェイティングリストがすでに存在するらしいが……。

「悪いアップロード」の人格の同一性

というわけで、これ以降の議論は、「万が一、技術が完成したとして」という断り付きであることをご了承願いたい。はたして、灌流固定方式で人格の同一性は保たれるだろうか。

生物学的連続性については、やはり、諦めざるを得ないだろう。非生物としての不老不死を目指している以上、これは如何《いかん》ともしがたい。

問題は心理学的連続性だ。

心理学的連続性を保つには、記憶や心的状態の因果性を維持する必要がある。そのためには、脳がきちんと動作し続けなければならない。逆にいえば、一度、脳の火を消し、その器質だけをコピーして、あとからそれに火をいれたのでは、因果性は保たれない。

わたしたちの脳活動には、器質的な変化（神経配線強度の変化）を伴わないものが多々ある。日々の思考や気分の移ろいなどがそうだ。ある思いから、次の思いへとつながっていく思考過程は、ある脳活動から別の脳活動への連鎖によってもたらされる。また、5章に登場した短期記憶から長期記憶への変換にも見られるように、神経配線の強度変化にしても、脳活動の因果的な連鎖と相互作用しながら、ゆっくりと進行する。

アップロードの途中に死が介在すると、これらの因果性は断絶してしまう。

また、寝ている最中にアップロードしてしまえばあまり問題がないようにも思えるが、レム睡眠中であっても、ノンレム睡眠中であっても、脳は活動し続けており、それらの活動には立派な機能がある。当然、脳活動から脳活動への因果的連鎖のループのなかに含まれており、死による断絶は許されない。

まとめるならば、アップロードの途中で脳を殺して不活性化してしまう灌流固定方式では心理学的連続性が保たれない。コンピュータのなかで蘇ったデジタル脳は（仮に蘇ることができたとして）、たしかにあなたを語っていくだろうが、それは決してあなたではない。

普通のアップロード

いよいよ、わたしの提案するアップロード手法の判定といきたいところだが、その前に「良いアップロード」がなぜ良く、「悪いアップロード」がなぜ悪いのかをあらためて整理しておきたい。チャーマーズ推奨の漸進的破壊性アップロードにあって、ネクトーム社の灌流固定方式にないものとは何だろうか。

漸進的破壊性アップロードでは、生体脳から人工脳へと、まさに漸進的に脳が変貌を遂げる。その間、両者はハイブリッド脳として一体化し、動的な振る舞いを共にする。一方の灌流固定方式では、生体脳の死を待って、その後、人工脳の構築プロセスがはじまることから、ハイブリッド脳が形成されることはない。

つまり、生体脳から人工脳へと移行するなか、両者の間で心理学的連続性を維持するためには、ハイブリッド脳の形成が必須だということになる。

そのことを踏まえて、わたしの提案する手法を判定してみよう。

提案する手法は、次の五つのステップから構成される（図6－4）。①左右の生体脳半球の分離（新型ＢＭＩの挿入）、②生体脳半球と機械半球のあいだの意識の統合、③生体脳半球から機械半球への記憶の転送、④生体脳半球の消失、⑤左右の機械半球の接合。
①のステップについては、本章冒頭の分離脳の議論のとおり、一定レベルで心理学的連続性は保たれることになる。また、⑤については、もとの生体脳半球ペアを基準に考えれば、むしろ、心理学的連続性はその前後で向上する。
ということで、問題になりうるのは、生体脳半球と機械半球を接合させた後の②、③のステップと、生体脳半球が消失する④のステップだ。
②のステップでは、ニュートラルな意識（その意味合いについては8章以降を参照）を宿した機械半球を生体脳半球につなぎ意識を統合する。それにより、①以来消失していた片視野、片半身の皮膚感覚や運動感覚などが回復する。ここでも、もとの生体脳半球ペアを基準点に据えれば、むしろ、心理学的連続性は向上することになる。
③のステップでは、能動的に、もしくは、電気刺激の助けをかりて過去を思い出すことで、それらの記憶を機械半球に転送する。アップロード対象者の体験としては、

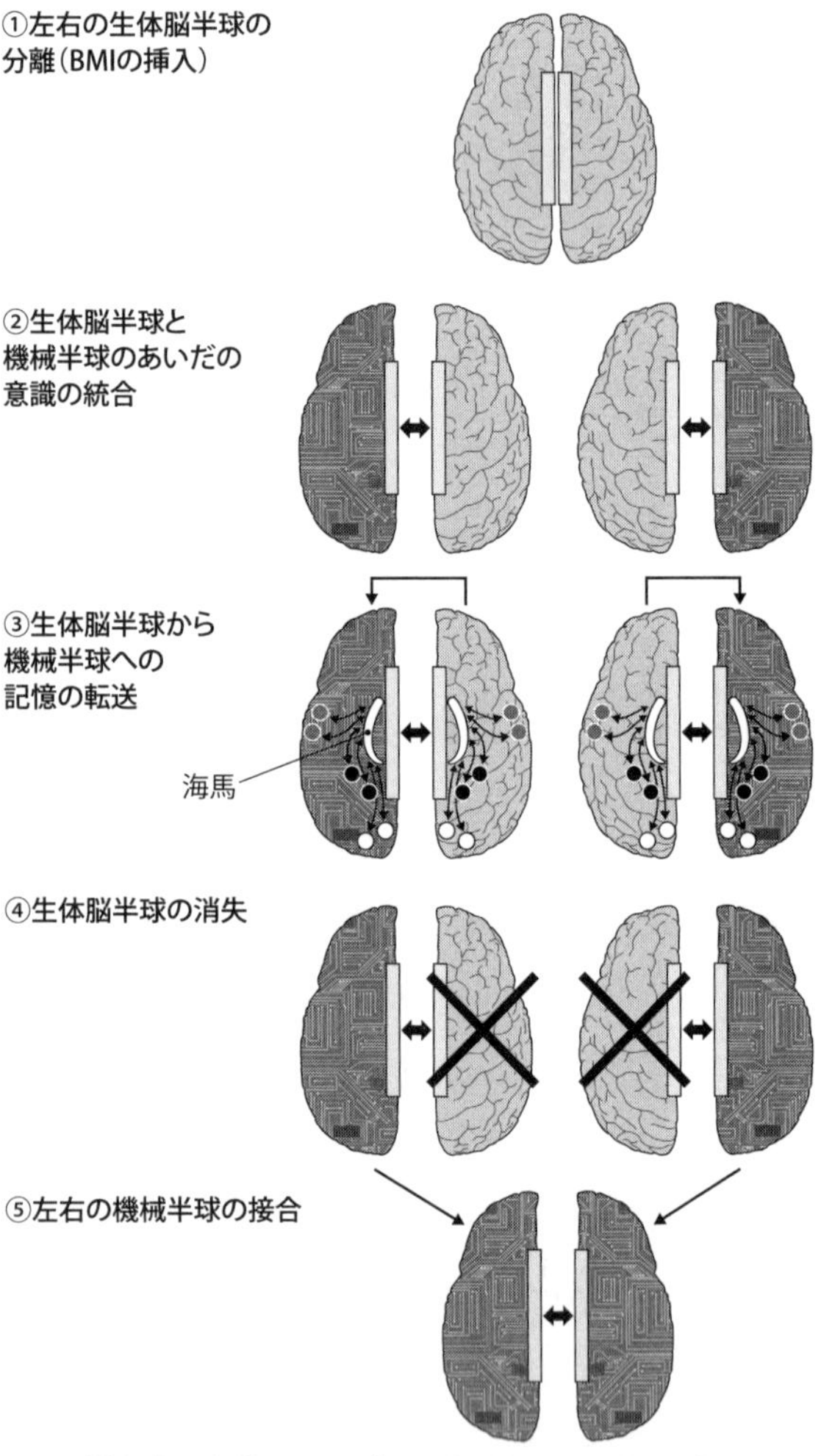

図6-4　提案する意識のアップロードの5つのステップ

ただ単に記憶を想起しているに過ぎない。埋もれていた記憶が半ば強制的に蘇ることから、心的状態の変化がまったくないとは言えないが、心理学的連続性は十分保たれると言ってよいだろう。

④では、長らく時をともにしてきた生体脳半球と別れのときを迎える。仮に、③における記憶の転送が完全であれば、本章冒頭で扱った片側脳半球損失の場合とおなじく、心理学的連続性は十分保たれることになる。

ただ実際には、100%の記憶の転送はなかなか難しいだろう。特に実用化初期は、意識のアップロードは余命宣告を受けた後に行われることになる。時間的制約のため、能動的な記憶の想起にしても、電気刺激による強制想起にしても、すべてが網羅されるわけではない。

また記憶には、5章で扱ったエピソード記憶(過去の体験の物語的な記憶)の他にも、意味記憶、手続き記憶といったものがある。

意味記憶は、世界の事実や概念に関する一般的な記憶だ。個人的な体験からは独立した、言葉の意味、科学的事実、歴史的な出来事、人や物の特性などが含まれる。

一方の手続き記憶は、技能や手続きに関する記憶だ。自転車の乗り方、ピアノの弾き方、文字を書く方法、水泳など、繰り返し行うことで習得される技能などが含まれる。

この二種類の記憶に関しては生体脳半球からの転送が難しく（アイディア募集中！）、現在のところ、機械半球に汎用的なものを学習させるつもりでいる。もちろん、アップロード対象者の知識や技能にあわせてテーラーメイドでファインチューニングを施すことは可能だろうが、それにしても限度があるだろう。たとえば、もともとのテニスの腕前とアップロード後の腕前が異なってしまうといったことが生じるだろう（アップロード後に上達するのであれば、あまり文句はなさそうだが）。

というわけで、いろいろひっくるめると、④のステップにおいて、心理学的連続性が下がってしまうことは否めない。その意味において、ほぼ完全なかたちで心理学的連続性が保たれる漸進的破壊性アップロードにはどうしても敵わない。ただ、先述のとおり、今後数十年のうちに、そして、おそらく未来永劫、それが実現することはないだろう。

というわけで、わたしの提案する意識のアップロード手法は、技術的に不可能なものを含めればセカンドベスト、可能なものとしてはオンリーベストということになる。

「スター・ウォーズ」第一作のレイア姫に言わせれば、「助けて普通のアップロード、あなただけが頼りです」といったところだろうか。

哲学的なお墨付きもある程度得られたところで、みなさんは何を思うだろうか。人格の同一性の低下を許容できるかどうかはみなさん次第だ。上から目線で申し訳ないが、その低下がどうしても受け入れられないなら潔く死んでもらうしかない。

一方で、哲学者がどんなに議論して御託を並べようが、最後はアップロード対象者が何を思うか次第だということになる。

7章

アップロードされた「わたし」は自由意志をもつか

現世においてすら自由意志は存在しない？

アップロードされたわたしは自由意志をもつだろうか。デジタルの仮想世界のなかにせよ、アバターとして現世に舞い戻ってくるにせよ、はたして、ものごとを意のままに決めることはできるだろうか。

実のところ、アップロード後のわたしたちはおろか、この現世で生身の身体をもって生きるわたしたちですら、自由意志を手にしている保証はない。

ここで言うものごとを決めるのものごとにはあらゆるものが含まれる。夕食の献立など日常のほんの些細なものから、職や住まいなどその後の人生に多大な影響を及ぼすような大きなものまで。

「自分で決めていなかったら、いったい誰が決めてるの？」と不思議に思われるかもしれない。ただ驚くなかれ、現代の哲学者の多くは自由意志を否定する立場をとっている。

わたしはと言えば、意識のアップロードの水先案内人として、瀕死の状態にある自由意志をなんとか救出しようと奔走している。この現世で否定されてしまったなら、身体も心もコンピュータ・シミュレーションに過ぎなくなるデジタルなあの世では、その非存在が際立ってしまうからだ。

あなたを今からアップロードするが、今後、あらかじめ決められたコンピュータ・プログラム＝運命に従って物事が運ぶだけだと言われたら、二の足を踏んでしまうだろう。

というわけで、本章では自由意志へのわたしの思いをぜひ披露したい。まずは、みなさんを戦いの最前線へとお連れしよう。

ニュートン力学的世界観のもとの自由意志論争

古戦場巡りからはじめることとする。

自由意志論争において、もっとも潔く、また、もっとも極端な立場は「ハード決定論」だ。宇宙のはじまりのビッグバンの時点で、未来永劫、すべてのものごとの成り行きが定まっているとする仮説である。

ハード決定論は、アイザック・ニュートンによるニュートン力学の決定論的な世界観にもとづいている。理系の方は、高校物理に登場する二体衝突を思い出してほしい。

衝突前の二物体の向きと速さが定まれば、衝突後の向きと速さもばっちり定まる。同様に、ビッグバンの瞬間に飛散した素粒子の運動方向とその速さ次第で、その後の宇宙の時間発展が素粒子のレベルで一意に定まるとしている。

これが真実だとすると、太陽や惑星、さらには銀河系といった宇宙スケールのモノはもちろん、あなたの目の前を漂うホコリの一つ一つまで、あらかじめ決められたレールの上を歩んでいるに過ぎない、ということになる。そして、この運命のレールは、もちろん、あなたの前にも敷かれている。

つまり、今この瞬間、あなたが本書を手にし、この文章を目にしていることは、138億年前のビッグバンの時点ですでに決まっていたことになる。本屋でたまたま見つけ、パラパラとページをめくり、買うかどうか逡巡したように思えても、その逡巡も含めて運命づけられていたことになる。

ごくごく素直に考えれば、ニュートン力学による決定論的世界観のもとでは自由意志は存在し得ない。ハード決定論はこの素直な立場をとるもので、単純明快に自由意志を否定するものだ。

少々ややこしいのは、同じニュートン力学的な世界観のもとで、自由意志を肯定する立場があることだ。ニュートン力学と自由意志を両立させることから、両立主義（コンパチビリズム）と呼ばれる。

　両立主義のポイントは、たとえ、ただ一通りの行動しかとれなかったとしても、それが当人の意図や欲求と一致していれば、そこには自由があるとすることだ。言わば、自由を再定義していることになる。

　一見、言葉遊びのように思えなくもないが、一流の哲学者が束になって唱える仮説だけあって、よくよく耳を傾ければ相当の説得力がある。わたしとしては、ニュートン力学的な世界観のもとで担保される自由意志があるのであれば、それに異議を唱えるつもりは毛頭なく、むしろ、ありがたく頂戴しておきたい。

　一方で、自由意志というからには、もう一声、いや、もう二声、自らの意志ひとつで未来を切り拓いていけるような真の自由を望んでしまうのが偽らざる心情だ。当然、これはわたしだけの感覚ではなく、大方の哲学者の間でも共有されている（だからこそ自由意志は否定されてしまうのだ）。

　以降、自由意志の自由は、この意味において使っていく。

脳や宇宙は神のサイコロを振るか

では、自由意志論争の最前線へと足を踏み入れよう。

21世紀現在、ニュートン力学的な世界観にとって代わり、神はサイコロを振るとする量子力学的な世界観が定説となっている。この世界観のもとでは、仮に、まったく同じビッグバンを何度も繰り返すことができたなら、そのたびに宇宙の時間発展は異なるものになる。

では、ここでいうところの「神のサイコロ」とは何だろうか。

20世紀初頭に登場した量子力学のもとでは、微小粒子の状態は、いわゆる波動関数によって記述され、その位置や動きは一意に定まらない。観測するまでは「重ね合わせ」の状態にあり、観測によってはじめて位置や動きが決まり、この時点でサイコロが振られる。ここでの観測には、人の手によるふつうの意味における観測はもちろん、他の粒子との衝突なども含まれる。

「神のサイコロ」は、生涯、量子力学に反対の立場をとりつづけたアインシュタインの次の言葉からきている。“God does not play dice with the universe”（神は宇宙とサイコロ遊びをしない）。

しかし、アインシュタインの死後、量子力学を支持する実験結果が積み重なり、今や、相対性理論とともに現代物理学の基礎を構成している。

ちなみに、神のサイコロが振られる対象となる粒子は、ごくごく小さなものに限られ、わたしたちがその様子を目にすることはない。ただ、チリも積もれば山となるで、宇宙にしても脳にしても、ニュートン力学的な世界観からほど遠いところに動作ポイントがあると考えられている。

多重合理性のもとの行動選択

頭のなかで神のサイコロが振られているとすれば、たとえ寸分違わぬ状況におかれたとしても、時々の運で異なる行動選択があらわれることになる。環境の側から眺めれば、その行動は予測できない。

このことをもって、自由意志は肯定されるようにも思えるが、そうは問屋がおろさない。これが哲学の奥深いところだ。

では、量子力学的な世界観のもとでの自由意志をめぐる対立軸とは何だろうか。それを浮かび上がらせるべく、まずは、自由意志を肯定する立場にある哲学者ロバート・

ケインにご登場願おう。

ケインが言うところの自由意志とは何か。また、それはどのような状況で発現するのだろうか。これらのことを明らかにするべく、彼の著書『*The Significance of Free Will*（自由意志の意義）』から、二つほど例を拝借したい。

まずはその一。あなたはスナイパーである。狙撃ライフルのスコープには、暗殺ターゲットが覗いている。あなたの氏や育ち、はたまた、弾が放たれる瞬間の風の巻き方等、すべての状況が同じだったとしても、脳のなかのサイコロ如何で、銃弾がターゲットに命中する未来とそうでない未来の二つが生じうる。筋肉をコントロールする脳部位のちょっとしたさじ加減で、腕や肩の動きにわずかな違いが生じ、それが弾道に影響を及ぼすからだ。

この場合、自由意志によって未来が変化したと言えるだろうか。たしかに、まわりの環境や自身の身体条件が同一でありながら、脳のはたらき一つで二つの異なる未来が生まれうる。

一方で、あなたの意図したところはあくまで一つ、ターゲットの暗殺だ。実のところ、自由意志を肯定する立場にあるケインにしても、ここに自由意志は認めない。

ではその二。ようやくコロナ禍もあけたところで、海外旅行を計画しよう。これまで何度となく訪れた大好きなハワイと、まだ数度しか訪れたことのないスペインとの間であなたの心は揺れ動いている。ハワイを選べば、碧《あお》い海と空に囲まれた安らぎの時間が約束されている。スペインを選べば、噂にきくアルハンブラ宮殿の圧倒的な様式美や、バルセロナの濃厚なパエリアなど（日本のあっさりとしたパエリアとはまったく違う！）、まだ見ぬ世界に期待が膨らむ。

実に悩ましいところだが身体は一つだ。どちらかを選ばなければならない。そんななか、脳のサイコロのさじ加減ひとつでスペインが選ばれたとしよう。この場合、自由意志が発現したと言えるだろうか。

まさにこのような状況においてこそ、自由意志は現れるとケインは主張する。どちらの選択肢も本人が意図したところで、どちらにも合理性があるような状況だ。ケインはこれを多重合理性（Plural Rationality）のもとの意志決定と定義し、自由意志の最終防衛ラインに位置づけている。

本論が展開されたのは90年代後半で、生体内の量子効果が証明される以前の話だ。現在では、渡り鳥の網膜に存在する地磁気の超高感度センサーや、植物の光合成を実現する量子ウォークにおいて、量子効果の存在が明らかとなっている。

興味深いことに、当のケインは、神のサイコロと、当時、花形であったカオス理論を組み合わせて論考している。ご存知、ブラジルで蝶が羽ばたくとテキサスで竜巻が発生するのがカオス理論のバタフライ効果で、システム内のわずかな差異が増幅されて、予測不可能な大きな結果がもたらされる。ケインは、神のサイコロのランダム性がこのバタフライ効果によって増幅されることを示唆し、意志決定の神経機構にまで踏み込んで議論しているのだ。

量子力学的な世界観のもとの自由意志論争

自由意志の希望の光が見えてきただろうか。ただ、ケインの提案から約30年、最終防衛ラインを巡る戦況は決して芳しくない。

では、自由意志否定派の論旨とは何だろうか。

その中心をなすのは、脳が神のサイコロに隷属しているに過ぎない、との主張だ。たとえ神のサイコロによって予測不能な行動選択があらわれたとしても、単に受動的にそうなっただけの話であり（"just occurred"）、そこに自由意志は見いだせない、としている。

哲学者どうしの論争だけあってとても興味深い。うっかりすると寝返りそうになる。

ちなみに、前著『脳の意識 機械の意識』では、自由意志を否定する立場をとっているが、それはあくまで意識のもとの自由意志の否定だ。厳密な意味でその立場は変わっていない。異なる観点から自由意志を論じているので、ご興味のある方は、ぜひ前著もあわせて読んでいただきたい。

それはさておき、初志貫徹ということで、先の自由意志否定派の言い分に対して神経科学の観点から反駁《はんばく》をこころみよう。

マッチング則

自由意志の否定派が主張するように、脳がサイコロの出目《でめ》をコントロールできず、それに隷属的に従っているだけであれば、そこに自由などないように思える。ルーレットをまわし、運任せで進む「人生ゲーム」のように。

だが一方で、そのサイコロのかたちを脳が積極的に変えているとしたらどうだろうか。長期的な最適戦略にしたがって。

その可能性を探るべく、人や動物の行動様式としての「マッチング則（Matching Law）」に着目しよう。確率的に報酬が得られる状況であらわれる振る舞いだ。

マッチング則があらわれる典型的なセットアップは次のとおりだ。二つのレバーA、Bを用意し、一つ目のレバーAを押すと40％の確率で報酬である水が得られ、二つ目のレバーBを押すと10％の確率で同じ量の水が得られるようにする。

この状況でみなさんだったらどうするだろうか。実験動物は水断ちをされているため、とても喉が渇いている。みなさんもそのつもりで真剣に考えてみてほしい。

もちろん、レバーAをずっと押し続けるのが正解だ。

ところが、鳩、ラット、マウス、サル、さらには、ヒトを使って実際に実験してみると、そうはならない。報酬を得る確率に比例して、それぞれのレバーが選択されるのだ。先ほどの例でいえば、レバーAが選ばれる割合は40/(40+10)=80％、レバーBが選ばれる割合は10/(40+10)=20％となる。

この、一見、不合理に思える行動様式こそがマッチング則である。ただ、冒頭で匂わせたように、このマッチング則はある状況下では決して不合理ではない。むしろ、最適な行動選択となる。

その状況とは、実験動物ないしヒトが、実験の仕掛けをあらかじめ知らされていない状況だ。さきほどみなさんには、ばっちり、それぞれのレバーを引くことによって報酬の得られる確率をお知らせした。それがなかったとしたらどうだろう。仕掛けを知らない以上、課題をこなして喉の渇きを癒やしつつ、試行錯誤的にそれを探っていくほかないだろう。

前節の海外旅行の例に立ち戻って考えてみよう。

ほんの数回しか訪れたことのないスペインはもちろん、幾度となく訪れたハワイにしても、そのすべてを知り尽くしているわけではない。実際に訪れたときに高い満足感を得られる確率は、たとえ、生涯分の休暇すべてを両旅先につぎ込んだとしても、本当にはわからない。

では、どのように旅先を選べばよいだろうか。

できることはと言えば、それまでの経験をもとに暫定的な旅先別の満足率を割り出し、それをもとに行動選択を行うことだ。その際、暫定満足率があくまで暫定数値であることを認識し、その精度向上につとめることが肝要だ。

より具体的には、次の二種類の行動選択を織り交ぜることがポイントとなる。一つ目は、暫定満足率を一旦信じ、より高い方を選ぶことだ。先の例でいえば、ハワイを選択することに相当する。このような行動は搾取行動（exploitation）と呼ばれる。

二つ目は、暫定満足率の精度向上を図るべく、放っておけば選択しないスペインを選択することだ。スペインの方が訪問回数が少なく暫定満足率の精度が低いからだ。このような行動は探索行動（exploration）と呼ばれる。

要は、搾取行動（ハワイをリピートする）で短期的な満足度を確保しつつも、探索行動（スペインを試す）で世界の仕掛けへの理解を深めていく。その二つの行動をうまくバランスさせることで、長期的な満足度を最大化することができる。

もちろん、これは旅先選びに限った話ではない。仕事選びにしても、住まい選びにしても、搾取行動と探索行動をうまくバランスさせることで、長期的な満足度をあげることができる。

重要なのは、件のマッチング則が、搾取行動と探索行動の最適なブレンドを提供してくれることだ。

したたかにサイコロを変形させる脳

ではいよいよ、このマッチング則を武器に自由意志の援護射撃に入ろう。

複数の選択肢を前にして、その度ごとの選択が、神のサイコロによってランダムに決められてしまうのは致し方のないところだ。

ちなみに、このサイコロを振るのは無意識の脳だ。そのため、意識であるあなたからすれば、まさか脳がサイコロをふってテキトーに物事を決めているようには到底思えないだろう。

そう思えないもう一つの理由として、無意識で行われた行動選択に対して、意識が後づけでその理由をでっちあげてしまうことがあげられる。先の旅の例で言えば、いざ無意識の脳がサイコロを振った結果としてハワイが選ばれた暁には、「最近ストレスが溜まっているからハワイにした」などと、後から意識が理由づけをしてしまうのだ。

というわけで、都度、都度の選択のランダム性については自由意志否定派の言い分を受け入れるしかないだろう。

ただし、それぞれの選択が等確率であらわれるわけではない。マッチング則にしたがって、搾取行動と探索行動がブレンドされることで、そこには独特のくせがあらわれる。しかも、そのくせは、長期の総満足度をあげるべく最適化されたものだ。

サイコロで言えば、そのかたちを変形させることに相当する。かたちを歪《いびつ》に変えることで、出目の出現割合を調整しているのだ。いわば、一つ上のメタなレベルで、脳自身が、脳のなかで振られるサイコロを、最適戦略にしたがって自在に変形させていることになる。

このことをもって、脳とサイコロの主従関係は逆転しないだろうか。自由意志の否定派が主張するように、脳はただ受動的にサイコロに従っているわけではない。むしろ、それを積極的に使いこなしているのだと言える。

このささやかな主張が、哲学者たちにどう受け入れられるかは正直わからない。神経科学者の戯言《たわごと》として相手にされない可能性もあるだろう。ただ、それはわたしにとってさほど重要なことではない。

重要なのは、真の自由意志の名に恥じないものをわたしが有していることの確証を、わたし自身が得たことだ。

それをもとに、今後、研究開発を進めていくことになる。当然、アップロードされるみなさんには、技術の粋を尽くして開発した自由意志が授けられることになる。あとは、みなさんがどう思うかだ。それなら安心してアップロードされたいと思うか。
ただし、ここで一つ注意が必要だ。アップロード・サーバーには、放射線源や量子コンピュータによるハードウェア乱数発生器を組み込む必要がある。さもなければ……。

初出：「現代思想」2021年8月号「特集＝自由意志」に掲載されたものを、加筆修正し再構成しました。

8章　そもそも意識とは

ランチディスカッション

カフェテリアで昼食を食べながらじっくりと議論する。長く、ときには辛い動物実験からの現実逃避をかねて。

それが独マックス・プランク研究所の同僚たちとの、束の間の楽しみだった。日本人のわたしに加え、ドイツ人、イギリス人、イスラエル人と国際色豊かな面子《メンツ》で、ラボのゴシップから世界情勢と話題は多岐にわたり、ときには歴史絡みの辛辣なジョークも飛び出した。

２０１１年の秋、その議論の時間を１週間ほどジャックしたことがある。長年取り組んできた研究プロジェクトが一段落し、新たな研究構想の相談にのってもらったのだ。その構想には、研究所のボスであるニコス・ロゴセシスの研究へのスタンスがおおいに影響していた。

脳神経科学を一つの森にたとえるなら、ロゴセシスは、何本もの苗木を植え、大きく育ててきた。一方のわたしはというと、先の研究プロジェクトにしても、彼の植えた木にせっせと葉をつけてきたに過ぎない。ロゴセシスの傍に身を置き、そのスケールの大きさに感銘を受け、せめて一本、苗木を植えてみたいと切望するようになった。

ちなみに、わたしが植えようとした苗木のすぐ横には、ロゴセシスが80年代後半に樹立した「意識の科学」がそびえている。平たく言えば、長年、その枠のなかで意識研究に携わってきたなか、それにおさまらないものを望んだことになる。

意識の定義

従来の「意識の科学」の枠におさまらないとは、いったいどういうことか？　それを理解するには、まずは、意識の何たるかを知ってもらう必要がある。

プロローグの後半部で導入して以来、ここまで意識の定義に触れずに話を進めてきた。半ば確信犯的に。

それは一読一聴しただけではなかなか理解できず、一定期間の自問自答を要するからだ。誤解を恐れずに言えば、ある種の悟りが訪れるのを待つことになる。しかも、プロの神経科学者でも、イニシエーションから悟りに至るまで半年以上かかることもある。

なぜに、脳外科手術を受けてまで、自身の頭のなかにごっついブレイン・マシン・

インターフェースを挿入しようとしているのか。もちろん、わたしの死にたくないとの思いは本物だ。ただ、それ以上に大きな理由がある。

そうでもしないと、意識の真の解明がかなわないからだ。では、そこまでして解き明かしたい意識とはそもそも何なのか。なぜに、数千年もの長きにわたり、哲学者や科学者の間で侃侃諤々《かんかんがくがく》の議論が繰り広げられてきたのか。なぜに、現代科学における最後のフロンティアと評されるのか。

実のところ、同業の神経科学者の間でも、「意識は定義すらされていない」との誤解が蔓延する嘆かわしい現状があるが、意識は紛れもなく定義されている。わかっていないのは、その意識がいかにして脳に宿るかだ。

What it's like

哲学者のトマス・ネーゲルによれば、意識とは“What it's like”（そのものになってこそ味わえる感覚＝固有の内在感覚）である。また、対象が意識を宿す条件を次のように定めている。“an organism has conscious mental states if and only if there is something that it is like to be that organism”（ある対象が意識を有することの必要十分条件とは、そのものになったときに何らかの感覚が生じることだ。

意識の何たるかのイメージがわいただろうか。一度わかってしまえば言い得て妙の優れもので、短い言葉のなかにその本質をついたものだ。まさに、他に言い表しようのないくらいに。

一方で、まだ実感できていない方からすれば、まったく何のことだかわからないだろう。

では、ここで言うところのそのものになるは何を意味するのだろうか。若い読者にはなかなか響かないだろうが、聖飢魔Ⅱの代表曲である「蠟人形の館」の冒頭、デーモン小暮が、「お前も蠟人形にしてやろうか！」と叫ぶ。執筆現在、十万六十一歳のその悪魔は、何かしらのメタファーではなく、本気であなたを蠟人形にしてしまうつもりでそう叫んでいる。

実際に、今この瞬間、蠟人形にされてしまったらどうだろうか。ほぼ間違いなく、何の感覚も生じないだろう。道端の石やコップの水、はたまた、スマホや旧式のラジオも然り。

その一方で、この瞬間、わたしの脳になったら、間違いなくさまざまな感覚が生じることになる。目に見える黒の鮮やかなフォント、指先に伝わるキーボードの感触、淹《い》れたてのコーヒーの香り。同じく、数ヵ月後、本書を手にするであろうみなさんの脳になったら、さまざまな感覚が生じるに違いない。

誤解なきよう、一つ断っておきたい。ここで論じているのは、脳の情報処理のことではない。情報処理を行っている最中の脳に生じる、固有の内在感覚のことだ。視覚情報処理を行っているときに生じる「見える」、聴覚情報処理を行っているときに生じる「聴こえる」といった感覚だ。

何も難しいことを言っているわけではない。「見える」であれば、顔の前にあるものは見えるし、頭の後ろは見えない。ただそれだけのことだ。「見える」や「聴こえる」といった言葉に、何か特別な意味を含みもたせているわけではない。「部屋を明るくすれば見える」「音量を上げれば聴こえる」といったように、あくまで、日常的な意味合いで用いているに過ぎない。

専門家が、それが意識だとしつこく言うなら、それはそれで一旦認めるとして、おそらくみなさんの頭の中に渦巻いているのはこんなことだろう。なぜに、一見当たり前の「見える」や「聴こえる」が意識なのか。なぜに、そんなものを巡り、ギリシャ哲学以来、数千年もの長きにわたって侃侃諤々の議論が繰り広げられてきたのか。

それらの疑問を解く鍵は、「見える」にしても、「聴こえる」にしても、それらが決して当たり前のものではないことだ。当たり前でないからこそ、哲学者や神経科学者の飯の種であり続けている。

「見える」や「聴こえる」の意味を日常的に使われるものとして要石《かなめいし》的に据え置いたうえで、なぜにそれらの感覚が、脳になってこそ味わえる感覚なのか、なぜに当たり前のものでないのかについて思いを巡らしながら、次節以降、じっくりと読み進めてほしい。

コウモリであるとはどのようなことか

もとをただせば、ネーゲルは"What is it like to be a bat?"（コウモリであるとはどのようなことか）と題した論文のなかで、前節冒頭に紹介した一節を世に問うている。

コウモリはエコーロケーションという特殊な知覚をもち（図8－1）、口で超音波を発しながら、その跳ね返りを両の耳で捉えることで空間を把握している。それゆえ、光のまったく入らない真っ暗闇の洞窟のなかでも、ひらひらと舞う蛾の位置を三次元

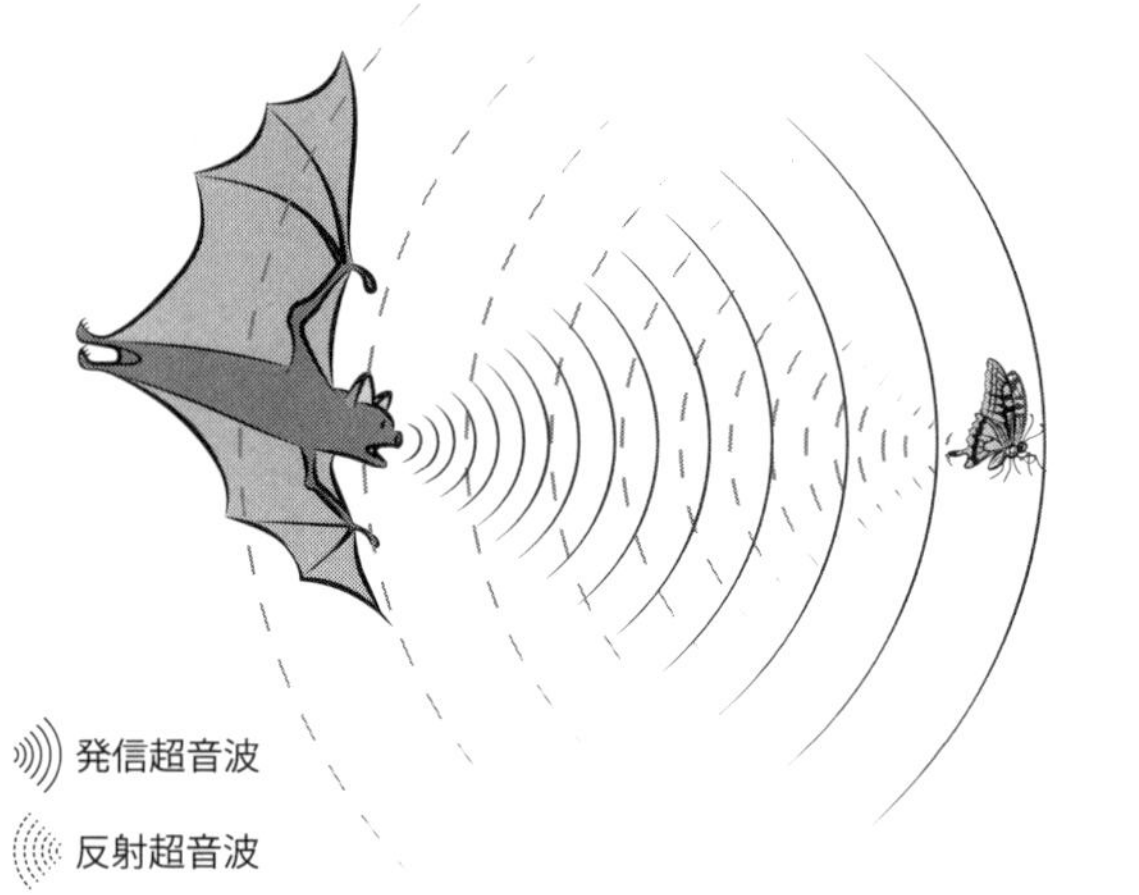

図8-1　コウモリによるエコーロケーション

的に捉え、捕食することができる。

ネーゲルは意識の定義を問うなかで、これを行っている最中のコウモリに、コウモリになってこそ味わえる感覚が生じているはずだと考えた。ちなみに、大方の神経科学者および哲学者は、哺乳類と鳥類にはまずまず意識が宿ると信じている。

では、この時のコウモリには、実際にどのような感覚が生じているのだろうか。感覚入力（感覚器ごとに感知する固有の経験の種類）としては聴覚に違いないが、三次元的に外界を捉えるという意味においては、むしろわたしたちの視覚に近い感覚が生じている可能性が高い。そのような知覚をもたないわたしたちからすれば想像する他ないが、何にしろ、何かしらの感覚をコウモリは味わっているのだろう。

コウモリにあり、石ころにはない「そのものになってこそ味わえる感覚」。その意味するところがつかめただろうか。

先に述べたとおり、わたしたちの視覚や聴覚も、まったく同じ意味において、ヒトになってこそ味わえる感覚である。

では、なぜにネーゲルは、コウモリをわざわざ持ち出したのだろうか。

それは、わたしたちにとっての視覚や聴覚が、あまりにも当たり前のものであるからだ。生まれてこの方、世界を見て、聴いて、感じてきた身としては、それこそが意識であり、大上段から、やれありがたがれ、やれ不思議がれと言われてもピンとこないだろう。わたしたちに馴染《なじ》みのないコウモリの知覚を持ち出すことで、第三者的な視点から意識を捉えることを促したのだ。

ヒトになるとはどういうことか

とはいえ、まだまだ困惑するみなさんの顔が目に浮かぶ。今度は、宇宙人になったつもりで、第三者的にヒトの意識を眺めてみることとしよう。

この宇宙人は目をもたない。発達進化の過程で、彼らの祖先は目の誕生の奇跡に恵まれなかったようだ。ちなみに、地球上に暮らすわたしたちの祖先は、今を遡ること5億年前のカンブリア紀に目を取得し、自然淘汰のなかでそれを発達進化させてきた。

さて、目をもたない宇宙人であるあなたが、ヒトを一匹捕まえてきたとしよう。その頭部に着目すると、触りなれない球状のものが二つ鎮座している。それらを刳《く》り出して調べてみると、光を感受する器官であることが判明する。さらに、そこから伸びる神経配線を辿っていくと、脳の広大なスペースがその情報処理に割かれていることが明らかになる（「明らか」という言い回しもこの宇宙人には存在しないだろうが！）。

次に、その性能とやらを確かめるために、もう一匹ヒトを捕まえてきて、今度は生きたまま実験を行う。幸か不幸か、それが視力のよい個体だったとしたら……。遠隔の対象を驚異の空間分解能で把握していることに驚愕し、人類を野放しにはできないと決断するかもしれない。

それはさておき、その宇宙人が人類に対して最低限の敬意をはらい、意識を持つと仮定してくれたら、視力を発揮している最中のヒトの脳には、それに応じた固有の感覚が生じていると推察するだろう。

網膜に存在する、短、中、長の光波長に応答する三種類の視細胞から、三原色を基本とする色鮮やかな視覚世界を体験しているはず、距離をおいて置かれた二つの眼球から、三次元的な世界を体験しているはず、といったように。

このことは、ネーゲルが、エコーロケーションを行っている最中のコウモリに、コウモリになってこそ味わえる感覚が発生していると推察したことに相当する。

ライプニッツの思考実験

では「そのものになってこそ味わえる感覚」、たとえば「見える」といった感覚が、脳に生じる不思議とは何だろうか。

そのことを焙《あぶ》り出すべく、17世紀の哲学者、ゴットフリート・ライプニッツの思考実験を今風にアップデートしたうえで紹介したい。「風車小屋の思考実験」と呼ばれるもので、先見の明あふれる素晴らしい思考実験には違いないが、脳について何もわかっていない時代に考案されたものだけあって、その古さはやはり否めない。

図8－2を眺めてほしい。人体解剖はキリスト教社会において長らくタブーとされていたが、ライプニッツの前の時代、14世紀から16世紀にわたるルネサンス期においい

て、罪人などを対象に行われるようになった。レオナルド・ダ・ヴィンチも三十数体の人体解剖に携わっており、数多くのスケッチを残している。

ダ・ヴィンチのスケッチにも描かれるように、脳から全身へ無数の細い管が伸びていることから、脳が何かしら重要な役割を果たしているとは考えられていた。一方で、脳の機能を語るうえで外せない電気に関しては、その存在すらも知られていなかったため（18世紀のベンジャミン・フランクリンの登場を待たねばならない）、脳がそれらの細い管をとおして、水圧駆動で身体の筋肉を制御していると推察されていた。ライプニッツの思考実験も、時代の影響を受け、脳を蒸気機関のような機械にたとえている。

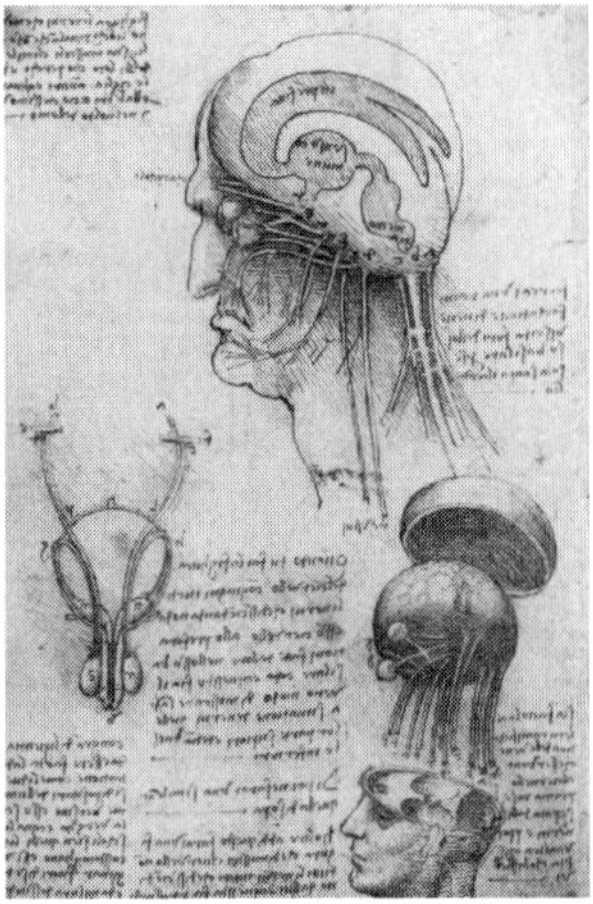

図8-2　レオナルド・ダ・ヴィンチによる頭部人体解剖図

というわけで、より具体的なイメージがわくように、脳の電気的な活動ありきでライプニッツの思考実験を現代風にアップデートして説明する。

1966年公開の映画「ミクロの決死圏」をご存知だろうか。物質を縮小する革新的技術を巡り、国際スパイが暗躍するSFアクション映画だ。物語の中盤以降、ミニチュア化された人が人体のなかを探検する様子が描かれる。

同様のミニチュア化技術で、わたしの頭蓋のなかに入っていくことを想像してほしい。

腕の血管から入り、頸動脈を抜けて脳に到達すると、眼前にニューロン群が立ち現れる。近いものは手が届きそうなほどに、遠いものは霞んでみえるほどに、幾多のニューロンが連綿と連なっている。一つ一つのニューロンからは神経線維が伸び、それらが複雑に絡み合うことで巨大な神経回路網を形成している。

そんななか、わたしの座るテーブルの上にリンゴが置かれ、それを食すかどうかわたしが逡巡しているとの外部無線連絡が入る。視覚野に急行すると、眼球からの電気信号を受け、ニューロン群が活発に活動している。

ちなみに、ニューロンが活動すると、昨今のCG映像のように光りはしないが、ほんの少しだけ大きくなることが知られている。また、その活動にあわせ、ニューロンとニューロンとをつなぐシナプスには神経伝達物質が放出される。これらの現象を十分に分析し、外部無線連絡と照らし合わせることで、情報処理装置としての脳のはたらきについては、余すことなく解き明かすことができる。

さて、視覚野でリンゴの位置と大きさが検出されると、その情報は意志決定を担う「前頭前野」へと送られる。情報の流れを辿ってそこに向かうと、視覚野のみならず、内臓感覚をつかさどる「島皮質」などからも入力を受けて、リンゴを食すかどうかの意志決定が今まさに行われようとしている。お腹はすいているか？　リンゴは傷んでいないか？　文脈的に食してよい状況にあるか？

はるばるやって来た甲斐があって、無事、食そうとの意志決定が下る。次のステップは、運動指令の発出とその変換処理だ。「前頭前野」が下す「手でリンゴを摑み、口元へ運べ」といった大まかな運動指令は、「運動野」で処理されることで、筋肉一本一本を操るきめ細やかな信号に変換される。

以上のように、リンゴを前にしてわたしの脳に生じる感覚情報処理、意志決定、運動情報処理については、わたしの脳の中に入っているあなたからすれば、その様子を直に観察することができる。

しかしながら、ライプニッツの言葉を借りるなら、わたしの意識はどこにも見当たらない。わたしの脳に意識が生じていることは確かなのに、その脳を覗いてもどこにも見つからない。

わたしが体験する、リンゴを目にしたときの鮮やかな赤、手に取ったときの重さや肌触り、口にしたときの爽やかな酸っぱさ、それらのビビッドで豊潤な感覚を彷彿させるものは、その片鱗すらも見いだせない。そこに見つかるのは、活動にあわせてほんの少しばかり大きさを変化させるニューロンと、ニューロン間を行き交う神経伝達物質のみだ。

ちなみに、ライプニッツのオリジナルの思考実験では、意識をもち、外界を知覚することのできる機械が登場する。その機械を風車小屋くらいの大きさにまで膨らませ、人がその中へと入っていく。いざ中に入ると、ピストンやプッシュロッドが押し合いへし合いする様子は観察できるが、やはり、機械の意識はどこにも見当たらない。

では、どこにも見当たらない意識は、脳のどこにあるのだろうか。

意識の大いなる不思議

その答えはあなたの目の前にある。わたしの味わう種々の感覚を体験するには、わたしの神経回路網自体にならなければならない。あなたの目と鼻の先にあるわたしの神経回路網に固有の内在感覚がわき、それ自体が見て、聴いて、感じているのだ。まさに、わたしがそこに宿っている。

ただ、わたしの頭蓋のなかで、わたしの神経回路網を前に佇むあなたは訝《いぶか》しむに違いない。

神経回路網を構成するニューロンは、所詮、ただの細胞に過ぎない。細胞膜に囲まれ、その中心に細胞核を携えたごくごく普通の細胞だ。しかも、細胞に過ぎないそれぞれのニューロンは、それぞれ孤立している。

一つのニューロンから伸びた神経軸索に注目すれば、受け手のニューロンと直接つながっているわけではない。ニューロンとニューロンとの間には、極小の隙間、いわゆる「シナプス間隙」があいている。先述の神経伝達物質は、その隙間に放出されるのだ。

その神経伝達物質にしても、ただの化学物質に過ぎない。

あなたは思うだろう。こんなものが何かを感じているはずがない。脳になってこそ味わえる感覚など生じえない。わたし＝主観など宿るはずがない、と。

一方で、脳になってこそ味わえる感覚が現に存在することは、あなた自身がいちばんよく知っている。あなた自身が脳なのだから。あなたが、見て、聴いて、感じている時点で、それは間違いなく存在する。

加えて、あなたの脳にあなた＝主観が宿ることを決して否定することはできない。否定してしまえば、あなたの存在そのものが否定されてしまうからだ。

我思う、ゆえに我あり

17世紀のフランスの哲学者、ルネ・デカルトによる「我思う、ゆえに我あり」の命題は、まさにその意味において提唱されたものだ。わたしが何かを思っている時点で、主観的に何かを感じている時点で、わたしの存在は揺るぎなく、決して否定することができない。

一方で、デカルトには、そのわたしが脳から生じているとはどうしても思えなかった。長い思索の末、「意識はこの世のものではないものとして、異次元の世界にぷかぷかと漂いながら、脳と交信することで身体を操っている」ことを旨とする、いわゆる、心身二元論にたどり着いた。

デカルトが意識との「交信係」として白羽の矢を立てたのは、脳のなかにただ一つ存在する松果体だ（図8－3）。ほぼすべての脳部位が、左右一つずつの組として存在するなか、松果体は脳の真ん中に一つだけ鎮座している。意識が一つであるのだから、それと交信する脳部位も一つに違いないと考えたのだ。

デカルトの心身二元論は、今日、トンデモ仮説のレッテルを貼られ、大真面目にこれを唱える科学者や哲学者はごくわずかとなった。一方で、脳のしくみについて皆目

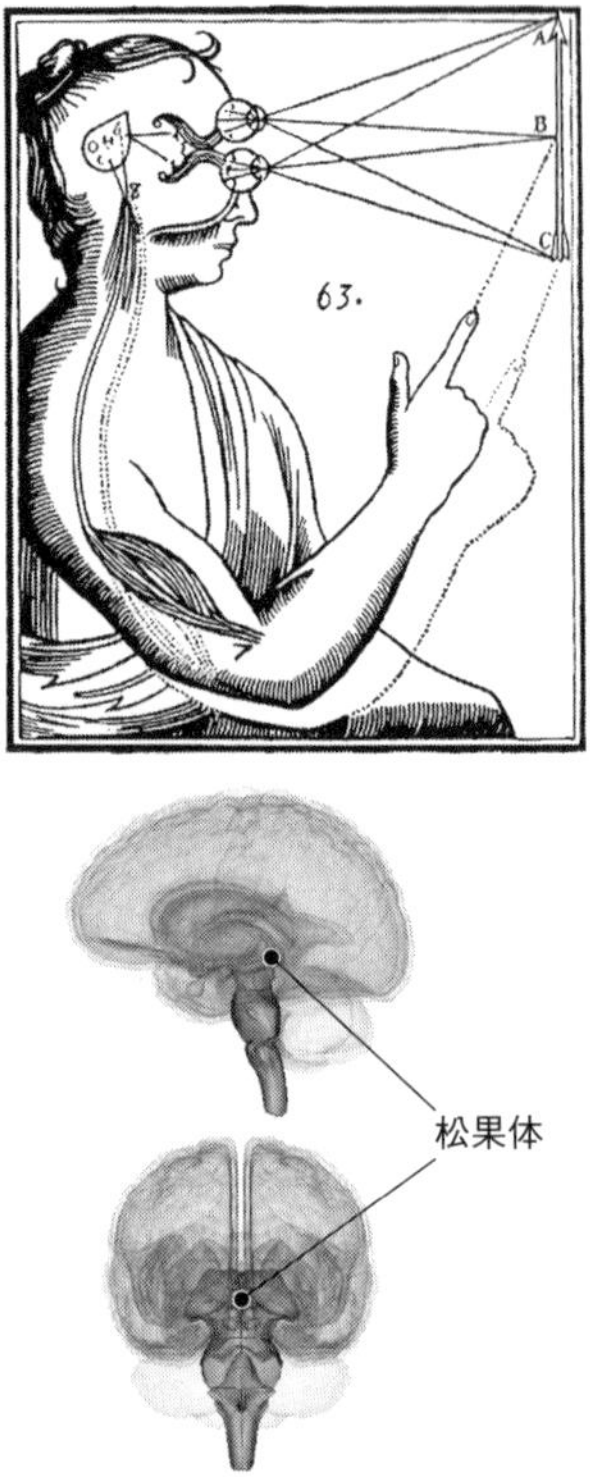

図8-3　ルネ・デカルトによる心身二元論と松果体

デカルトは、脳を含む身体が物質的で空間を占めるのに対して、心は非物質的で空間を占めることがないとした。また、物質である身体と非物質である心の通信役として、脳の真ん中にただ1つだけ鎮座する松果体に白羽の矢を立てた。

（下図：Copyright Life Science Databases）

見当がつかず、科学の力が今日ほど浸透していなかった17世紀にあって、デカルトが心身二元論を説いたことを責めることはできない。むしろ、客観と主観の間のギャップをよくよく理解していたからこそ、脳が意識を生むとの考えを放棄せざるを得なかったのだろう。

意識のハードプロブレム

さて、前々節の最後に指摘した矛盾に立ち返ろう。わたしの脳を、わたしの頭蓋のなかに佇むあなた、すなわち、客観的な立場から眺めれば、脳に意識が宿るとは俄には信じがたい。一方で、あなた自身の脳を、あなた自身、すなわち、主観的な立場から眺めれば、脳に意識が宿ることは否定のしようがない。

神経回路網＝脳というと、何か、謎めいた不思議なもののように思えるかもしれない。その不思議なものに、不思議な意識がわいたとしても、それ自体、別段不思議なことではないのではないか。そのように問題を先延ばしにしたくなる気持ちもわからなくはない。ただ今日、ニューロンと、それによって構成される神経回路網の神秘のベールは完全に剝がされている。

その意味において、「あなたはニューロンの塊にすぎない」(You are nothing but a pack of neurons)。これは、DNAの二重らせん構造を発見した、かのフランシス・クリックの言葉だ。客観的に眺めれば、ニューロンの塊に過ぎない脳に、なぜに脳になってこそ味わえる感覚＝意識がわくのか。なぜに、第一人称であるわたし＝主体がそこに宿るのか。この客観と主観の間のギャップ(矛盾)こそ、意識の最大の謎である。

哲学者レヴァインの言葉を借りるなら「説明のギャップ」、チャーマーズの言葉を借りるなら「ハードプロブレム」。表現の違いこそあれ、人類の叡智を尽くしても、決して解くことのできない問題であるとのニュアンスが色濃く漂う。

9章　意識を解き明かすには

従来の意識の科学

前章で定義された意識を科学的に扱うためにはどうしたらよいだろうか。まずは、ロゴセシスの樹立した従来の「意識の科学」を覗いてみよう。

図9－1を眺めてほしい。上に示したのが、ロゴセシスが用いた「両眼視野闘争」と呼ばれる錯視だ。二つの縞模様が左右別々の目に入るようにうまく調整すると、合計三つの縞模様が眼前にあらわれる。そのうちの真ん中のものに着目してほしい。

しばらく眺めているうちに、それが縦縞になったり、横縞になったりしないだろうか。これは知覚交代と呼ばれる現象で、視覚入力が一定に保たれるなか、意識にのぼる視覚内容が時間的に切り替わる。

面白いのは、両眼視野闘争の場合、意識にのぼる図形がまるごと切り替わってしまうことだ。たとえば縦縞が見えているとき、刺激呈示条件がきちんと揃えば、横縞はまったく見えない。その逆も然りだ。すなわち、眼球や脳に視覚情報が入力されているのにもかかわらず、意識にはのぼらない状況がつくられていることになる。

視覚入力があり、それに対する視覚的意識も存在している状況、逆に、視覚入力がありながら、それに対する視覚的意識が消失している状況。まさに、この二つの状況下でサルのニューロン活動計測を行うことで、ロゴセシスは脳のなかの「意識の座」を求めようとしたのだ。

仮に意識の座に近ければ、視覚的意識の有無に呼応して、ニューロン活動が変化するはずだ。一方で、意識の座からほど遠ければ、その有無に依らず、ただ淡々と、脳に入力される二つの刺激を平等に表現するようなニューロン活動が得られるはずだ。

シンプルな実験ロジックでありながら、とても説得力がある。まさに、神経科学の森に打ち立てられた一本の樹木と呼ぶにふさわしいものだ。実際、本人とその弟子た

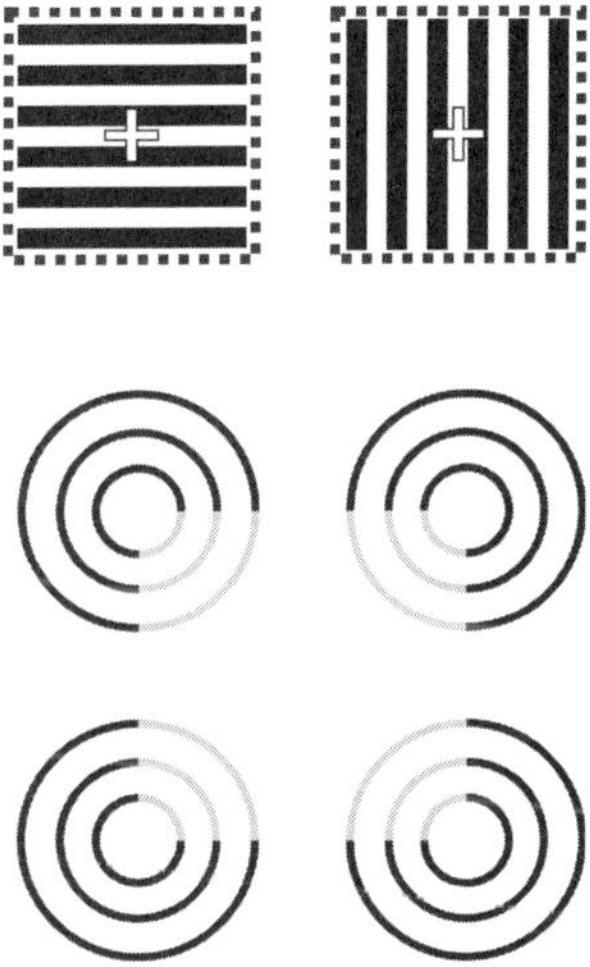

図9-1　両眼視野闘争とネオンカラー錯視

上図の両眼視野闘争の視覚刺激は、平行法（遠くを眺める）もしくは交差法（指を間に置いて寄り目にする）を用いて、左右の縞模様がそれぞれ別の目に入るようにする。すると、真ん中に浮かぶ視覚像で知覚交代が生じ、縦縞と横縞が交互に見えるようになる。下図のネオンカラー錯視では、存在しないはずの明るい四角形が真ん中に見える。物理的な輝度変化はそれぞれの同心円の1/4の区域のみ。

ちによる論文以外にも、数え切れないほどの関連論文が発表されている。

ごくごく大まかにそれらの成果をまとめてみよう。大脳皮質のなかで、視覚情報の入り口部分に近い低次の視覚野では、意識に関係なく淡々と活動するニューロンが大多数を占める。一方で、高次の視覚野にいくにつれ、視覚的意識の有無に依存して、活動が変動するニューロンの割合が増えていく。完全な意識の座、すなわち、視覚的意識の出現と消失にあわせて、ニューロン活動が完全に振り切れるような視覚野は見つかっていないが（意識が消失しても、ニューロン活動は若干ながら残る）、高次にいくほど、それっぽくなることは示唆されている。

前章冒頭で触れた、一段落したわたしの研究プロジェクトとは、同様の手法を用いて、意識の下限を求めたものだ。それまでの定説を覆すかたちで、大脳皮質の入り口部分にあたる第一次視覚野が、視覚的意識の有無の影響を一切受けないことを示す結果となった。

ちなみに、両眼視野闘争とは逆に、視覚入力がないのにもかかわらず、視覚的意識が生じる錯視も存在する。図9－1の下図に示したネオンカラー錯視はその代表で、わたしのドイツ時代の最後の研究プロジェクトでも採用した。

刺激図形をよくよくみると、実際に明るさが変化しているのは、複数ある同心円の4分の1の区域のみであることがわかるだろう。それにもかかわらず、紙面よりも明るく感じられる正方形が真ん中に忽然と立ち現れる。その辺にしても、角にしても、一切存在しないはずなのに、それらがとても鮮明に浮かび上がる。

この錯覚は、合計12個の同心円の一部が、その境界がたまたま揃うかたちで、明るさを変化させていると解釈するよりも、透明なセロファンのようなものが覆いかぶさっていると解釈する方が自然であるために生じる。脳は、偶然の産物としての知覚よりも、より自然な知覚を好むのだ。

ネオンカラー錯視を用いたわたしのプロジェクトでは、まずは、マウスの瞳孔が、錯視によって生じる見かけの明るさに応じることが明らかになった。そのうえで、第一次視覚野のニューロンが、その一つ上の階層にあたる第二次視覚野からのフィードバックを受ける形で、ネオンカラー錯視に応答することを示した。

従来の「意識の科学」の限界

このように、従来の意識の科学では、主に錯覚を用いて研究が行われてきた。錯覚を用いることで、脳への物理的な感覚入力と、それに関連する意識内容を乖離させることができるからだ。この手法により明らかになったことは計り知れない。

しかしながら、従来の意識の科学には大きな制約がある。実験対象に意識があることを前提としているのだ。その前提のもとで、意識がニューロン活動にどう影響をおよぼすか、はたまた、ニューロン活動が意識にどう影響を及ぼすかを求めてきたに過ぎない。

脳に意識ありきで、言うなれば、空中戦を行っていたことになる。数千年来、哲学者たちを悩ましてきた一番の問題は、そもそも、なぜに意識＝「そのものになってこそ味わえる感覚」が脳にわくかであり、その本丸には残念ながら切り込むことができない。

実のところ、哲学史上最大のボスキャラとも言えるこの意識の問題に対して、これまでの神経科学は、見て見ぬ振りを決め込んできた。部屋の片隅に居座るピンクの象に誰もが気づいていながら、それについて語られることはなく、ただ、外堀を埋めるための研究が重ねられてきた。「そのものになってこそ味わえる感覚」がなぜに発生するかを直接的に扱う術など持ち合わせていなかったのだから、致し方あるまい。

では、この科学の最後のフロンティアを前にして、わたしたちは指をくわえて見ているしかないのだろうか。

決してそうではないとわたしは考えている。ある一つの割り切りを行うことで、意識を科学の俎上《そじょう》にのせることができる。その割り切りとは、意識の科学に新たな「自然則」が必要であることを認めることだ。

光速度不変の原理

「光速度不変の原理」をご存知だろうか。読んで字のごとく、光の速さは変化しないことを謳う自然則だ。これを例に、自然則の成り立ちとその意味合いについて考えてみよう。

光の速度は変わらないということは、逆に言えば、光以外のふつうのモノは速度が変化することになる。いったいどう変化するのだろうか。

一定速度で走る新幹線のなかで、通路前方にキャッチャーを座らせ、プロ野球のピッチャーが進行方向に向けてボールを投げたとしよう。新幹線の速度は時速320キロ、球速は時速160キロ。当然のことながら、座席にすわる乗客から見た球速は、まんま時速160キロとなる。

では、河原に立ち、鉄橋を渡る新幹線を外から眺めた場合はどうだろうか。球速に新幹線の速さが加わり、都合、時速480キロの超剛速球として観測されるだろう。

つまり、モノの速さは観測者の動きによって変化することになる。高校物理に登場する「相対速度」を持ち出すまでもなく、ごくごく当たり前の感覚として理解できるだろう。

ただ、その当たり前が光には通用しない。

さきほどの新幹線を光速で巡航するロケットに、ピッチャーの投球を懐中電灯の光に置き換えてみよう。ロケットの乗組員の視点に立てば、懐中電灯から発せられた光が、光速で前方に進むことに変わりはない。問題は、宇宙ステーションの窓から、光の速さで通り過ぎるロケットを眺める者が、いったい何を見るかだ。

さきほどの新幹線の場合と同じように、ロケットと懐中電灯の光の速度が足されてしまったら、その光は光速の二倍で進むことになる。だが、「光速度不変の原理」によれば、それは起きない。

では、代わりに何が起きるのだろうか。驚くなかれ、宇宙ステーションの側から見て、ロケットの中の時間が止まってしまうのだ。懐中電灯を点灯しても光は一向に前に進まず、それればかりか、点灯するその行為すら永遠に発生しない。意識に負けず劣らずの変態ぶりだ。

エディントンの観測実験

この摩訶不思議な「光速度不変の原理」は、いったいどのようにして検証されたのだろうか。ここで、イギリスの天文学者、アーサー・エディントンにご登場願おう。

１９１９年、第一次世界大戦が終わり、エディントンは「光速度不変の原理」を自然則とするアインシュタインの相対性理論の実験的な検証に取り組んでいた。

対抗馬はニュートン力学だ。アイザック・ニュートンによるニュートン力学は、光速も通常の速度と同様に振る舞うことを前提としている。ちなみにエディントンは、イギリス政府の命を受け、祖国の大科学者であるニュートンが正しいことを証明するとの立場を表向きとってはいたが、実のところ、最新の理論である相対性理論に惚れ込んでいたとの逸話が残っている。

では、エディントンは、いかにして二つの理論を戦わせたのだろうか。

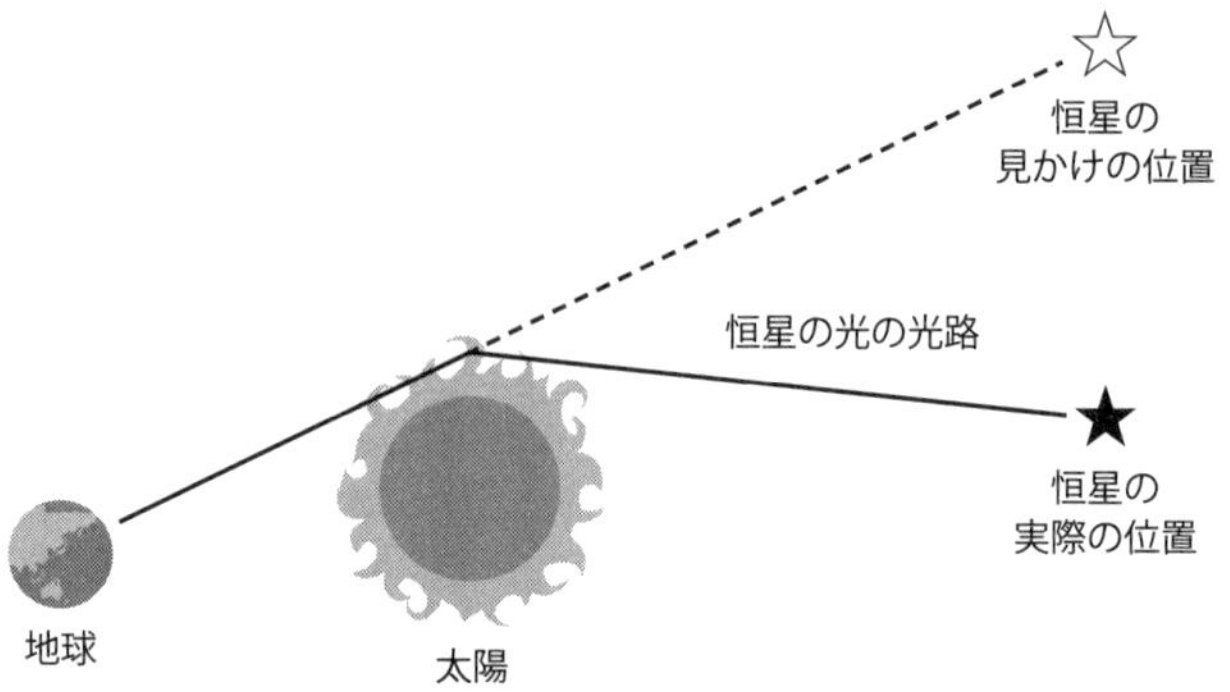

図9-2　エディントンによる相対性理論の検証実験

彼は重力による光の曲がり具合に着目した（図9−2）。自然則を異にする二つの理論の間には、その予測値において二倍程度の開きがある。詳細は省くが、「重力レンズ効果」を謳う相対性理論からは、より大きな曲がり具合が導かれる。

ただ、重力によって光が曲がるとは言っても、その曲がり具合はほんのわずかだ。そこでエディントンは、身近に使えるものでもっとも重力の大きいあるものを動員した。我らが太陽である。皆既日食中に、太陽のへりにある星の位置ずれを観測することで、重力による光の曲がり具合を見積もったのだ。

結果は、みなさんもご存知のとおり、相対性理論に軍配があがった。このニュースは世界中を駆け巡り、アインシュタインは一夜にして科学界の大スターに上り詰めた。

人間原理

相対性理論が検証されたことで、遡って、その自然則として礎をなす「光速度不変の原理」も証明されたことになる。

ここでポイントになるのは、それが証明された後に、なぜにそうなのかを問うても意味がないということだ。この宇宙はそうなっているとしか言いようがない。

この宇宙、この天の川銀河で、まさに天下り的に決まっているものは他にも数多ある。

重力の強さを決める万有引力定数などもそうだ。それがどんな値であるかを実験的に問うことはできても、なぜにその値であるかを問うことに意味はない。

ひょっとすると、わたしたちの宇宙とは異なる万有引力定数をもつ別の宇宙が存在するかもしれない。その値がすこし小さいだけで、宇宙の始まりであるビッグバンの後、恒星が構成されることはない。ビッグバンと同時に四方八方に飛び散った電子と陽子が数十万年後に水素原子を形づくるところまではよいが、その後、それらが凝集することがないからだ。

恒星が存在しなければ、その一部が寿命を迎え、急激に収縮するのにあわせて生じるはずの特殊な核融合反応も生じない。すると、ヘリウム原子よりも大きな重元素は存在せず、わたしたちの身体の主成分である原子番号12の炭素などは夢のまた夢となる。

わたしたちの宇宙では、第一世代の恒星が燃え尽き、その後、第二世代以降の恒星の公転軌道上に重元素が集まることで、生命誕生をささえる惑星が形成されるが、当然、そんなものも望むべくもない。

万有引力定数の値がわずかに異なるだけで、知的生命体はおろか、どうにもこうにも生命が誕生しないのだ。となると、万有引力定数を観測し、なぜにその値をとるのかに思いをめぐらす者も存在しないことになる。

突飛な話に聞こえるかもしれないが、これは、アメリカの天文学者、ロバート・ディッケの提唱する「アンソロピック・プリンシプル（Anthropic Principle 人間原理）」の論法にほかならない。まさに、「なぜ、我々の宇宙は、生命体を生むのに適した自然則や物理定数をもつのか」といった問いが無意味であることを唱えるものだ。どのくらい無意味かというと、二つのサイコロを振ってゾロ目が出た後に、なぜにそれが出たのかを問うくらいに無意味だ。わたしたちの宇宙がたまたまそうなっていただけの話であり、たまたまそうなっていたからこそ、そのような問いを発するわたしたちがここに存在するのだ。

意識の自然則によるハードプロブレムのノンハード化

意識も同様に考えることができるのではないだろうか。

なぜに脳に意識が宿るのかを問うても意味がない。たまたま、「意識の自然則」、すなわち「脳が斬々然々の振るまい（客観）をすると、意識（主観）が生じる」ことを旨とする自然則をレパートリーの一つとして備えた宇宙に、わたしたちが存在しているに過ぎない。そうであるからこそ、こうして意識の神秘に思いを巡らすことができる。言うなれば、意識のハードプロブレムは贅沢な悩みなのだ。

ここで、意識の科学に「意識の自然則」を導入することの必然性についてまとめておこう。

第一に、あらゆる自然科学の根底には自然則が横たわっている。

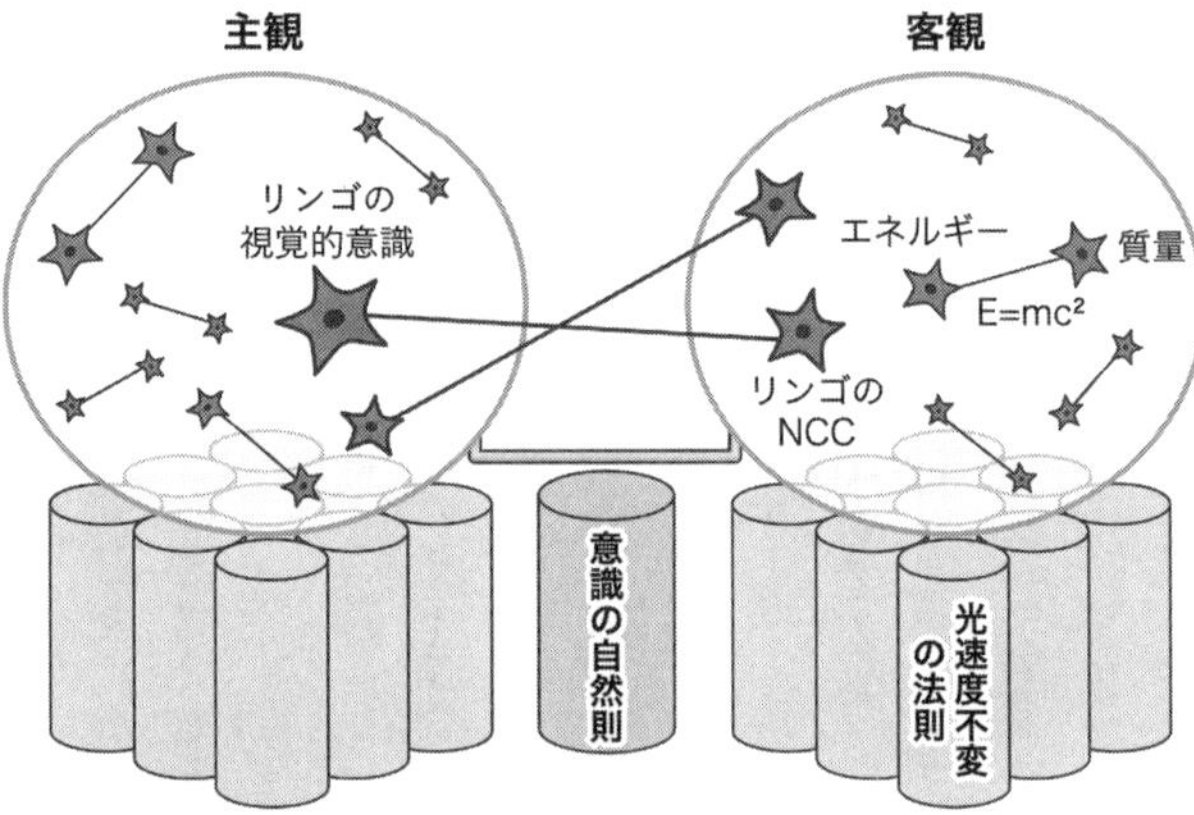

図9-3　意識の自然則
（渡辺正峰『脳の意識 機械の意識』より改変転載）

第二に、従来の科学は、客観のなかに完全におさまっている。アインシュタインの相対性理論にしても、量子力学にしても、はたまた、生命の神秘を解き明かしたDNAの二重らせん構造の発見にしても、客観と客観の間の法則を導き出したものに過ぎない。

そんななか、主観と客観を結びつけることが宿命づけられている意識の科学は、従来科学の範疇におさまらない（図9－3）。なにも難しいことを言っているわけではない。これまでの科学が「そのものになってこそ味わえる感覚」などといった変態的なものを扱ってこなかった、というだけの話だ。それを科学的に扱おうとすると、必然的に主観の側へと足を伸ばし、それを客観と結びつけることが要求される。

かくして、意識の科学は従来科学の範疇に収まらず、それを土台として支える新たな自然則が絶対的に必要となる。

逆に、自然則の必要性さえ認めてしまえば、意識を科学の俎上にのせることができる。哲学者たちを悩ませてきた主観と客観の間のギャップを、意識の自然則が問答無用で埋めてくれるからだ。

むしろ、新たな自然則を導入することなしに頑張ろうとするからこそ、説明のギャップやハードプロブレムなどといった問題が生じていたのだ。自然則を導入することで、意識のハードプロブレムをノンハード化し、通常の科学の問題に落とし込むことができる。

意識の自然則の実験的検証に生体脳は使えるか

ただし、自然則が必要だと主張するだけでは何も先に進まない。

アインシュタインが行ったように自然則をもとに理論を構築し、エディントンが行ったように実験によってそれを検証することが求められる。

アインシュタインとニュートンは200年超の時を隔てているが、仮に、二人が相まみえたとしよう。ただ論戦を交わすだけで、相対性理論とニュートン力学の決着はつくだろうか。

土台が異なるのだから議論はどうしても平行線を辿ることになる。自然則を異にする二つの理論のどちらが正しいかを、理論自体から導出することはできない。つまるところ、母なる自然にどの自然則が正しいかを訊くしかない。まさにエディントンが行ったように、実験をもって検証するしかないのだ。

では、実験の対象には、何を選べばよいだろうか？

それには、高い自由度が求められる。「そのものになってこそ味わえる感覚」のぎりぎりの発生条件を求めようとしているのだから。

その意味において、生体脳を用いての意識の自然則の検証はほぼ不可能だ。生体脳、少なくともヒトの脳には、間違いなく意識が宿る。このアドバンテージはなんとも捨てがたいが、エディントンが行った皆既日食の観測実験のように、複数の異なる自然則の間隙を縫うようなぎりぎりの検証がかないそうにない。

エディントンが成功したのは、相対性理論とニュートン力学の予測の違いを見分ける精度を、彼の実験系がぎりぎり持ち合わせていたからだ。相対性理論が予測する光の曲がり具合は角度にしてわずか1・75秒であり（1秒は60分の1度）、ニュートン力学のそれはその半分に過ぎない。当時の観測機器の精度、さらには、大気のゆらぎなどを勘案すると、ぎりぎりだったのだ。そんななか、1・61秒という観測結果を得たことで、事なきを得た。

このことを意識の自然則の検証実験に置き換えてみよう。

意識をめぐる今日の仮説は、いずれも、神経科学の最新の知見を取り込み、それらと矛盾しないものになっている。また、仮説の多くは、脳の情報処理のある側面が意識を生むと主張しており、その場合、生体脳においてその側面だけを働かせたり、止めたりすることが要求される。

たとえるなら、前輪駆動の車が、たしかに前輪駆動であることを証明するために、走りながら前輪を外すことが要求されるようなものだ。車を止めてしまっては、何もかもが異なってしまうため、実験として成立しない。意識が消失する深睡眠と覚醒時の脳状態を比較することに相当し、昨今の意識の仮説の微妙な違いを見極めることができない。やはり、車が走っている状態、すなわち、脳が覚醒している状態で実験を行うことが要求される。

問題は、生体脳の場合、走りながら前輪を外すような実験ができないことだ。それを行うには、前輪を、車重を支える機能は残しつつ、駆動力だけをもたない、言わば、「補助輪」に置き換えなければならない。このような置き換えを生体脳で行うのは実質不可能であり、無理に行えば脳自体が死んでしまう。

この時点で生体脳は、実験対象の候補から外さざるを得ない。

人工意識の開発による意識の探求

生体脳による検証が難しいのであれば、残るは人工物だ。人工物に意識を宿す試みをとおして、意識の自然則を見極めるしかない。

人工物であれば、先の「補助輪」を設けるのも容易い。システムの一部を「入出力の対応表」(専門用語でルック・アップ・テーブル)に置き換えることで、残りのシステムとの相互作用を担保しつつ、置き換え前のシステムが内包していたかもしれない意識の本質だけを消失させることができる。

何かを創ることで、その何かのしくみを明らかにする。実のところ、このアプローチにはよいお手本がある。飛行機械の開発史だ。

その開発史の鍵をにぎるのは、レオナルド・ダ・ヴィンチが残した飛行機械のスケッチをうけて(図9－4)、実際に創り、飛ばそうとした人たちがいたことだ。その結果、それらが人力では飛ばないことが判明した。やがて、大型の鳥類が羽ばたかずに滑空する姿を見て、その翼が上に湾曲していることに気がついた。そこから流体力学が生まれ、翼の上下を流れる風速の違いにより、翼を押し上げる揚力が発生していることがわかった。そのしくみを取り入れ、まずは無動力飛行、その後、ライト兄弟による動力飛行の成功と相成った。

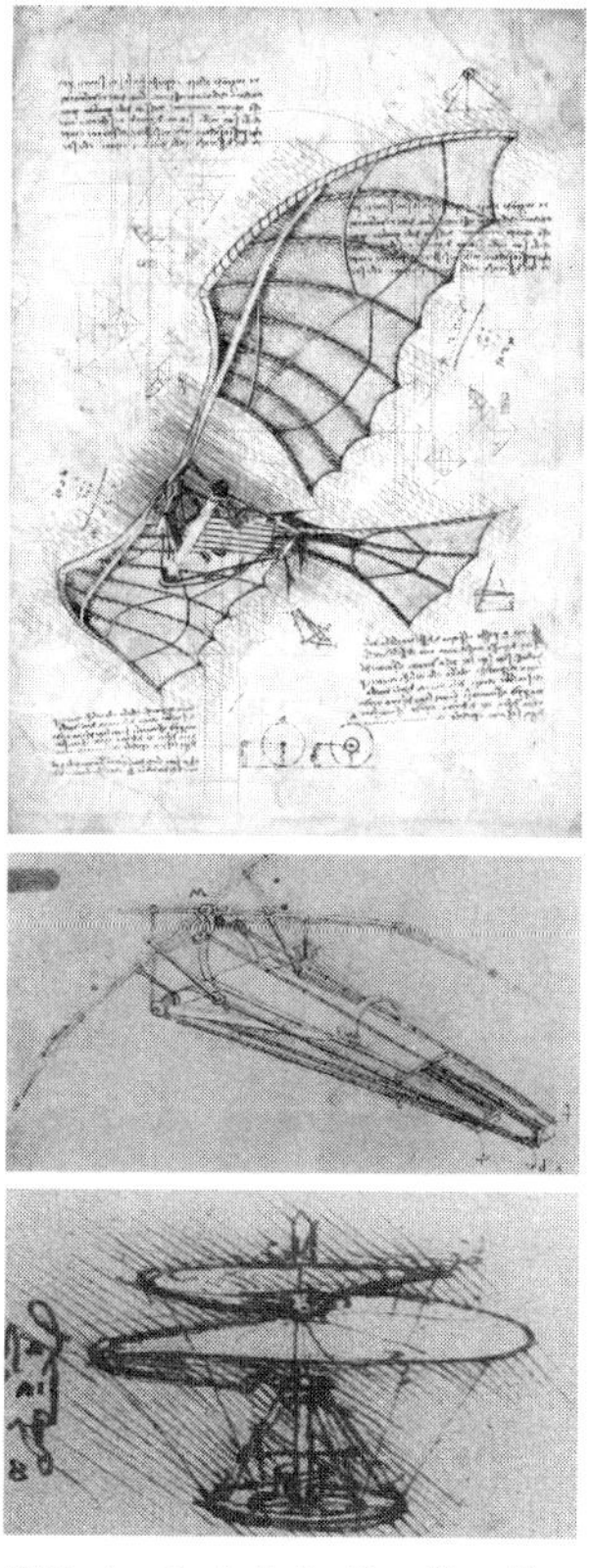
図9-4　レオナルド・ダ・ヴィンチによる飛行機械

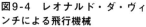

ここで重要なのは、実際に創って飛ばしてみることである。それがなければ、"Trial and Error"（試行錯誤）のループがまわらず、新たな発見や気づきにつながらない。

人工意識の開発にしてもそうだ。人工物に意識が宿ったかを確かめることなしに、その開発はかなわない。

人工意識のテストを阻むもの――「哲学的ゾンビ」と「意識の宿る風車小屋」

問題は、いかにして、人工物に宿ったかもしれない意識をテストするかである。生半可な方法では無理だ。

人工意識のテストが難しい一つ目の理由は、哲学者チャーマーズの提唱する「哲学的ゾンビ」の存在可能性だ。見かけや振る舞いはヒトとまったく区別がつかないなか、意識だけをもたない存在である。

ここで、ある科学者が、長年の研究成果と称して、意識の宿る機械を用意してきたとしよう。視覚や聴覚などの感覚機能をもち、言葉を交わすこともできる。この機械に宿っているかもしれない意識をどのように確かめればよいだろうか。

何か刺激をあたえて、その反応をみればよいだろうか。はたまた、高度な会話に持ち込み、ぼろが出るかを確かめればよいだろうか。

残念ながらこれらの方法では、意識の有無を判別することはできない。刺激に対する反応がどんなにヒトと似通っていたとしても、会話の末、一切のぼろが出なかったとしても、姿かたちを変えた哲学的ゾンビである可能性を否定できないからだ。

人工意識のテストを難しくするもう一つの理由は、前章に登場したライプニッツの「意識の宿る風車小屋」の思考実験に潜んでいる。

その科学者の機械を風車小屋サイズにまで膨らませ、そのなかに入りこんだとしよう。問題は、たとえ意識が宿っていたとしても、思考実験のオチのとおり、その意識は「どこにも見当たらない」ことだ。つまり、意識が宿ろうが宿るまいが、いずれにせよ、意識は見当たらないことになる。であれば、機械のなかを丹念に観察し、そのしくみを詳らかにしたとしても、意識が宿ることの証明にはならない。

同じことを別の角度から眺めてみよう。先の科学者にライバルがいたとする。そのライバル科学者も、長年の研究成果として意識の宿る機械を用意してきている。都合、異なる自然則をもとにした二つの機械が存在することになる。

それらの機械をこじ開け、その中身を調べることに、はたして意味があるだろうか。

答えは否だ。せいぜい、二人の科学者の推し自然則が働いていることがわかるだけで、肝心の意識の有無については、何の手がかりも得られない。

「哲学的ゾンビ」と「意識の宿る風車小屋」。これら二つの思考実験から得られる教訓とは、人工物の意識に対して、外から刺激を与えて反応をみる、中を調べてしくみを明らかにする、といった客観的な手法ではそれを確認できないということだ。

自らの意識をもって機械の意識を味わう

では、どうしたらよいだろうか（ここでようやく、前章冒頭のランチディスカッションに話が戻ってくる。まずは、その準備のための自問自答セッションだ）。

機械の意識を客観的にテストできないのであれば、自らの意識をもって、機械の意識を味わう以外に手段は残されていない。ずばり、その機械を自らの脳につなぎ、その機械をとおして、見える、聴こえるなどといった意識がわくかを確かめるしかない。

しかしながら、ただ単に機械を脳につなげばよいというわけではない。

実際に、ＣＣＤカメラを脳につないだ例がある（図９－５）。ＣＣＤカメラの出力を脳に伝える電極の本数が足らなかったことから、文字を読めるようなレベルには達しなかったが、それでも、人が前を通りすぎると、淡い影のようなものがうごめくのが感じられたという。わたしたちの視覚とは比ぶべくもないが、立派な視覚的意識であることに変わりはない。

ただ、このことをもってCCDカメラに意識が宿ったと結論づけることはできない。眼球の代わりに脳に視覚情報を送りつける、単なるスレーブデバイス（隷属的機器）である可能性が非常に高いからだ。

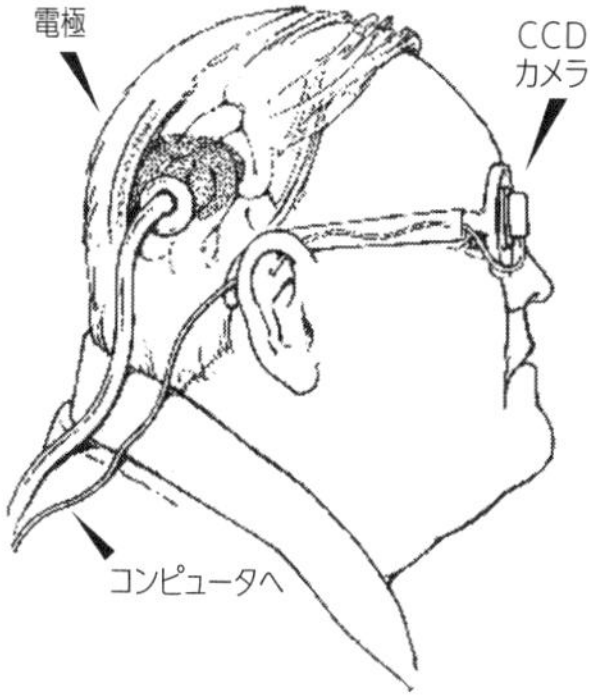

図9-5
ブレイン・マシン・インターフェースを介して脳に接続されたCCDカメラ
©ロイター／アフロ

自らの意識を機械に送り込むことはできるか

では、自らの意識を対象へと送り込むことで、機械の意識を味わうことはできないだろうか。

コンピュータのなかのデータやアプリケーションをUSB端子を介して外部に送り出すようなものだ。USB規格のなかで実際の通信に使われるのは、たかだか4本の配線にすぎない。

同様に、脳と対象との間に数千本もの配線があれば、十分に意識を送り出すことができるかもしれない。

そこまで思いを巡らしたところで、わたしのなかのデビルズ・アドボケート（多勢の主張に批判・反論する者）がそろりと頭をもたげた。

そうは問屋がおろさないだろう。脳の情報処理装置としての様式はコンピュータのそれとは大きく異なる。脳はいわば専用のハードウェアであり、むしろ旧式のテレビやラジオに近い。脳を脳たらしめているのは、ニューロン間に張り巡らされた神経配線であり、意識はその複雑怪奇な配線構造に幽閉されている。やすやすと外に出ることはできない。

ラジオの電気回路の何ヵ所かから配線を引っ張り、そこに流れる電流を計測したからといって、ラジオの本質、すなわち、その回路構成や機能が外に送り出されるわけではない。同様に、たかだか数千本の配線から、脳の電気回路としての特性、さらには、そこに発生する意識が外に送り出されることはない。数千本どころか、たとえ、ニューロンと同じ数だけの電極を脳に埋め込み、すべてのニューロンの活動を記録できたとしても、意識がそこから抽出されることはない。

むしろ、コンピュータこそが特殊だと言える。天才エンジニアであったアラン・チューリングが、いかなる目的機能をも実現可能な「万能チューリングマシン」なるものを考案し、それが現代のコンピュータの原型となっている。データはもちろん、その機能を実現するアプリケーションも0と1のデータ列として記述され、それらが中央演算子に送り込まれることで目的機能が発現する。

それゆえ、実質4本の配線しかもたないUSB端子から、データやアプリケーションを外へと送り出すことが可能なのだ。

脳の意識と機械の意識を連結する

脳の意識を対象に送り込むことができないのだとしたら、どうやって、対象に宿るかもしれない意識を確かめればよいだろうか？

連日のランチディスカッションと、それに備えての自問自答で負荷がかかるなか、ふと光が差し込んだ。

脳の意識と機械の意識、それぞれを中に据え置いたまま両者を連結する。そのうえで、機械をとおして感覚がわいたなら、機械そのものに意識が宿ったとしか言いようのない、そんなうまいつなぎ方があるのではないか。

ヒントは分離脳だ。左脳と右脳を連絡する神経線維束を切断すると、一つの頭蓋のなかに二つの意識が出現する。右視野だけを見る左脳の意識と、左視野だけを見る右脳の意識。

ポイントは、左右の脳半球が結ばれているわたしたちの健常脳でも、こと視覚に関しては、左右それぞれ独立に意識が宿ることだ。それぞれにマスターとして意識が宿り、二つが連結することで、左右の視野をまたぐ、一つの意識が成立する。

であれば、生体脳半球と機械半球を接続し（図9－6）、仮に、生体脳半球に残った

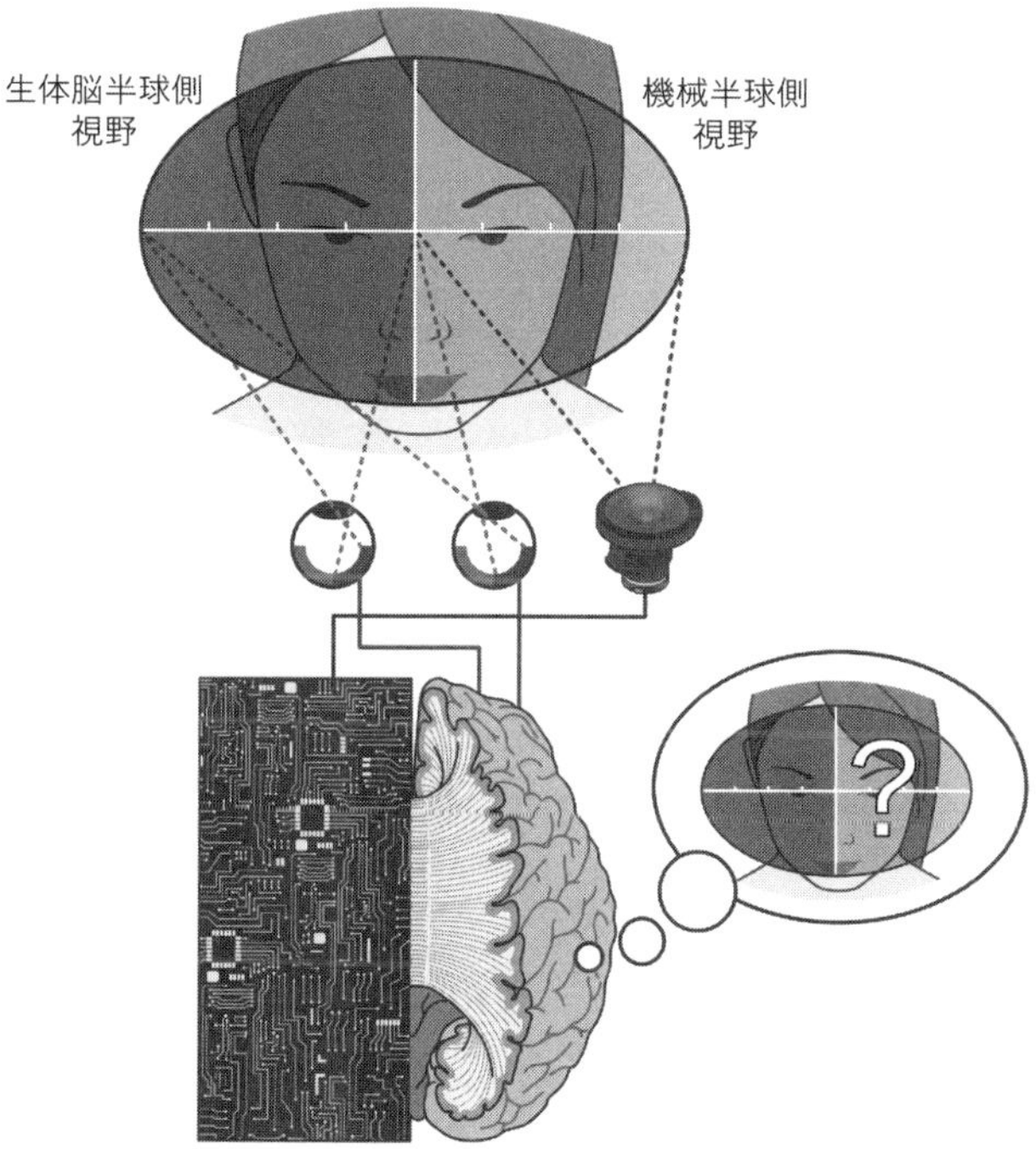

図9-6　生体脳半球と機械半球の接続による「人工意識の主観テスト」
（渡辺正峰『脳の意識 機械の意識』より改変転載）

わたしに、機械半球側の視野もふくめて見えてしまったなら、そのときには、機械半球にもマスターとして意識が宿り、それがわたしの意識と一体化したと結論せざるを得ない。

左右の生体脳半球どうしがそうであるように、機械半球がスレーブデバイスとして、単に視覚情報を生体脳半球に提供するような可能性はない。そもそも、それだけ高精細の情報を生体脳半球に送りつけられるような伝達容量は脳半球間の神経連絡に存在せず、また、生体脳半球にしても、それを受けとめられるような余分な処理容量をもたない。

意識の科学の実験的検証プラットフォーム

意識の科学に意識の自然則が必要であることを認め、その候補を機械半球に実装し、それを自らの脳半球に接続することで、そこに宿ったかもしれない意識を確かめる。この検証プラットフォームがあれば、意識を科学の俎上にのせることができる。

お気づきだろうか。

生体脳半球と機械半球を接続するというアイディアは、まさに、5章でみなさんに擬似体験してもらった「死を介さない意識のアップロード」の中途過程にほかならない。機械の意識と脳の意識が一体化したところで、最難関のハードプロブレムは克服できたことになる。そこまでいけば、意識のアップロードまであと一歩。イージープロブレムとして、生体脳半球の記憶を機械側に転送するだけだ。

「意識のアップロード」が、アポロ計画で言うところの有人月面着陸だとすれば、「意識の解明＝機械の意識と脳の意識の一体化」は、有人ロケットの月周回軌道投入に相当し、ゴールはもう目前に迫っている。

当初、ロゴセシスに一泡吹かせたいとの悪戯心からはじまった研究構想ではあったが、いつの間にか話が大きくなっていた。

10章　意識の自然則の「客観側の対象」

脳の妖しい動作

これまで数え切れないほどの脳計測実験を行ってきたが、脳に電極を下ろすたび、ある種の感動をおぼえる。

双眼顕微鏡を覗きながら電動ドリルで動物の頭蓋に穴をあけ、脳の上に電極をセットする。アンプにつないだスピーカーから「シャー」という癖のないホワイトノイズが流れている。

それが、電極を下ろし、その先端が脳表に触れた瞬間、世界が一変する。ホワイトノイズに代わり、長短のうねりを伴った複雑な音が部屋を満たす。スキューバダイビングで海面にエントリーしたかの如く。

さらに電極をすすめていくと、遠くの方からぽつぽつと音が聴こえてくる。ニューロンの発する電気スパイクだ。

視覚野のニューロンは、視覚刺激を与えなくても電気スパイクを発し続ける。しかも、ただ出鱈目《でたらめ》に発するのではなく、暗闇のなかで何かを見ているかのように、意味ありげに電気スパイクを発し続ける。

脳が電気回路であることは間違いない。ただ、その一方で、我々の作る電気回路とは似ても似つかない妖しい動作をしていることも確かだ。

興味深いことに、この妖しい動作は実験動物に麻酔をかけることで消失する。麻酔が深まるにつれ、海が凪いでいくかのようにうねり音はおさまり、ざわざわと騒がしかったニューロンもやがて押し黙る。

ただ、脳がその動作を一切やめてしまったわけではない。視覚刺激を与えれば、ニューロンは、一定のタイミングで律儀に電気スパイクを発する。

脳のなかの意識の正体とは何か。麻酔下で消失する、脳の妖しい動作と関係しているように思えてならない。

NCCとは

意識の科学に自然則を導入することで、それを真の科学へと昇華させることができる。自然則をもとに理論を立ち上げ、その予測するところを実験的に検証する。それが正しいことが証明されれば、理論の精緻化をすすめ、誤っていれば、その基礎をなす自然則から見直す。このループをまわしていくことで、意識の真理に近づいていくことができるはずだ。

ここでの意識の自然則とは、脳の客観と脳の主観を問答無用で結びつけるものだ。「脳が斯々然々《かくかくしかじか》の振る舞い（客観）をすると、意識（主観）が生じる」と言ったように。

では、意識の自然則の客観側の対象である「脳の斯々然々の振る舞い」とは如何なるものだろうか。

ここでＮＣＣと呼ばれる一つの概念を導入する。まさにこのＮＣＣこそが、意識の自然則の客観側の対象に相当するとわたしは考えている。

ＮＣＣは“Neural Correlates of Consciousness”の頭文字をとったものであり、ＤＮＡの二重らせん構造を発見したフランシス・クリックと、当時、彼の若き弟子であったクリストフ・コッホによって１９９０年に提唱されたものだ。Correlateは相関を意味し、日本語では「意識の神経相関」と訳されることが多い。

ただし、その定義“the minimal set of neuronal events and mechanisms jointly sufficient for a specific conscious percept”（意識を生む必要最小限の神経回路網とその振る舞い）にたちかえれば、相関はおろか、因果性よりも一歩踏み込んだ概念であることがわかる。

このことを日本の誇るＳＦ漫画『AKIRA』にたとえて説明しよう。

「AKIRA」の由来は、作品に登場する超能力少年アキラだ。彼は、念じるだけでモノを動かすことができ、そのサイコキネシス（念力）は絶大なる力を誇った。彼の死後、軍部が彼の脳の一部を切り取り、脳切片として生かしておいた。そして、その脳切片がある活動状態に入ると、アキラの生前同様、サイコキネシスが発動される。

かつて脳切片は少年の頭蓋におさまり、彼の心肺から酸素と栄養を供給され、残りの脳と相互作用することで、その活動状態に入り、サイコキネシスを発していた。一方、アキラの死後に切り出された脳切片は、人工物によって酸素と栄養を供給され、電気回路と相互作用することでその活動状態に入り、サイコキネシスを発する。

つまり、その活動状態にある脳切片こそが、サイコキネシスを生んでいたことになる。言うなれば、“Neural Correlates of Psychokinesis: NCP”である。

NCCはその意識版だ。特定の神経回路網が特定の活動状態に入りさえすれば意識が生じる。たとえ、その神経回路網が頭蓋におさまり、脳の一部としてその活動状態に入ろうが、人工物のなかにおさまり、それと相互作用することでその活動状態に入ろうが。

意識が脳から生まれる以上、そのような神経回路網が脳のどこかに存在するはず。

クリックとコッホはそう考えたのだ。

このＮＣＣを紹介する際に、AKIRAの喩えをわたしはよく用いるが、そこには意識に対するわたしのある思いが込められている。神経回路網からサイコキネシスが発せられるのと同じくらいに（実際には発せられないが！）、神経回路網から意識が発せられるのは変態的なことなのだ。

その不思議さや奇天烈さの度合いにおいて、両者の間にほとんど差はない。しいてあげるなら、サイコキネシスは外に向けて発せられるもの、意識は内に向けて発せられるもの（神経回路網自体に発生する固有の感覚）といった違いだろうか。

眼球はＮＣＣか

ＮＣＣの意味するところをよりよく理解してもらうために、脳の出先機関とも言える眼球を例に考えてみよう。はたして、眼球はＮＣＣに含まれるだろうか。

ここで鍵を握るのは睡眠中の夢だ。

夢には歴《れっき》とした意識が伴う。そのことを実感してもらうために、まずはその対抗馬として、イマジェリー（心像）を体験してみよう。

アナログ時計を思い浮かべてほしい。短針と長針のなす角度がより大きいのは、3:30と9:30のどちらの時刻だろうか。おそらく多くの人が、頭のなかに思い描いた時計をもとに、後者の方が大きいと答えるだろう。

これがイマジェリーだ。時計のようなものがぼやっと頭に浮かぶかもしれないが、決して、はっきり見えるわけではない。

対して夢のなかの時計は、その時計盤の文字や針の輪郭まで、まるで目の前にあるかのように、くっきりはっきりと見てとることができる。その意味において、夢には、立派な視覚的主観体験＝意識が伴う。

そのうえで、眼球がNCCに含まれるかを占ってみよう。

夢をみるような睡眠、いわゆるレム睡眠中は、眼球から脳への感覚入力がほぼ遮断されている。眼球と大脳とをつなぐ視床とよばれる脳部位が抑制され、いわば、視覚入力のゲートが閉じた状態にあるからだ。もちろん、まぶたに強い光をあてれば夢から醒めることもあるので、その遮断は完璧なものではないが。

ただいずれにせよ、実世界、すなわち、ベッドに横たわる身体とそれを取り巻く寝室から完全に乖離したかたちで、夢世界は立ち現れる。眼球からの視覚入力に依存していないことは明らかだ。

つまり、眼球は、アキラの心肺と同じ立ち位置にある。

アキラの生前、脳切片がまだ彼の頭蓋のなかにおさまっているうちは、その脳切片は彼の心肺を必要としていた。一方で、アキラの死後、彼の心肺はもはや存在せず、人工物が代わりをつとめている。このように、代わりがきく心肺はＮＣＰに含まれない。

同様にして、意識を発生させる脳にとって、代わりがきく眼球はＮＣＣに含まれない。

さて、ＮＣＣが相関や因果性よりも一歩踏み込んだものであると先ほど述べたが、それはどういう意味だろうか。

相関とは、ひとことで言えば、二つのものが連動して振る舞うことだ。

仮に、あなたの眼球に電極を挿入し、その活動を計測したとしよう。赤いリンゴが見えているときには、赤色に反応する視細胞が活動し、緑色のピーマンが見えているときには緑色に反応する視細胞が活動する。その意味において、覚醒中の眼球と視覚的主観体験は間違いなく相関している。

一方の因果性は、二つのものが原因と結果の関係にあることを意味する。

赤や緑に反応する視細胞の活動が脳に入力され、その結果としてリンゴやピーマンがあなたの視覚的意識にのぼる。仮に、薬物を用いて眼球の視細胞を抑制してしまえば、たとえ、目の前にリンゴやピーマンが置かれても、それは意識にのぼらない。眼球の活動が原因となり、その結果として視覚的意識が生じていることは明らかで、その意味において、両者の間に因果性があることは疑いようがない。

つまり、眼球と視覚的意識との間には、相関と因果性の両方が認められる。それにもかかわらず、先述のとおり、眼球はＮＣＣに含まれない。

その意味において、ＮＣＣの定義は、相関や因果性よりも一歩踏み込んだものとなっている。一方で、ＮＣＣに含まれれば、相関も因果性もセットでついてくることになる。

ＮＣＣへの要求

意識の自然則の「客観側の対象」としてのＮＣＣのイメージはつかめただろうか。

ちなみに、意識の自然則の主観側の対象は主観体験の一択に尽きる。視覚であれば「見える」、聴覚であれば「聴こえる」。感覚モダリティごとに一意に決まるものであり、他に選びようがない。すなわち、意識の科学には新たな自然則の導入が必須であるとの立場のもとでは、NCCの提案は、そのまま、自然則の提案を意味する。では、NCCには、何が求められるだろうか。もっとも重要なのは、意識の一体性に対して、何らかのオチをつけることだ。

アメリカの心理学者ウィリアム・ジェイムズによれば、「意識とは個々の部品に分解することのできない統一されたもの」である。

視覚的意識ひとつをとっても、眼前の景色が一つのまとまったものとして体験される。決して、細かな断片としてばらばらに知覚されるわけではない。また、視覚、聴覚、触覚、運動感覚、意志決定感覚、感情といったすべてのモダリティの意識は一つの束となり、同時的に知覚される。

言うなれば、ばらばらに存在するニューロンから、ただ一つの意識が生まれていることになる。よってNCCには、ばらばらのニューロンを一つにまとめあげる何かしらの仕掛けが要求されることになる。

はたして、どのような仕掛けが考えられるだろうか。これまでにあがっているNCCの候補をいくつかみていこう。まずは、少々極端な例からだ。

イギリスの医師であり、意識研究者でもあるジョナサン・エドワーズは、意識は、ニューロンの樹状突起で発生すると考えている。その際、彼がもっとも重視するのは情報の物理的集約性だ。

意識の一体性を説明するにあたって、もっとも素直なオチは、意識を担う情報を空間の一点にすべて集めてしまうことだ。そんな何かが脳のなかに本当にあるのだとしたら、相当に説得力のある仮説となる。

エドワーズがその何かとして白羽の矢を立てたのが、先述の樹状突起だ。集約の程度をさておけば、脳のなかで情報が空間の一ヵ所に集まるのはそれくらいしか見当たらない。

ただ、素朴な疑問が一つ浮かび上がる。意識を宿すのは、はたしてどの樹状突起なのか。

対するエドワーズの回答はなかなか潔い。ずばり、脳のすべてのニューロンの樹状突起に、独立した意識が宿ると主張している。つまり、ニューロンの数と同じだけの意識が、あなたの頭のなかにひしめいていることになる。今、この瞬間、「そんなばかな！」と感じているあなたは、その数千億個ある意識のうちのたった一つに過ぎない。

潔いのは潔いが、やはり、俄には信じがたい。ただ、公平を期すならば、科学史上最大最強のボスキャラとも言える意識を相手にしている以上、「俄には信じがたい」は、一つの仮説を排除する理由たりえない。実際問題、一つの頭蓋のなかの複数の意識を原理的に否定するのは困難だ。それらが、たった一つの身体をどう共有しているのかという実務的な問題はさておき。

一方で、なかなか辻褄があわないのは、先ほどの情報集約の程度の問題だ。大脳皮質のニューロンは、せいぜい、数千個のニューロンからの入力を受けるのみである。視覚的意識ひとつをとっても、それではとても賄いきれない。

おおよその雰囲気をつかむため、視覚的意識がピクセル表現されていると仮定しよう。仮に、一つのニューロンが２５００個のシナプス入力を受けたとすると、縦横にそれぞれ50ピクセルずつしか割り当てることができない。また、各々のピクセルの階調表現にしても、電気スパイク入力の有無の１ビットに限られ、色がつかないばかりか、白か黒の二値しか表現できないことになる。

ちなみに、ヒトは１００万種以上の色を見分けることができる。また、ピクセル解像度に関していえば、対象を詳細に見ることのできる視線の周辺だけをとっても、数百×数百ピクセルはくだらないだろう。

視覚的意識ひとつをとっても、たった数千個のニューロンからの入力ではまったく話にならない。すべてのモダリティの意識に必要な情報を一つの樹状突起に集約することなど夢のまた夢だ（この問題に対するエドワーズの回答が気になる方は原論文をあたってほしい）。

そして最後にもう一つ、大きな問題が残っている。

一つの樹状突起に情報が集約されるとはいえ、厳密には、空間の一点に集まるわけではない。だいぶ小さいものの、樹状突起は三次元的な広がりをもっている。その空間のなかに、情報がばらばらに分布していることになる。

情報を一点に集めるための無理がたたって、仮説としての筋がだいぶ悪くなっているのにもかかわらず、肝心の意識の一体性の問題が先送りされていると言わざるを得ない。

量子脳理論

脳の情報処理の特徴は、何といってもその超並列性にある。ヒトの場合、縦横十数センチの広がりのなかにちりばめられた数千億のニューロンが、相互作用することで同時的にはたらいている。

素直に考えれば、空間に広がった情報は、空間に広がったまま一体化するオチが要求される。そのなかで、ある意味、とても魅力的なオチを提示してくれるのが量子脳理論だ。

量子力学は7章にも登場したが、それをきちんと説明するとなると、それこそ本がまるごと一冊書けてしまう（もちろん、その資格はわたしにはないが）。というわけで、ここでは関連する部分のみ、ごくかいつまんで解説したい。量子力学の面白さを存分に味わいたい方は、ぜひ、他著をあたってほしい。

量子脳理論の鍵をにぎるのは、量子力学のなかの「量子もつれ」と呼ばれる現象だ（図10－1）。量子もつれの状態にある二つのモノは、空間的に離れた場所にありながら、密接にむすびつき、瞬時に相互作用する。たとえ、その二つのモノが何十万光年と離れた天の川銀河の両端に位置していたとしても、片方の状態が変化した途端、もう片

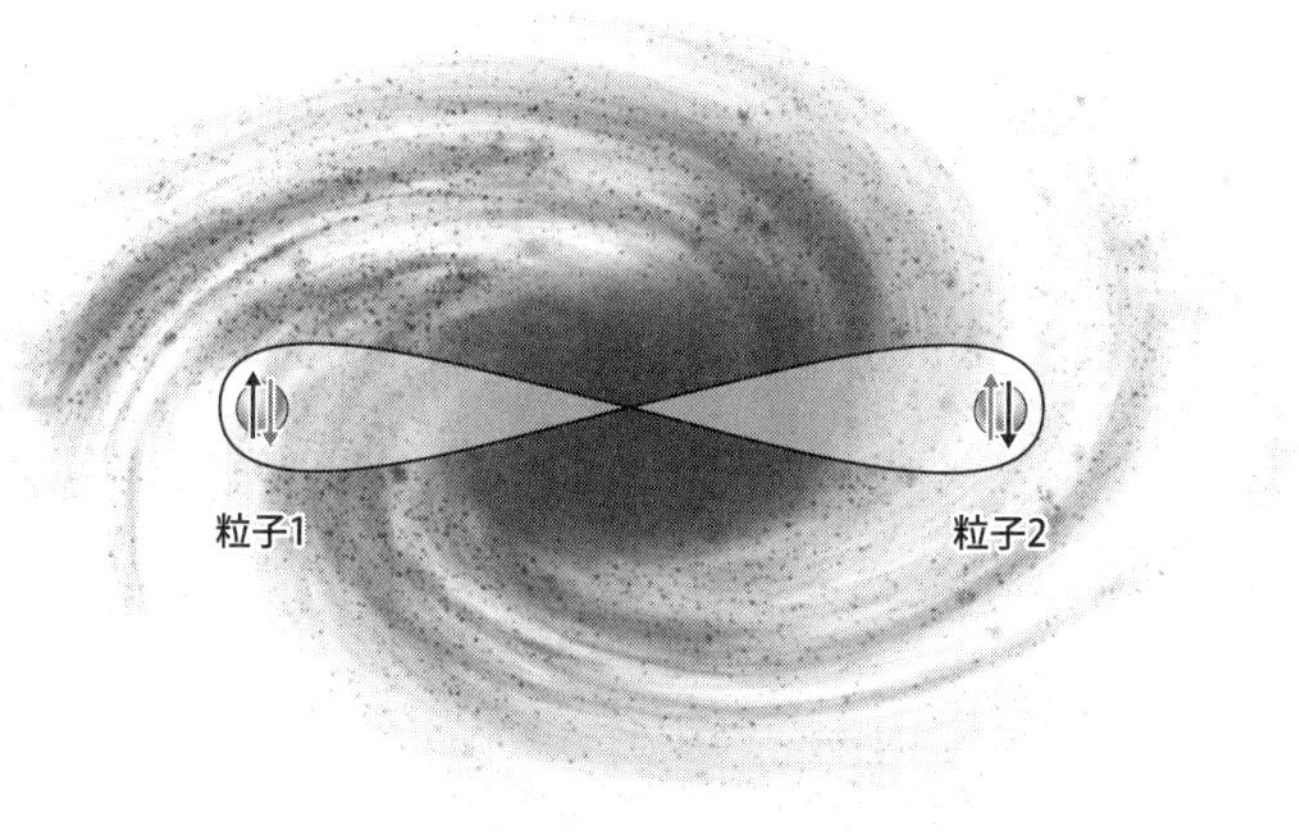

図10-1　量子もつれ

図中の矢印は、粒子がもつ「スピン」と呼ばれる物理量を指し示している。観測前、量子もつれの状態にある二つの粒子は、それぞれのスピンが重ね合わせの状態にあり、値が決定していない。そのうえで、片方の粒子のスピンを観測すると（例：その結果、粒子1のスピンが「上向き」とわかる）、たとえ、二つの粒子が何十万光年と離れた銀河系の反対側にあろうと、その片割れの粒子のスピンが瞬間的に定まる（例：粒子2のスピンは「下向き」）。

方の状態が即時に変化する。

実のところ、量子もつれ現象は、死の間際まで量子力学に反対していたアインシュタインが、「気味の悪い遠隔作用（spooky action at a distance）」として、量子力学の矛盾をつくべく提示した、あくまで想像上の現象に過ぎなかった。そんな奇妙なものを導き出してしまう量子力学は、表層的な理論体系に過ぎず、宇宙の真理をあらわすものではないとアインシュタインは考えたのだ。ちなみに、アインシュタインの相対性理論によれば、いかなる相互作用も光の速さを超えることはない。

それが、アインシュタインが亡くなってから17年後の1972年、ジョン・クラウザーとスチュワート・フリードマンの二人の科学者の手により、量子もつれの存在が実験的に証明されてしまった。2022年のノーベル物理学賞は、その片割れであるクラウザーを含め、量子もつれ現象の解明に貢献した三人の科学者に贈られた。昨今、耳にする量子コンピュータも、この量子もつれを活用することで、従来のノイマン型コンピュータの限界を越えようとしている。

量子脳理論は、ばらばらのニューロンを一体化する仕掛けとして、まさに、この量子もつれを採用する。

量子脳理論にはいくつかの派生形が存在するが、ここでは代表として、ロジャー・ペンローズとスチュワート・ハメロフによる「オーケストレーテッド・オブジェクティブ・リダクション（Orchestrated Objective Reduction: Orch-OR）」をとりあげよう。ちなみに、ペンローズは2020年のノーベル物理学賞を受賞したが、あくまで、彼のブラックホール理論に対して授けられたものだ。

さて、量子脳理論の一つであるOrch-OR理論では、ニューロン内のマイクロチューブル（図10－2）に量子もつれが発生することを仮定している。

マイクロチューブルは、タンパク質によって構成された、直径約25ナノメートル、長さ数～数十マイクロメートルの細い管状の物質だ。ニューロンの細胞内骨格の役割を果たし、また、軸索部分では、細胞体で生成されたタンパク質などをシナプスへ輸送するレールの役割を果たしている。ちなみに、ニューロンの情報処理には直接関与しない。

Orch-OR理論の鍵を握るのは、マイクロチューブル内で行われる特殊な情報処理だ。これには量子もつれが介在し、ニューロンの通常の情報処理からは独立している。また、その一つ上のレベルで、量子もつれをとおしてニューロンどうしがむすびつくこ

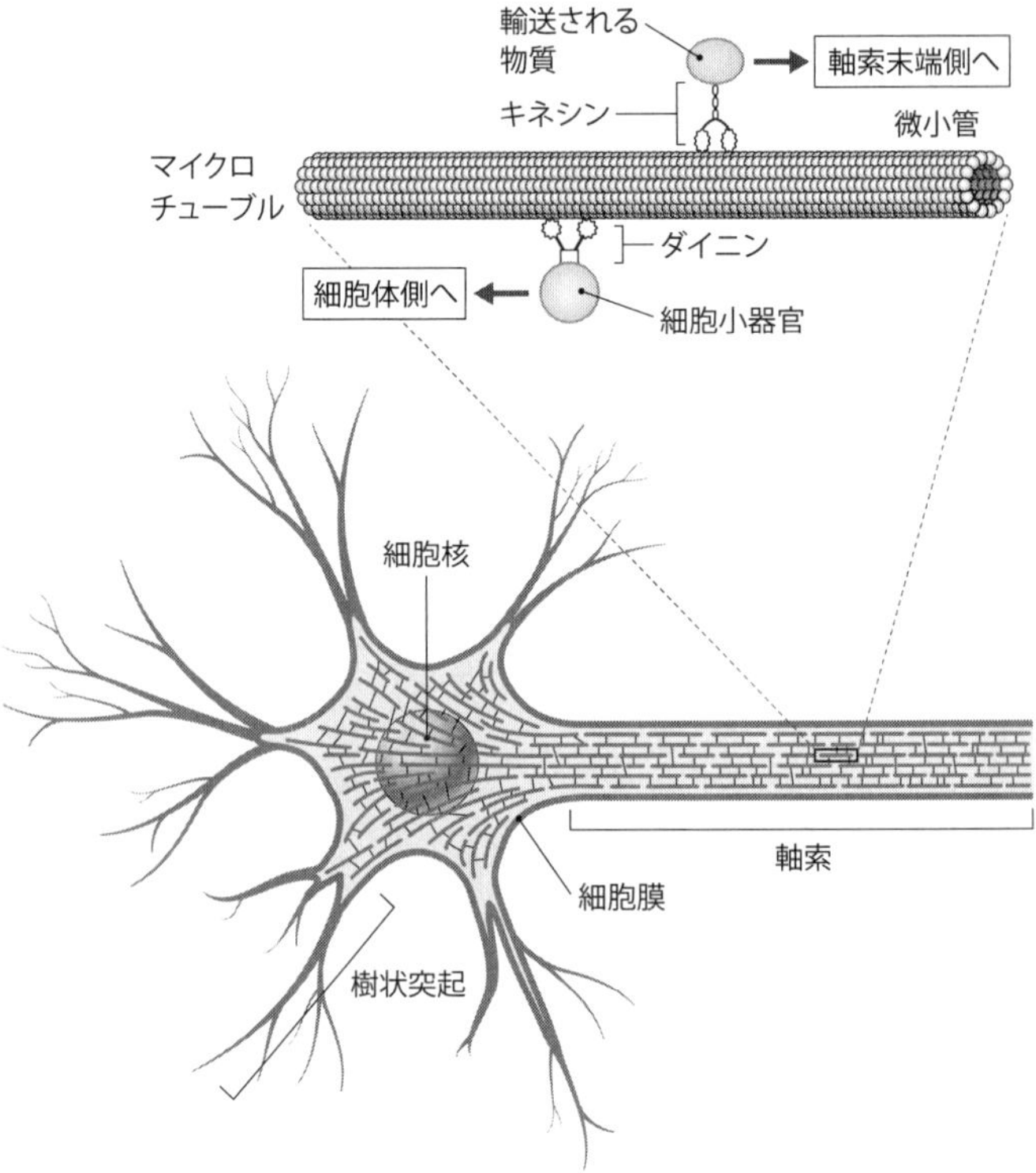

図10-2　マイクロチューブル
マイクロチューブルはニューロンを含む細胞一般の内骨格構造を担うと同時に、ニューロンにおいては、軸索輸送のレールの役割を果たしている。軸索輸送はその向きによって、レールを走るモータータンパク質（キネシン、ダイニン）の種類が異なる。

とで、脳全体にまたがる一つの意識が生まれるとしている。

毒をもって毒を制す？

ここまで聞いて、みなさんは何を思っただろうか。

Orch-OR理論をふくむ、量子脳理論一般は、意識という深い謎につつまれた現象を、これまた、量子もつれという謎につつまれた現象で説明しようとするきらいがある。言うなれば、毒をもって毒を制しようとしている。

その背景には、そんなものにでも頼らない限り、意識は解決できそうにないという強い想いがあるのだろう。この素朴な想いに関して言えば、わたしも大いに共感するところだ。まさに同様の想いから、意識の自然則を導入することでしか、意識は解決できないとの考えに至った。

ただ、少々立場が異なるのは、その自然則の客観側の対象に、特に謎めいたものをもってくる必要はないと考えている点だ。なにも毒をもって毒を制することはない。意識の自然則の必要性を認めた時点で、すでに解毒はされているのだから。

それはさておき、ペンローズとハメロフのOrch-OR理論には、もう一つ別の観点から根強い反対論がある。

一般に、量子もつれ現象は、温度が低いほど、また、系がまわりの原子や分子から遮断されているほど、長時間にわたって持続することが知られている。量子コンピュータの中枢部分を絶対零度近くまで冷やし、また、高度な真空を保つ必要があるのはそのためだ。

逆に、脳のように温かく湿った環境では、量子もつれ状態を長時間維持することはできない。感覚刺激が与えられ、それが意識にのぼるまでには数百ミリ秒の時間を要するが、その間、量子もつれ状態を保つことは到底不可能だ。

近年になって、植物の光合成や渡り鳥の地球磁場検出など、量子もつれが生き物のなかで実際にはたらいていることが示され、そのことが生物界のみならず、科学界全般に驚きをもって迎えられたことは7章でも述べたとおりだ。ただ、いずれのプロセスもわずか数ナノ秒で完了するものであり、生体環境下の量子もつれ状態の維持可能な時間と矛盾しないものになっている。

情報の二相理論

情報を一ヵ所に集約させることもかなわず、量子もつれもあてにできそうにない。

そうなると、先述の「意識の自然則を導入した時点で解毒済み」とする立場が、俄然真実味を帯びてくる。意識の自然則の「客観側の対象」として、神経科学の知見を参考に、よりふつうの何かを求める立場だ。

その何かとして真っ先に思い浮かぶのは、ばらばらのニューロンが発する情報だ。

ここでは、情報にまつわる仮説を二つほど紹介しよう。

一つ目は、哲学者チャーマーズが提唱する「情報の二相理論」だ。情報には、客観的側面と主観的側面の二相があることをその旨としている。

前者の客観的側面は、ごくふつうの意味における情報のことだ。脳の場合、ニューロンの発する電気スパイクがそれに相当する。

特徴的なのは後者の主観的側面だ。情報そのものが意識の源泉であり、情報のあるところすべてに意識があることを仮定している。

このことを真に受ければ、月の裏側の石ころにさえ意識が宿ることになる。ここでの意識とは、ネーゲルが言うところの「そのものになってこそ味わえる感覚（What it's like）」だ。つまり、太陽光に照らされて、熱膨張によりほんのすこしだけ大きくなれば、そこには自身の温度に関する情報が存在し、その主観的側面として石自体が温かいと感じることになる。もちろん、皮膚や汗腺をもたない以上、わたしたちの温度感覚とは似ても似つかない代物になるだろうが。

要するに、情報の二相理論によれば万物に意識が宿る。これは一種の汎心論《はんしんろん》であり、脳のなかを見渡せば、ニューロンはおろか、すべての生体組織に独立に意識が宿ることになる。エドワーズの樹状突起仮説どころのさわぎではない。

一方で、脳のなかに無数に存在する意識と、わたしである、ただ一つの意識との関係については残念ながら何も言及していない。いわば、意識の一体化のオチを放棄していることになる。

統合情報理論

この情報の一体化を積極的に試みているのが、二つ目の仮説である、ジュリオ・トノーニによる「統合情報理論（Integrated Information Theory: IIT）」だ。

その根幹にあるのは、「決して分割することのできない主観体験は、統合された状態にある情報によってしかもたらされ得ない」とのテーゼだ。

執筆現在のバージョンはIIT4.0で、まさに、現在進行形で進化し続けている。これをきちんと扱おうとすると、これまた本が一冊書けてしまうので、ここではごく簡単に、トノーニが言うところの統合された状態にある情報と意識の関係について言及するにとどめたい。

統合された状態にある情報とは、「システムの部分どうしが相互作用することで、その部分のみからは生じ得ない、新たな情報がシステム全体から生まれている」状態を指す。そのうえで、この統合された状態にある情報のみに意識が宿るとしている。チャーマーズの「情報の二相理論」がある意味ザルであったのに対して、情報に意識が宿ることに高いハードルを設けていることになる。

統合情報理論によれば、今現在のコンピュータや人工神経回路網は意識を宿さない。たとえ、膨大な量の情報を処理したとしても、それらの情報が先の意味において統合されていないためだ。一方で、ヒトの脳は、情報が統合されているからこそ、意識を宿すと結論づけている。

蛇足になるが、統合情報理論はなにかと物議を醸すことが多い。その一つの理由は、その中枢にいる科学者達が、それが絶対的に正しい公理だと言って憚《はばか》らないことだ。

1＋1が2であるように、統合情報理論は、意識の一体性の要請から自ずと導かれる公理であり、実験による検証すら必要ないとの立場をとっている。

一方で、日本の統合情報理論の研究者の多くは、わたしの知る限り、あくまで一仮説として扱っている。このあくまで公平な立場をとるのであれば、意識を解き明かしていくうえでのよき仲間であり、ぜひ、わたしの提供する検証プラットフォームを使っていただきたいと考えている。

11章　意識は情報か　神経アルゴリズムか

意識は脳の情報に宿るか

ただ、何を隠そう、統合された情報であれ、素の情報であれ、意識の自然則の客観側の対象に、脳の情報を割り当てるのは筋がよくないとわたしは考えている。そうすることで、意識の自然則に負荷がかかってしまうからだ。言い換えれば、自然則に黒魔術を押し付けることになりかねない。

その前提となるのは、我々の意識が、まずもって大脳皮質に宿ることだ。小脳や海馬などの旧《ふる》い脳部位を損傷しても意識はほとんど影響を受けないのに対して、大脳皮質の損傷は、そのまま意識の消失につながる。このことについては、多くの専門家の見解が一致する。

そのうえで、脳の情報に意識の源を求めることの最大の問題は、大脳皮質の情報表現形式が、感覚モダリティによらず一定であることだ。専門用語が飛び出して申し訳ないが、名は体を表すということで、「場所コーディング（Place Coding）」と呼ばれている。

脳の場所コーディングと時間コーディング

脳の聴覚情報処理を例に、このことをみてみよう。

耳から入った音は、内耳にある蝸牛《かぎゅう》で電気スパイクに変換される。この時点では、場所コーディングに加え、時間コーディング（Temporal Coding）が併用されている。

蝸牛は渦巻き状のかたちをもち（図11－1）、その共鳴特性から、耳からの音を周波数ごとに分解する機能をもっている。弦楽器にしても管楽器にしても、大きくて太いものが低い音を奏で、小さくて細いものが高い音を奏でるように、入り口付近の、音に反応する膜の幅が小さい箇所は高い音に共鳴し、奥の方の膜の幅が大きい箇所は低い音に共鳴する。

こうして周波数帯域ごとに分解された音は、蝸牛の渦巻き形状に沿ってずらりと並ぶ蝸牛神経によって、電気スパイクに変換される。その結果、音の高低の情報は、蝸牛のどの場所にある蝸牛神経を発火させるかによって表現される。これが蝸牛の「場所コーディング」の正体だ。

では、併用される時間コーディングとは何だろうか。

蝸牛神経のレベルでは、図11－1にあるように、音波に波乗りするような形で電気

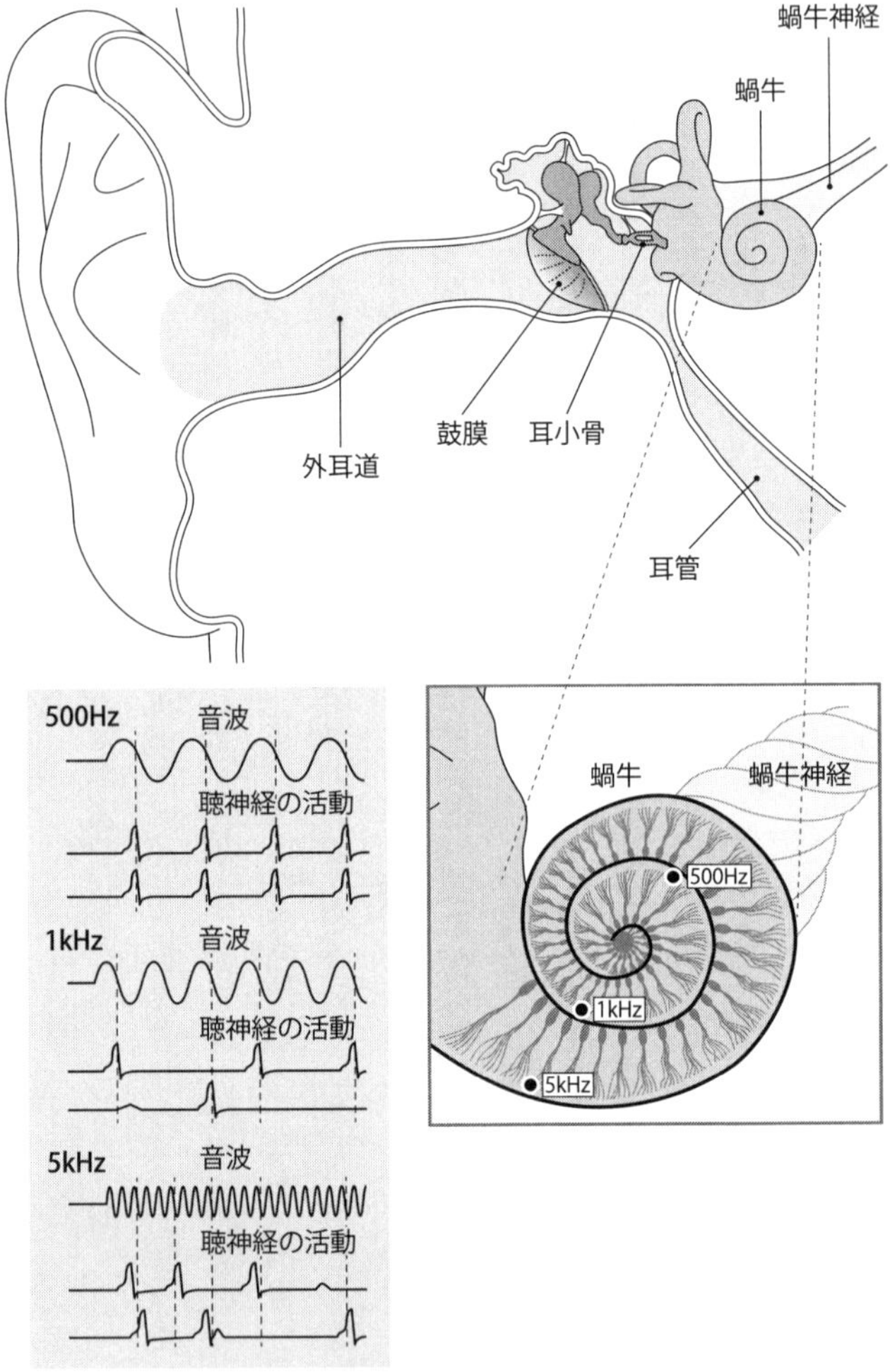

図11-1　蝸牛における場所コーディング

スパイクが発せられる。これが、蝸牛の「時間コーディング」だ。音の位相情報を電気スパイクのタイミングで表現していることになる。時間コーディングが顕著にあらわれるのは、1キロヘルツくらいまでの周波数の音に限られ、それより高くなると、ニューロンの特性から、電気スパイクの音波への波乗りが崩れていく。

この時間コーディングは、音源位置の推定に大きく寄与する。音源位置の知覚には、左右の耳に到達する音の大きさの違いと、タイミングの違いの二つが用いられる。そのうち後者は、脳幹にある「内側上オリーブ核」とよばれる脳部位が処理を担当し、ここでは、音波に波乗りする電気スパイクのタイミング情報が積極的に活用される。具体的には、神経配線の遅延をうまく利用する形で、内側上オリーブ核にずらりと並んだニューロンが、左右の耳に到達する音のタイミングの差を検知するのだ。つまり、音源の位置は、内側上オリーブ核のどの場所にあるニューロンが、電気スパイクを発するかで表現される。ちなみに、高い音の位置を認識しづらいのは、蝸牛のレベルで時間コーディングが成立しておらず、内側上オリーブ核のしくみが使えないからだ。

つまり、音源の周波数に関する情報にしても、その位置に関する情報にしても、大脳皮質に到達する前に場所コーディングに変換されていることになる。

ポイントは、この場所コーディングが、聴覚のみならず、視覚、触覚、嗅覚など、あらゆる感覚モダリティで汎用的に用いられることだ。

視覚であれば、対象物の位置や視覚特徴（例：線分の傾き、色）の違いは、大脳皮質の視覚野のどの場所にあるどのニューロンを活動させるかによって表現される（図11－2）。触覚であれば、刺激される皮膚の位置や強度の違いは、同じく、体性感覚野のどの場所にあるニューロンを活動させるかによって表現される。

感覚モダリティによらず汎用的に用いられる場所コーディングは、聴覚の例で見た

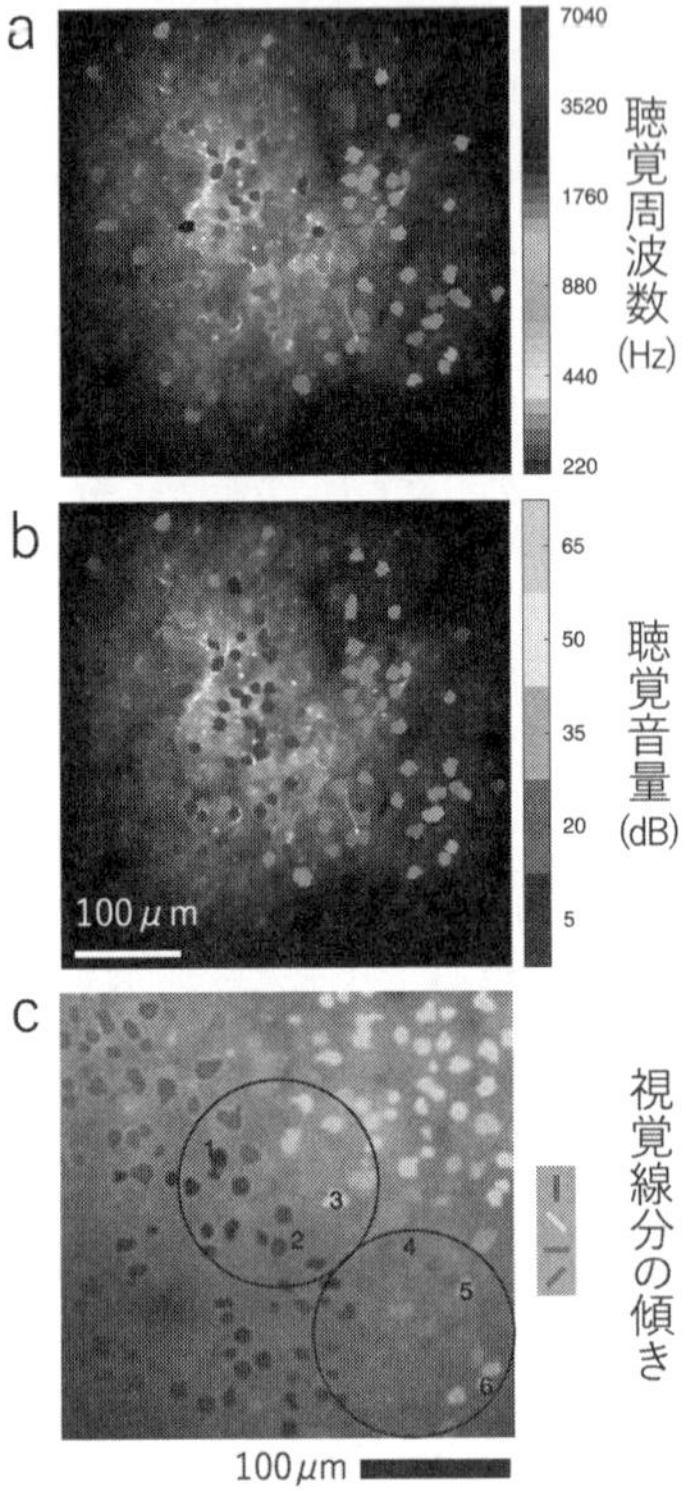

図11-2　大脳皮質における場所コーディング

聴覚における音の周波数（a）や音量（b）にしても、視覚における線分の傾き（c）にしても、どの場所にあるどのニューロンが活動するかによって情報表現されている。a、b図はマーモセットの大脳皮質第一次聴覚野の活動を二光子顕微鏡によって撮像したもの（Song *et al.*, 2022より改変転載）、c図はネコの大脳皮質第一次視覚野の活動を同じく二光子顕微鏡によって撮像したもの（Ohki *et al.* 2006より改変転載）。白黒でわかりづらいが、各図の右側に示したカラーバーから、色付けされたニューロンの刺激反応特性が見てとれる。

ように、感覚器の成り立ちに由来するところが大きい。

視覚の感覚器である網膜では、外界の視覚情報が網膜のどの場所にあるどの視細胞（それぞれに異なる光波長に反応する）を活動させるかによって表現される。触覚情報は、皮膚のどの場所にあるどの触覚細胞（それぞれに異なる振動数や強度に反応する）を活動させるかによって表現される。同じく、味覚や嗅覚にしても、その情報は、舌や鼻腔のどの場所にあるどの感覚細胞（それぞれに異なる化学物質に反応する）を活動させるかによって表現される。

場所コーディングの呪い——自然則への負荷

一方で、ニューロンが電気スパイクを発する以上、それには何らかのタイミングが伴う。そのタイミングに感覚モダリティごとの違いが反映されたりはしないだろうか。

ただ、この一縷の望みも見事に打ち砕かれてしまう。大脳皮質のニューロンの発する電気スパイクのタイミングは、基本的に「指数分布」に従っている。時刻表をもたず、気ままにやってくるタクシーが、タクシー乗り場に到着するタイミングにほぼ等しい（厳密には、ニューロンが一度電気スパイクを発すると、しばらく次のスパイクを発することができないため、指数分布から若干ずれる）。まったく予想のつかない、もっともランダムな時間分布だ。

このランダムな時間分布を基本として、タクシーにも朝夕のラッシュアワーがあるように、時間あたりに発せられる電気スパイクの平均数が、刺激の有無や強度に応じて上下するのだ。

かくのごとく、大脳皮質の場所コーディングは徹底している。たとえ専門家といえども、ニューロン活動を見せられただけでは、それがどの感覚領野のニューロンで、どのような刺激を与えられたかを見極めることはできない。

この徹底した場所コーディングこそが、情報を基本とする「意識の自然則」に負荷をかけ、黒魔術を押し付ける元凶となっている。

意識の自然則の主観側の対象、すなわち、主観体験に関して言えば、リンゴの赤みとトランペットの音色はまるで異なるものだ。一方で、その客観側の対象に脳の情報を割り当ててしまうと、リンゴの赤みにしても、トランペットの金属的な音色にしても、結局は、特定の場所にあるニューロン群の、ランダムな電気スパイクの発出に落とし込まれることから、質的にまったく見分けのつかないものとなってしまう。

つまり、主観側の相異なる二つのものが、客観側では一つのものとして縮退していることになる。

それゆえ、意識の自然則に、縮退している客観側の対象を選り分ける負荷がかかり、その選り分けを実現するための黒魔術が要求されることになる。

神経アルゴリズム仮説

問答無用の意識の自然則といえども、そのような無理難題を押し付けられたのでは、たまったものではない。素直に考えれば、主観の側で異なるものは、客観の側でもきちんと異なっていてほしい。意識の自然則の客観側の対象は、感覚モダリティごとの違いを色濃く反映する何かである可能性が高い。

わたしが考える客観側の対象の本命は神経アルゴリズムだ。脳のプログラムと言ってもよい。

コンピュータを例に説明しよう。コンピュータの情報は、メモリ上の0と1の並びに帰着される。映像にしても、音声にしても、その仕様（映像の横幅やRGB各色のビット深度、音声のサンプリング周波数、整数─浮動小数などの変数フォーマット等）がわからなければ、一見、ランダムな0と1の並びにしかうつらない。大脳皮質の場所コーディングの状況によく似ている。

一方で、その情報を扱うコンピュータ・プログラム（アプリケーション）は、映像用のものと音楽用のものとでは、その目的にしても、その成り立ちにしても、まるで異なる。映像用のものであれば、映像情報の仕様をもとにデータを読み込み、色味や解像度などを調整して、モニターに表示することを目的としている。音楽用のものであれば、音楽ファイルの仕様をもとにデータを読み込み、音の周波数バランスや音量を調整してスピーカーから出力することを目的としている。

脳の神経アルゴリズムにしてもそうだ。視覚であれば、網膜からの視覚情報を読み込み、対象物を識別することがその目的の一つとなる。聴覚であれば、蝸牛からの聴覚情報を読み込み、言語を解することがその目的の一つとなる。

それらの異なる目的を達成するべく、異なる感覚モダリティの神経アルゴリズムは質的に異なるものにならざるを得ない。

それゆえ、神経アルゴリズムを「客観側の対象」に充てることで、先述の縮退の問題が一気に解決される。意識の自然則に負荷をかけず、黒魔術を要求しない。

また、前章でさんざん苦労した意識の一体性についても、とても素直で簡単なオチがつく。まず大きなところでは、神経アルゴリズム自体が、ばらばらのニューロンを目的志向的に一つに束ねてくれる。神経アルゴリズムは、その定義からして、一体化していると言っても過言ではない。

加えて、もう一歩踏み込んだところで、痒いところに手が届くようなオチを用意してくれる。

わたしたちの意識は完全な一枚岩ではない。視聴覚など、単一感覚モダリティごとの一体性は揺るぎないとして、その上の多感覚モダリティのレベルでは、時間的同時性を軸に、もうすこし緩く結びついている。言わば、意識は階層的な一体構造をとっている。

その階層的な一体構造についても、神経アルゴリズムに階層的なモジュール構造をもたせることで自然なオチをつけることができる。たとえば、一番上のレベルに、報酬獲得や生存といった個体としての大目標をつかさどるマスター神経アルゴリズムを配置する。その下に、その大目標をブレイクダウンした個別目標（正確な視覚認識、正確な運動発現等）を達成するためのサブ神経アルゴリズムを配置することで、階層的な一体構造を容易に実現できる。

12章　意識の「生成プロセス仮説」

脳のなかの仮想現実

では、その神経アルゴリズムとしては、具体的にどのようなものが考えられるだろうか。

ビッグバンと同時にこの宇宙に生まれたはずの意識の自然則は、高い普遍性をもち、地球型生命以外にも適用されて然るべきものだ。当然、わたしたちの感覚モダリティの枠などは軽く越えて、意識全般を統一的に扱えるものであってほしい。

これらの要求や制約を勘案して、その候補としてわたしが第一に考えるのが「生成プロセス」だ。まずはその礎となる仮説、フィンランドの神経科学者であるアンティ・レボンスオによる「意識の仮想現実メタファー（Virtual Reality Metaphor of Consciousness）」についてみていこう。

彼の論考の出発点となるのは睡眠中の夢だ。

寝ている最中に見る夢は、脳がつくりだした仮想現実である。自らの身体がよこたわる寝室から完全に乖離したかたちで、独自の三次元世界が立ち現れる。そのなかでわたしたちは自在に歩き回り、自らの息遣いを感じとることもできる。皿を落とせば重力加速度で落下し、床に落ちれば粉々に砕け散る。

さらには、第三者が登場して自らに話しかけてきたりもする。それに対し、相手の意図を探ろうとわたしたちは頭をフル回転させる。相手のセリフが、自らの脳が紡ぎ出したものであるのにもかかわらず。

このような、現実と見紛うばかりの脳の仮想世界を成り立たせるのに、高度に発達した神経システムを要するのは想像に難くない。

そんななか、レボンスオが問うたのは次のことだ。脳の仮想現実は、夜、夢を見るためだけに発達進化してきたものなのだろうか。

彼の答えは否だ。

今、まさに覚醒し、本書を手にしているあなたは、脳の仮想現実のなかにいる。レボンスオによれば、覚醒中のわたしたちは、脳の仮想現実をもちいて世界を認識しており、言わば、現実の夢を見ている。睡眠中の夢とのただ一つの違いは、感覚入力の助けをかり、脳の仮想現実が現実世界に同期していることだ。

むしろ、話は逆で、覚醒中に意識を担う脳の仮想現実があるからこそ、その副産物として、夜寝ている最中に夢を見ることができるのだ。

脳の仮想現実の獲得

では、脳の仮想現実は、意識を担うべくして発達進化してきたのだろうか。これは、簡単なようでなかなか難しい問題だ。次の問いかけと密接に関係するからだ。はたして、意識に機能はあるだろうか。

実のところ、専門家のあいだでも議論が分かれるところだ。そんななか、わたしは中立的な立場をとっている。意識には機能があるかもしれないし、ないかもしれない。後述するように、わたしの考える自然則が正しいか否かでその答えが変わってくる。

一方で、脳の仮想現実自体に機能があることは、ほぼ疑いの余地がない。

わたしたちは日頃、リアルタイムで世界を認識すると同時に、今を起点として、未来をすこしずつ先読みしている。たとえば、車に乗って交差点を右折するとき、反対車線を向かってくる直進車の距離やスピード、右折先の横断歩道の歩行者の有無などをもとに、数秒先の未来を予測しようとする。右折をはじめた未来とそうでない未来。脳の仮想現実の時間を早回しして、それぞれの行く末を見極めようとする。

このように、日頃、わたしたちは反実仮想的に（実世界とは異なるかたちで）未来予測を行っている。この先読み能力は、はるか昔、わたしたちの祖先がまだ野原を駆け回っていたころ、適者生存競争において頼もしい武器になったはずだ。

ご存知、「パブロフの犬」にみられるような、反復学習を必要とする条件付けには、自ずと限界がある。弱肉強食の世界にあって、最初の数回をうまく生き延びることができればよいが、そうでなければ、その時点でゲーム・オーバーだ。

そんななか、脳の仮想現実を駆使して未来予測を行うことができたら、他の動物や個体に対して圧倒的に有利となる。反復条件付けとの決定的な違いは、異なる状況で獲得したさまざまな事象への理解を総動員できることだ。

それが可能になるのは、外界の事象を、脳の仮想世界のなかで個別にモデル化していくからだ。個々の体験をとおして、そのときどきに遭遇したものを、その外見のみならず、振る舞いも含めて脳の仮想現実のなかで再現する。結果、仮想現実を彩るあらゆるモノに息が吹き込まれ、それらがインタラクションすることで、未来の先読みが可能になる。

それゆえ、はじめて遭遇するような状況におかれても、最適な行動をとることができる。

意識は機能をもつか

前節で見たような高い優位性から、脳の仮想現実は、発達進化の過程のどこかの時点で獲得されたに違いない。そのうえで、わたしの考える意識の自然則が正しかったとしよう（その具体的な中身については後述するが、一旦、「脳の仮想現実の一部のしくみが意識を生む」と考えてもらえればよい）。

すると、脳の仮想現実が獲得された時点で、最初の意識が芽生えたことになる。ビッグバン以来、自然則そのものは宇宙に備わってはいたが、すくなくともこの地球上ではじめての適用例となったはずだ。

この場合、意識に機能があると言えるだろうか。

注意するべきは、脳の仮想現実が、意識を担うべくして発達進化してきたわけではないことだ。単に、自然淘汰を戦い抜くうえで有利であったために獲得されたに過ぎない。

つまり、意識は、脳の仮想現実に無料《タダ》でついてきた、ただのオマケということになる。

ここで一つの思考実験として、自然則のレパートリーに当該自然則を含まない、別の宇宙Bを考えよう。ご都合主義なのは否めないが、この宇宙同様、地球Bが存在し、そこには人類Bが住んでいる。その人類Bは、わたしたちと同じ外見をもち、また、わたしたち同様、進化の過程のどこかの時点で脳の仮想現実を獲得したとする。その仮想現実をもとに未来を予測し、柔軟な行動をとることもできる。つまり、その人類Bは、みかけも振る舞いも、わたしたちと区別がつかないことになる。

ただ、悲しいかな、意識だけはもたない。いわゆる、哲学的ゾンビに過ぎない。宇宙Bには、意識の自然則がないのだから致し方ない。

というわけで、論理構造は少々複雑だが、意識そのものには機能がないとの結論に至る。宇宙は違えど、意識があってもなくても、まったく同じ行動がとれてしまうのだから（同時に、この宇宙には、哲学的ゾンビは存在しないとの結論もくだされる）。

ただし、以上の議論は、わたしの考えるところの意識の自然則が正しいことが前提となっていることを忘れてはならない。

一つ上の俯瞰的な視点、すなわち、わたしの推し自然則の正否に対して中立的な立場からは、意識の機能の可否についても中立的な結論がくだされる。すぐには思いつかないが、意識に機能を付与するような自然則もありうるかもしれない。

脳の仮想現実の神経実装——生成モデル

次に、脳の仮想現実を神経実装することを考えよう。脳の仮想現実は、いかなる神経アルゴリズムによって実現されるだろうか。

ここは、「生成モデル」の一択だろう。生成モデルは、90年代前半に、日本の誇る川人光男と乾敏郎、さらにはアメリカのデイヴィッド・マンフォードによって独立に提案された脳のモデルで、現在の生成AIの原型にもなっている。

生成モデルの鍵を握るのはその生成プロセスだ。視覚であれば、コンピュータ・グラフィックス（CG）のレンダリング過程にたとえることができる（図12－1）。

CGの出発点はその記号的な表象であり、これには、CG世界に登場するモノの種類、モノの特性（三次元形状、表面の光吸収反射特性、配置）、光源の特性などが含まれる。それらの記号的表象をもとに、レンダリング過程では、それぞれのモノが三次元化され、テキスチャを貼られ、さらに光源によって照らされる。光源から発した光がモノにぶつかると、表面の光吸収反射特性にしたがって反射し、次なる方向へと進んでい

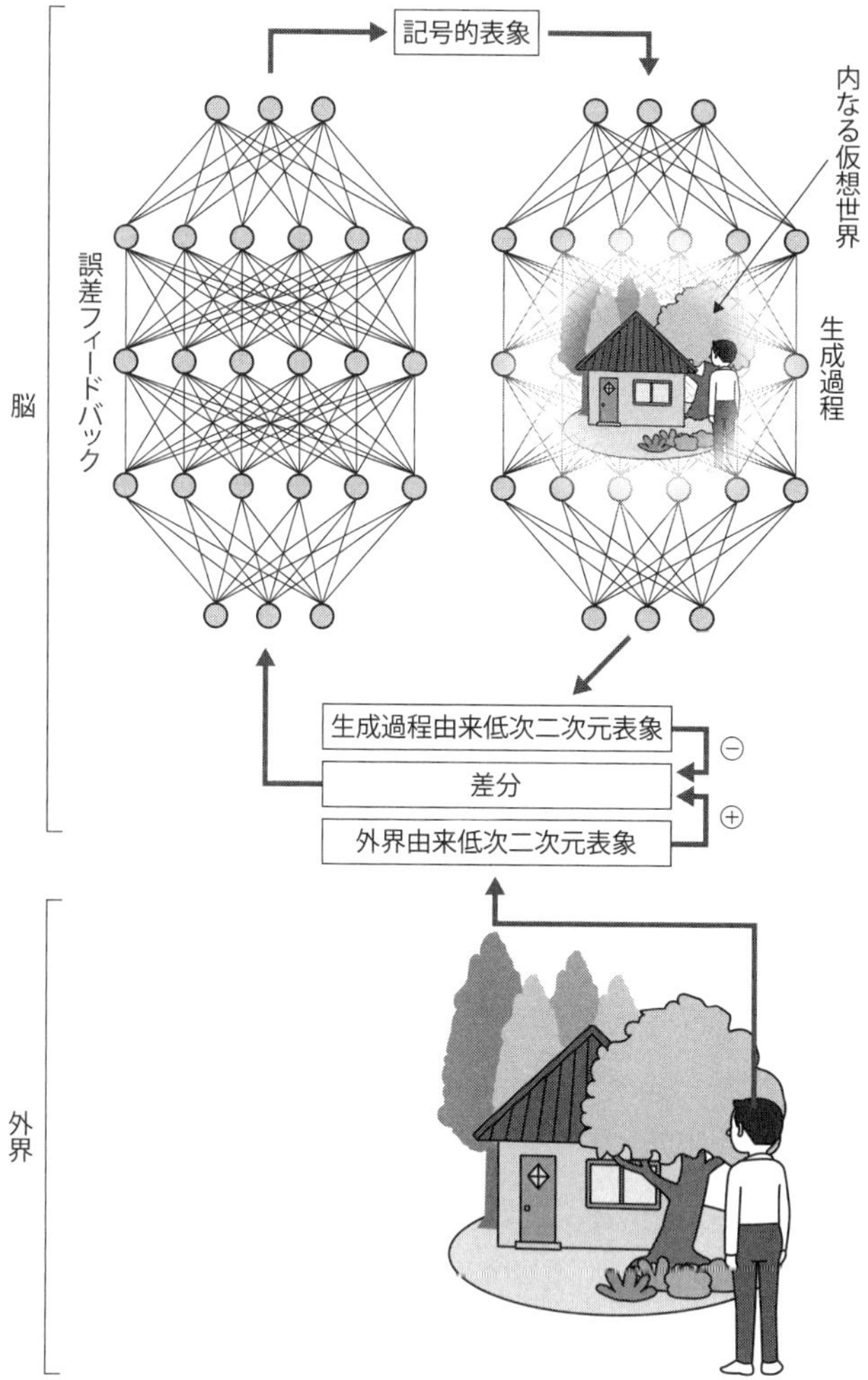
脳
外界
記号的表象
内なる仮想世界
誤差フィードバック
生成過程
生成過程由来低次二次元表象
差分
外界由来低次二次元表象
⊖
⊕

図12-1　生成モデル

く。

　ＣＧで重要なのは、その仮想世界に内なるカメラが存在することだ。このカメラに、光源からの直接光、さらには、モノから反射した光が到達することで像が結ばれる。普段、わたしたちが目にするＣＧ画像は、この内なるカメラが捉えた像に他ならない。

　生成モデルの生成プロセスは、このＣＧのレンダリング過程と内なるカメラへの像の投影を人工神経回路網によって実現するものだ（図12－１）。昨今の画像生成ＡＩは、現実と見紛うばかりの映像を人工神経回路網で創り出している。

　この生成プロセスに加え、川人と乾、そしてマンフォードによるオリジナルの生成モデルには、もう一つ重要なしくみが存在する。現実世界と仮想世界を同期させるしくみだ。今日の実用レベルに達している生成ＡＩとは異なり、当時、あくまで、生体脳の感覚情報処理のしくみを推し量る「脳のモデル」として提案されたため、この部分を外すわけにはいかない。

　図12－１を俯瞰的に眺めると、外界と生成プロセスが鏡像関係にあることがわかる。

　外界には複数のモノが存在し、それが光源によって照らされ、跳ね返った光が網膜に捉えられることで像を結ぶ。さらに、その像は低次視覚野へと運ばれ、外界由来の低次の二次元表象となる。

一方で、脳のなかでは、高次の記号的表象にもとづき、内なる仮想世界に複数のモノが配置される。それらのモノが内なる光源によって照らされ、跳ね返った光が内なる目で捉えられることで、生成プロセス由来の低次二次元表象となる。

生成モデルでは、この鏡像関係を利用することで、現実世界と仮想世界とを同期する。具体的には、外界由来と生成プロセス由来の低次二次元表象どうしの差分を算出し、その差分をもとに高次の記号的表象を更新することで、仮想世界を現実世界へと近づけていくのだ。

たとえば、実際には家の前に木があるのに、脳の仮想現実では、その関係が逆転していたとしよう（図12－1）。その場合、低次二次元表象どうしを比較すると、家と木の重なり部分に誤差が生じる。その誤差は、高次の記号的表象へとフィードバックされ、記号的表象の家と木の奥行き関係が修正される。そして、それをもとに、内なる仮想世界が更新される。

このように、誤りを訂正し、外界由来と生成プロセス由来の低次二次元表象どうしの差分を最小化していくことで、脳の内なる仮想世界は現実世界へと漸近していく。

意識の自然則としての生成過程——意識の「生成プロセス仮説」

前節でみたように、生成モデルには、生成プロセスと誤差フィードバックの二つのしくみがあることがわかった。では、神経アルゴリズムとして、意識の自然則の客観側の対象（＝ＮＣＣ）に該当するのはどちらだろうか。ここでヒントとなるのは、やはり、睡眠中の夢だ。

夢を見るレム睡眠中は脳が外界から遮断されている。いわば、脳の仮想現実が暴走している状態にある。この暴走の最中にも、視覚的意識がきちんと成立していることは先述のとおりだ。

この暴走中は、当然のことながら、現実世界と仮想世界の間の同期をとるしくみははたらいていない。それにもかかわらず意識が成立することから、この同期をとるしくみは、自然則の客観側の対象から除外することができる。ＮＣＣから眼球を除外したのと同じように。

よって、意識の自然則の客観側の対象は、生成モデルの生成プロセスだということになる。

一方で、先述のとおり、意識の自然則には高い普遍性が求められる。なぜ、宇宙のはじまりとともに存在していたはずのもので、当時、地球型生命の神経機構など知ったことではなかったのだから。そこで、この場を借りて、自然則としてもう少し一般化しておきたい。

生成プロセスの本質とは何だろうか。それは、対象をモデル化することである。ここで言う対象とは、脳の視覚の場合、外界の視覚世界であり、聴覚の場合、外界の聴覚世界だ。つまり、脳であるシステムAが、生成プロセスをとおして、別のシステムBをモデル化したとき、システムAにおいてシステムBの主観体験＝意識が発生する。

このシステムBは、外界とは限らない。たとえば、痛覚や皮膚感覚、さらには、空腹感や嘔吐感などの内臓感覚の場合、システムBに相当するのは自らの身体だ。自らの身体をモデル化することで、それに対する主観体験がわいていることになる。

身体のモデル化を裏づけるものとして、四肢が切断された際に、その存在をありありと感じ続ける、幻肢とよばれる症状がある。腕や足がもはや存在しないのは、当人の目にも明らかなのに、痛覚や皮膚感覚、さらには、プロプリオセプションと呼ばれる自己運動感覚（身体の各部位がどのように配置されているか、またそれらがどのように動いているかの感覚）も含めて、すべてが生々しく感じられる。この場合、モデル化の対象であったシステムBの喪失後も、システムAだけは残り、それが主観体験を生み続けていると考えることができる。

また、システムBには脳自体が含まれることもある。たとえば、脳の損傷により、恐怖に伴う身体反応（発汗、瞳孔拡大、心拍上昇）は見られるのに、恐怖の感情だけが希薄になる症状が知られている。怖い画像を与えられて、身体反応が発出している時点で、脳を含むシステムBが健在なのは明らかだ。一方で、通常であれば、それらの身体反応に伴うはずの恐怖の感情が発生しないということは、それらをモデル化していたシステムAが、脳損傷によって損なわれたことになる。

最後に、提案する意識の自然則を次のように一般化しておこう。「システムAがシステムBをモデル化したとき、システムAにシステムBの主観体験が発生する」。このシステムBには、あらゆる対象が含まれ、また、システムAにしても、生体脳や人工神経回路網に限定されない。

10章冒頭で紹介した脳の怪しい動作。真っ暗闇のなか、あたかも何かを見ているかのように動作し続けるニューロン。これは、現実世界の呪縛をのがれ、脳の仮想現実が、糸の切れた凧のように大空を舞っている姿ではないだろうか。モデル化の対象である視覚世界（システムB）が失われたなか、脳の視覚野（システムA）が視覚的意識＝幻視を発生させている状況だ。

13章　意識の自然則の実験的検証に向けて

意識解明への登頂ルート

前章では、わたしが考えるところの意識の自然則、「生成プロセス仮説」を紹介した。いよいよ、その検証に向けての具体的な手順について述べよう。

わたしの提案する検証プラットフォーム（9章で紹介した「生体脳半球－機械半球の接続」）は汎用性を重視しており、特定の仮説に縛られるものではない。よほど変態的な自然則でない限り（それをもとに機械半球を動作させることができれば）、検証することが可能だ。一方で、「意識の宿る機械半球のつくり方」や「機械半球と生体脳半球との接続の仕方」については仮説依存性がある。

つまり、意識の解明を前人未踏の山に喩えるなら、本章で紹介する検証の具体的な手順は、「生成プロセス仮説」を方位磁針に用いた新たな登頂ルートに相当する。

その登頂ルートを検討するうえで、わたしは次の二点を重視している。麓から眺めている限りにおいて、どうにも踏破できそうにない難所がルート上に潜んでいないこと。大規模なアタックチームを編成できたとして、この10年ほどの技術で踏破可能なこと。

いずれも、わたしたちの目の黒いうちに、「意識の解明」への最終アタックをかけるための必要条件だ。「意識の解明」のピークのすぐ横には、「意識のアップロード」のピークがそびえている。

意識の宿る機械をつくる

なにはともあれ、意識の宿りうる機械である。それなくして話ははじまらない。

2章では、一つの思考実験として脳のデジタル化を行った。そこでは、ニューロンを一つずつコンピュータに取り込むことで、脳をすこしずつコンピュータ・シミュレーションに置き換えていった。その過程をそのまま踏襲して意識の宿る機械をつくることはできないだろうか。

残念ながら、その過程を実際にたどることはできない。なぜなら思考実験ならではの神の目が介入するからだ。

ニューロンを一つずつコンピュータに取り込む際に、もとの神経配線を完全に再現する必要がある。この配線の再現のためには、そのオリジナルを寸分違わぬ精度で読み出すことが要求される。ここに神の目が介入している。

なぜにそれが神の目なのか。なぜに生きた脳からの神経配線の読み出しは不可能なのか。

実のところ、二光子顕微鏡とよばれる特殊な顕微鏡を用いることで、神経配線強度を必要十分な精度で読み出すことは可能だ（図13－1）。ここまでその詳細について述べてこなかったが、神経配線強度は、シナプス部で生じる、電気スパイク一つあたりの電位によってほぼ決まる（15章参照）。この電位の大きさを間接的に観測することができるのだ。

ただし、この二光子顕微鏡の目が届くのは、脳の表面からわずか1ミリ程度の範囲に過ぎない。

脳を餃子にたとえるなら、大脳皮質はその皮の部分に相当する。わずか1～2ミリの厚さの皮のなかに大脳皮質のニューロンのすべてがおさめられているのだ。であれば、大脳皮質の読み出しだけであれば、何とかなるようにも思える。

ただ、図13－2aをみてもらえばわかるとおり、ヒトの大脳皮質には多くのシワがよっている。頭蓋内の限られた空間のなかで、ニューロン数をすこしでも稼ごうと発達進化してきたことに由来する。

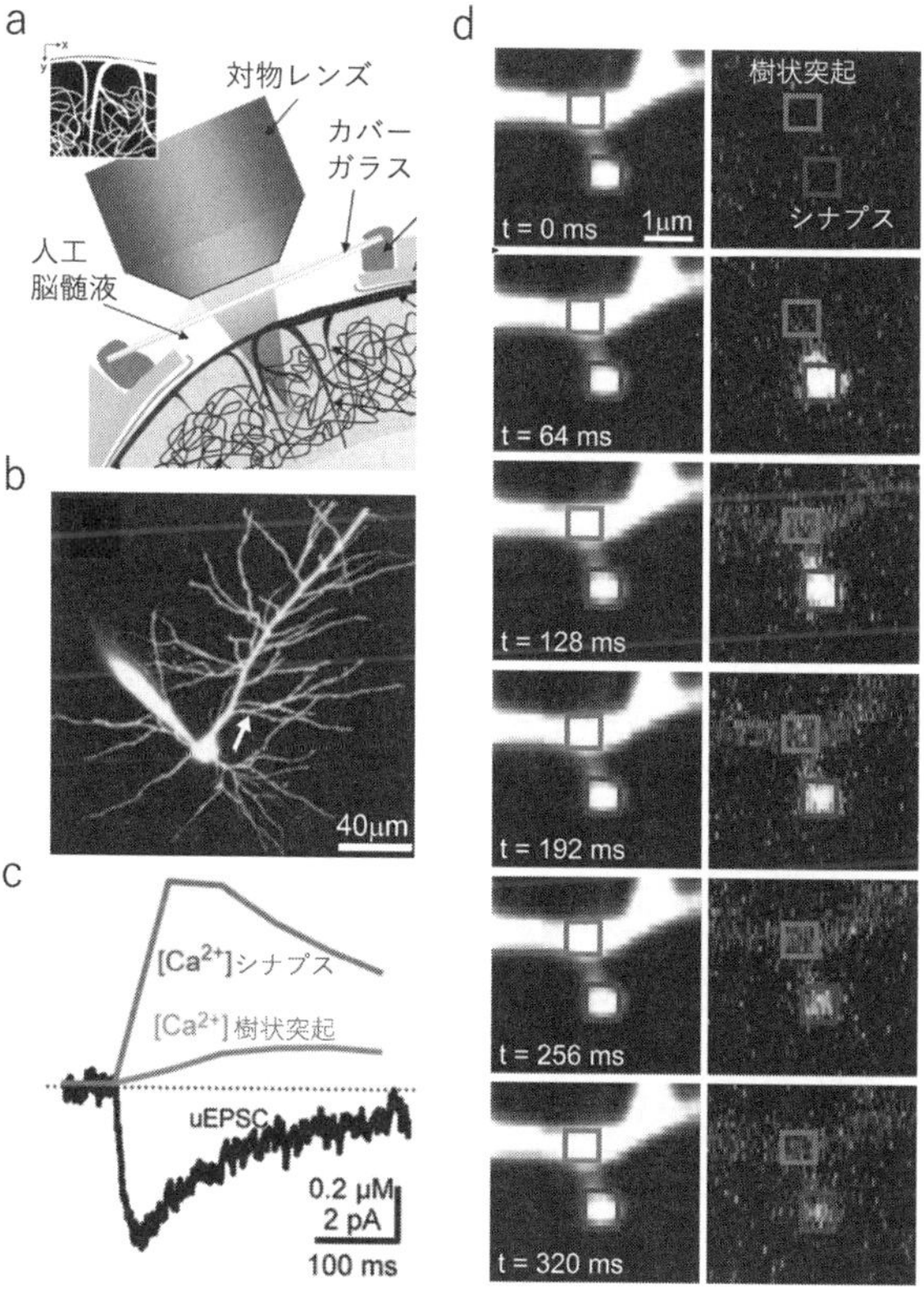

図13-1　生きた脳からの神経配線強度の読み取り

二光子顕微鏡による計測範囲は脳表から1ミリ程度に限定される（a: Kherlopian *et al.*, 2008より改変転載）。二光子顕微鏡を用いて、あるニューロンの樹状突起上の1つのシナプスに撮像範囲を限定し（b）、その時間経過を追うと（d）、神経配線強度に相当するシナプス後電流（c、uEPSC: 1つの電気スパイクあたりイオンチャネルを通して入ってくる電流。別途電極を用いて計測）に対応する、シナプス部のカルシウムイオン流入量を計測することが可能となる（b-d: Sobczyk *et al.* 2005より改変転載）。

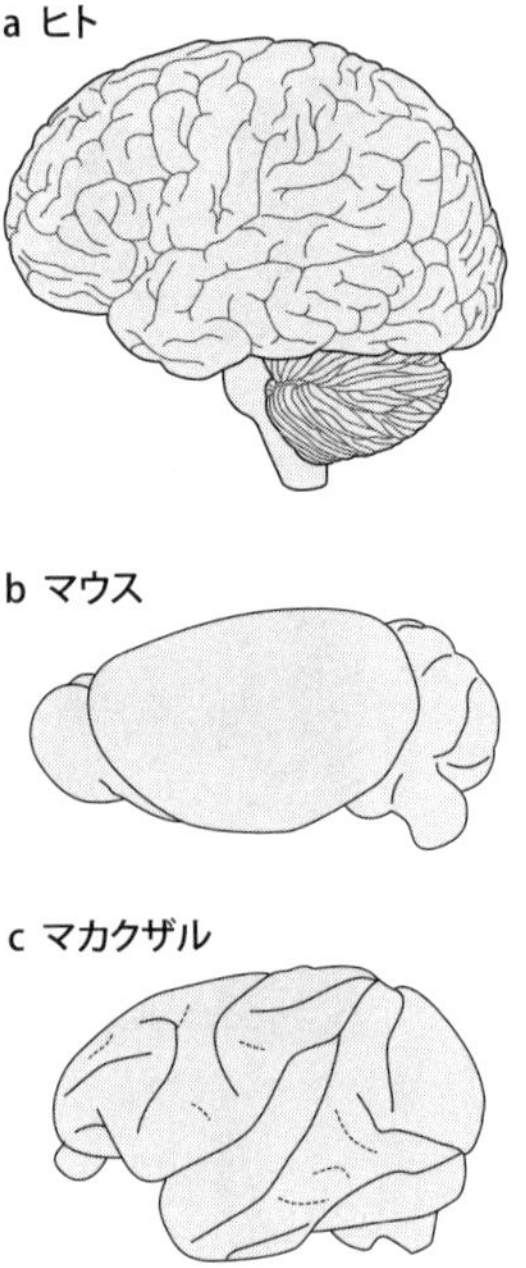

図13-2　ヒト、マウス、マカクザルの脳

1億年ほど進化の歴史を遡ると、げっ歯類とヒトの共通祖先にたどり着く。図13－2bにあるように、マウスやラットの脳は、いんげん豆のようにその表面がツルツルだ。また、同じく3000万年ほど遡ると、侵襲の脳計測が許されるもっとも利口なサルであるマカクザルにたどり着く。こちらにしてもそのシワの入り方はさみしい限りで、ヒトの脳とは比ぶべくもない（図13－2c）。

ヒトの脳の場合、大脳皮質の面積は、なんと新聞紙一枚分に相当する。みなさんの頭のなかに、大きな新聞紙を一枚、くしゃくしゃと丸めて入れることを想像してみてほしい。シワの多さと、その深さが想像できるだろう。残念ながら、二光子顕微鏡の観測の目は、それらシワのなかまでは届かない。

さらに問題なのは、餃子の皮のみならず、その具に相当する部分にもニューロンがたくさん詰まっていることだ。動物実験では、それらの脳部位を観測するために、覆いかぶさる大脳皮質を切除するといった荒療治が施されることもあるが、ヒト相手には到底許されないだろう。

そして、最後にもう一つ、致命的な問題がある。この手法では、神経配線の読み出しに膨大な時間がかかってしまう。仮に、大幅な技術革新（広範囲の超高解像度撮像による神経配線の並列計測）が実現したとしても、配線1本あたりの読み出しに要する時間が1ミリ秒をくだることはないだろう。ヒトの脳には10の15乗の配線があり、ざっと見積もって、すべてを読み出すのに300年以上かかる計算となる。これでは、読み出し完了の遥か手前で寿命を迎えてしまう。

先輩方の脳を使わせてもらう

では、どうすればよいだろうか。大変申し訳ないが使えるものは何でも使うつもりだ。

要は先に亡くなった先輩方の脳を使うのだ。自身の不老不死を望みながら、ヒト脳の侵襲コネクトームに頼るのは心苦しいが、背に腹は代えられない（万が一、わたしの世代に「意識のアップロード」が間に合わなかったら、ぜひわたしの脳を使ってほしい！）。

侵襲コネクトームとは、6章で紹介したもので、灌流固定した死後脳から、脳の配線構造を読み出す手法だ。頭蓋から取り出した脳を薄くスライスし、走査型電子顕微鏡で撮像する。その撮像イメージを積み重ねることで、脳の配線構造を三次元的に再構築する。ただし、確実に読み取れるのは、どのニューロンがどのニューロンにつながっているかという定性的な配線構造までで、その強度、すなわち、定量的な配線構造を十分な精度で読み出すことはできない。

というわけで、一つの死後脳から、生前そのままのデジタル脳を構築することは不可能だ。一方で、デジタル脳構築の出発点としては、次のとおり、この定性的な配線構造だけでも大変ありがたい。

侵襲コネクトーム・プロジェクトの最初のターゲットにもなった線虫は、302個のニューロンをもち、それぞれのニューロンが10個から20個の他のニューロンとつながっている。割合にして数十分の一だ。対して、ヒトの脳には数千億のニューロンがひしめくなか、それぞれのニューロンはたかだか数千個のニューロンとしかつながっていない。割合にして数億分の一に過ぎない。

発達進化の過程で脳が大きくなるにつれ、ニューロン間の接続の取捨選択が大幅に進んだのだ。また、最新のＡＩである人工神経回路網にしても、霊長類の脳の配線構造を参考に、ニューロンどうしの結合割合を極端に低く抑えることで、近年の急激な性能向上がもたらされた。

性能をきわめるうえでも、意識を宿すうえでも、鍵をにぎるのは、ニューロンどうしの低い結合率だ。その意味において、最良のお手本とも言えるヒトの脳の結合関係のデータはとても貴重だ。これを使わない手はない。

学習をかける

その一方で、侵襲コネクトームから得られた神経配線をそのまま使ったのでは、デジタル脳としてまともに動作しないことは、これまでも繰り返し述べてきたとおりだ。

ではどうするか。飛躍的な進化をとげた昨今のＡＩ同様、そこから学習をかけるのだ。侵襲コネクトームから得られた定性的な神経配線構造をその初期値として、定量的な神経配線強度を学習していく。

その際、脳をどのようなしくみとして捉えるかが決定的に重要となる。脳のモデルアーキテクチャとして何を採用するか。その選択ひとつで、学習データの与え方、教師信号の与え方、さらには学習則までもが変わり、学習の末に出来上がるデジタル脳もまるで異なるものになる。

ここで、登頂ルート策定のための方位磁針が効いてくる。当然、生成プロセス仮説にもとづき、生成モデルをモデルアーキテクチャとして採用することになる。

ちなみに、生成モデルを採用することで学習がとても容易になる。生成モデルは、一種の「自己符号化器」であり、別途教師信号を用意する必要がないからだ。自己符号化器とは、その名のとおり、入力を受け、その入力とそっくり同じものを出力するしくみだ。それゆえ、入力そのものを教師信号として用いることができる。

では、入力とまったく同じものを出力させる学習の目的とはいったい何だろうか。最初の開発ターゲットである視覚モダリティを例にこのことを考えてみよう。再び図12－1を眺めてほしい。前述のとおり、生成モデルは外界と鏡像関係にあるが、まさに、この外界の鏡像を獲得することが学習の目的である。

獲得するべきものの一つは、高次の記号的表象だ。外界に存在する対象物や光源の種類と、それらの特性である。この世における木の存在、家の存在、それらはどのような姿をしていて、その表面の光吸収反射特性はどうなっているか。

また、学習データとして動画を用いることで、対象物の動的な特性も記号的表象に含み、獲得させることができる。人や動物はどのように振る舞うか。車や飛行機といった人工物はどのような動きをするか。さらに、仮想の学習環境のなかで仮想の身体を与えることで、自らの働きかけによって、対象物がどのように反応するかを獲得させることもできる。

外界の鏡像の構築にあたり、もう一つ獲得しなければならないのは、視覚世界のルール、すなわち、生成プロセスそのものだ。光源から放たれた光の入射角とその波長構成に依存して、特定のテキスチャ（表面の光吸収反射特性）をもつ対象物がどのように光を跳ね返すか。言わば、視覚世界の第一原理である。

生体脳半球と機械半球をどうつなぐか

意識の宿りうる機械の目処がたったところで、それを脳と接続する方法について検討しよう。前節の手法で学習した人工神経回路網を機械半球に見立て、4章で導入した新型のブレイン・マシン・インターフェース（ＢＭＩ）を介して生体脳半球に接続する。

この新型ＢＭＩを用いることで、生体脳半球どうしがつながるかのごとく、生体脳半球と機械半球を、ニューロン一つ一つのレベルの緻密さで連結することが可能になる。そのうえで、問題は、生体脳半球と機械半球のどのニューロンどうしをつなぐかだ。5章で意識のアップロードを疑似体験してもらった際に登場したニューラル・ルーティングの中身に相当する。

それを考えるうえで、大きなヒントとなるのは、マイケル・ガザニガによる改良版の脳梁離断術だ。ガザニガは分離脳研究でノーベル賞を受賞したロジャー・スペリーの弟子にあたり、分離脳患者の後遺症を軽減することを目的として、脳の左右半球を連絡する神経線維束のうち脳梁と後交連だけを切除し、前交連を保存する術法を開発した。新たな術法を複数の患者に施術したところ、すくなくとも視覚に関しては、意識が分離しなかったことを報告している。

前交連の役割がポイントとなるが、視覚に関しては、高次の視覚領野どうしを連絡することが知られている。では、脳半球をまたいで、高次視覚野どうしのニューロンはどのようにつながっているのだろうか。

高次視覚野には、左右の視野をまたぐ両側性の「受容野」をもつニューロンが存在する（図13－3）。受容野とは、ニューロンの守備範囲のようなもので、視覚の場合、ニューロンが視覚刺激に応答する外界の範囲を意味する。中低次の視覚野までは、左脳は右視野、右脳は左視野といったように、ニューロンの受容野は反対視野に限定される。高次の視覚野にいたってはじめて、視野をまたぐ受容野をもつニューロンが出現するのだ。

高次視覚野どうしのつながり方を推測するうえで、この視野またぎをするニューロンの刺激反応特性が大きな意味をもつ。視覚野の最高次に位置するTE野と呼ばれる脳部位では、顔や手など特定の対象物にのみ反応するニューロンが見つかる。ここで注目するべきは、ニューロンの反応特性が視野をまたいで変化しないことだ。

たとえば、右脳のTE野に、顔に応答するニューロンがあったとする。この場合、本来の担当である左視野で顔に反応するのはもちろん、右視野でも同じように顔に反応する。左視野の顔への応答は、同じく右脳にある中低次の視覚野の処理を経て得ら

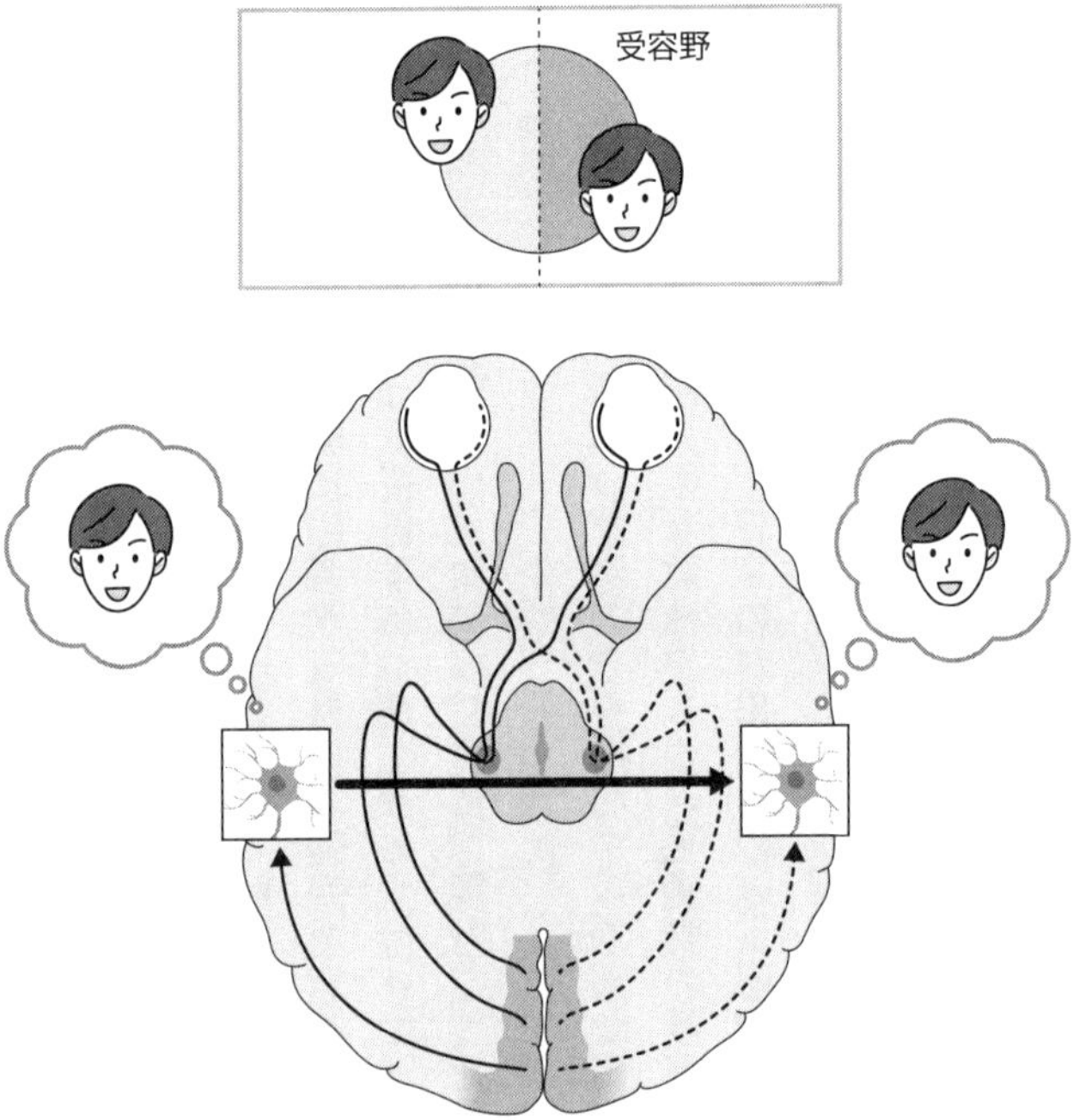

図13-3　視野をまたぐ受容野をもつ
高次視覚野ニューロンのなりたち

右脳にある、顔に応答する高次視覚野ニューロンに注目する。反対側視野（左視野）の顔への応答は、両眼の網膜の右側からの入力を受け、右脳の中低次視覚野の処理を経て得られるものである。その一方で、同側視野（右視野）の顔への応答は、左脳の高次視覚野の顔に応答するニューロンからの入力を受けてのものになる。

れたものだ（13－3の点線の処理経路）。

ポイントは、右視野の顔への応答が何に由来するかだ。右脳の中低次の視覚領野が右視野には反応しないことから、この応答は、左脳のTE野からの入力によるものと考えざるを得ない。つまり、左脳のTE野の、同じく顔に反応するニューロンからの入力を受けていることになる（13－3の太い実線）。

以上の議論は、同じく左脳のTE野にも当てはまる。よって、高次視覚野では、前交連を介して、同様の刺激反応特性をもつニューロンどうしが相互に連結している可能性が高い。

また、先のガザニガの改良版脳梁離断術の症例報告とあわせて考えると、この高次の相互結合さえあれば、二つの脳半球にまたがる視覚的意識が一つに統合されることになる。

記号的表象の共有による意識および生成モデルの一体化

前節の論考が正しければ、これは大変な吉報となる。生体脳半球と機械半球の間のニューラル・ルーティングの目処がたち、両者の意識の一体化が俄然、真実味を帯びてくるからだ。

　また、この結合様式は、提案する生成プロセス仮説との相性も抜群だ。先述の高次視覚野の相互結合は、生成モデルで言うところの「記号的表象の半球間の共有」を意味する。記号的表象を共有することで、二つの半球にそれぞれ存在する生成モデルを一つに合体させることができるのだ（図13－4）。

　このことをコンピュータ・グラフィックスにたとえて説明しよう。視野の右側にある対象物をレンダリング（＝生成）する手順は次のとおりだ。まずは、記号的表象からポリゴン（多角形）を立ち上げて三次元化し、その表面にテキスチャを貼る。ここまでは右視野内で閉じている。次に、光源から放たれた光と対象物の表面との相互作用を計算するが、ここではじめて、反対側視野（左視野）の光源の影響を受ける可能性が出てくる。ただ、それにしても、情報としての光源の位置とその特性、すなわち、記号的表象だけで事足りる。それさえあれば、その光源が右視野の対象物をどのように照らすかを計算できるからだ。

　つまり、記号的表象さえ左右の視野で共有されていれば、レンダリング＝生成プロセスは片視野内でおさまることになる。唯一の例外は、鏡などの反射物に、反対視野

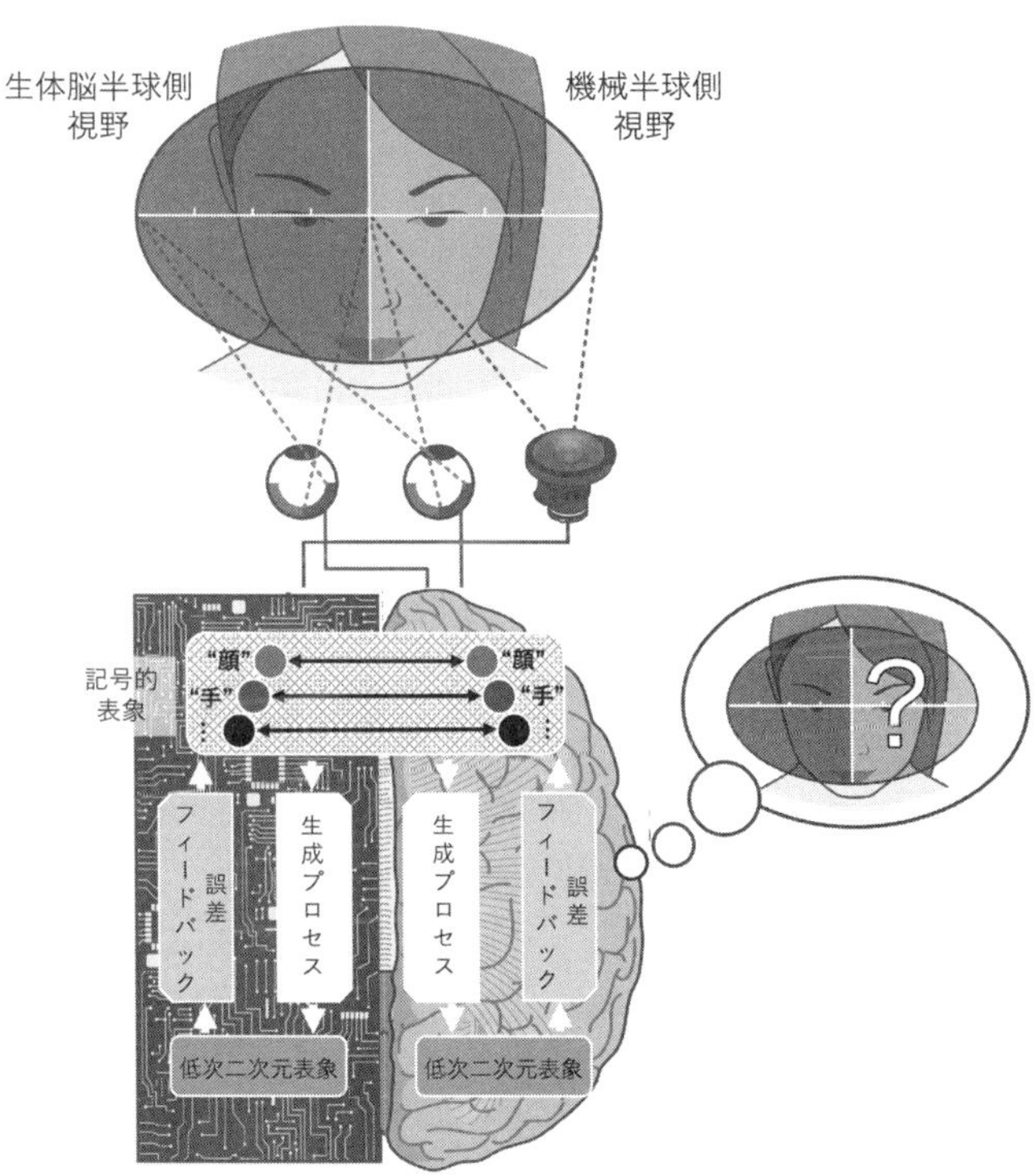

図13-4　機械半球と生体脳半球の意識の統合

機械半球と生体脳半球の間で同じ視覚刺激に反応する高次視覚野のニューロンを相互に結合することで、記号的表象が共有される。そのことにより、両半球をまたぐ一つの生成モデルが出現し、機械半球と生体脳半球の意識が統合される可能性がある。

（渡辺正峰『脳の意識 機械の意識』より改変転載）

の対象物が映り込んでいるような場合だが、それにしても、鏡のなかの対象物に記号的表象をもたせることで、近似することが可能だ。

これらのことが仮に正しければ、機械半球と生体脳半球の間で、試すべきルーティングは明快だ。高次視覚野の同じ応答特性をもつニューロンどうしを相互に接続すればよい。そうすることで、機械半球と生体脳半球をまたぐかたちで、一つの生成モデルが形成されることになる（図13－4）。

そのとき、機械側の視野をわたしたちは体験するだろうか。仮に、生成プロセス仮説が正しければ体験するはずだ。

もちろん、できる限り動物実験で引っ張るつもりだ。例えば、サルに生体脳半球側視野と機械半球側視野の比較課題を解かせた時に、成績がよければ、これまでのヒトやサルの知見から、意識を伴うかたちで課題を解いている可能性が高まる。このことを利用することで、科学プロジェクトとしては十分に研究開発を推進することが可能となる。ただ、最後は、哲学的厳密性のためにも、また、わたし自身を納得させるためにも、自らの脳をもって確かめるしかない。

生成プロセスをルック・アップ・テーブルに

仮に機械半球側の視野がわたしに見えたとしよう。

その時点で、機械の脳半球に意識が宿ったことは間違いない（疑り深い人は本節後半参照）。では、そのことをもって生成プロセス仮説が検証されたと言えるだろうか。

生成プロセス仮説をもとに機械半球をつくり、機械半球と生体脳半球を接続したことは確かだ。ただし、出来上がったものに他のしくみが入り込んでいないとは限らない。ヒト脳の侵襲コネクトームを神経配線の初期値として用い、それらしく学習させた機械脳に、他のしくみが入り込んでいない方が逆に不思議だ。

では、生成プロセス仮説の是非を確かめるにはどうしたらよいだろうか。ここは、機械半球ならではの利点を大いに活かしたいところだ。

ずばり、機械半球側の生成プロセスをルック・アップ・テーブル（ＬＵＴ）に置き換えてしまえばよい（図13－5）。ルック・アップ・テーブルなどと洒落た名前がついてはいるが、要は、単なる「表」に置き換えるということだ。

生成プロセスは記号的表象を入力とし、その出力を低次の二次元表象に送っている。機械半球を長期間動作させつつ、その入出力を記録することで、その関係をＬＵＴに

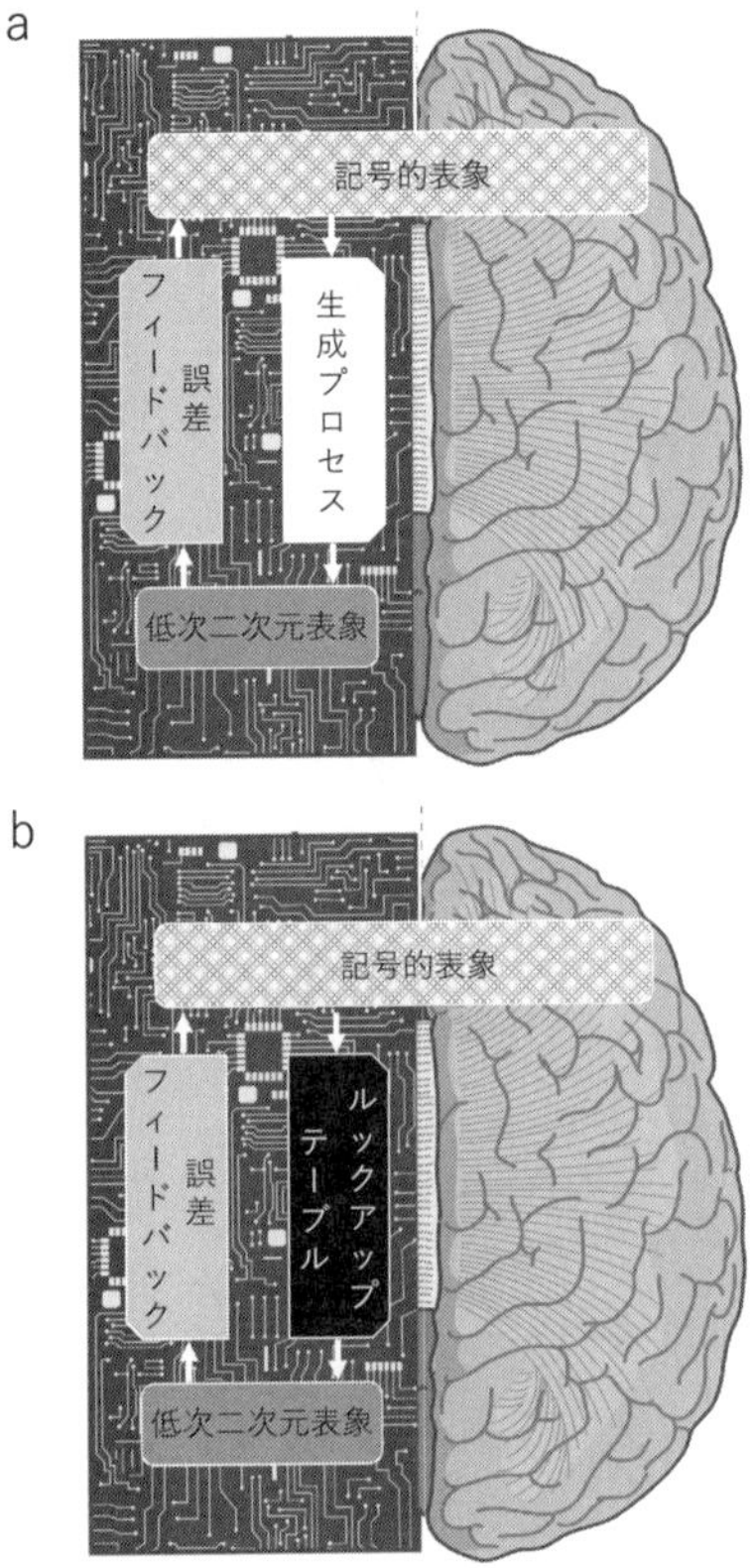

図13-5　ルック・アップ・テーブルを用いた生成過程仮説の検証
生成過程仮説にもとづいて機械半球を構築し、さらに、記号的表象を生体脳半球との間で共有したところで、生体脳半球の〝わたし〟に機械半球側の視野が見えたとする。そのうえで、視覚的意識への生成過程の寄与を確かめるためには、それをルック・アップ・テーブル（内部の機構なしに、入出力だけを再現する「表」）に置き換え、「機械半球側視野の見え」が維持されるかを確認すればよい。維持されなければ、生成過程が意識を生んでいたことが確実となる。（渡辺正峰『脳の意識 機械の意識』より改変転載）

まとめることができる。そのうえで、出来上がったLUTを、生成プロセスの代わりに組み込んだときに何が起きるかだ。

仮に、生成プロセス仮説が正しければ、LUTに置き換えた途端、わたしに見えていた機械側の視野は消失するはずだ。逆に見え続けた場合には、他の何かが意識を生んでいたことになる。

実のところ、このLUT置き換えにはもう一つ大きな意義がある。

「生体脳半球‐機械半球接続による人工意識の主観テスト」を2014年にはじめて世に問うて以来、さまざまな反応を受けてきた。同じ2014年、意識研究の大御所であるクリストフ・コッホや次章に登場する哲学者のジョン・サールに披露する機会があったが、即座にその有効性を認めてくれて、大いに励みになった。一方で、テストの妥当性に懸念を抱く人たちがごく一部ではあるが、いることも確かだ。たとえ機械半球が哲学的ゾンビであったとしても、被験者に機械側の視野が見えてしまうのではないかと。わたしとしては、左右脳半球の視覚的意識のマスター・マスター制約により、その可能性はゼロだと考えているが（9章参照）、なかなか納得してくれない（わたしから見て、きちんと筋道だった反論に出会ったことはないが）。

そのような懸念に対しても、このＬＵＴ置き換えは有効だ。

よくよく考えてみてほしい。生成プロセスをＬＵＴに置き換えたとき、生体脳半球のニューロン活動にしても、機械半球の残りのニューロン活動にしても、はたまた、高次視覚野を介した生体脳半球と機械半球どうしの相互作用にしても、すべてが、そっくりそのまま保たれることになる。それにもかかわらず、機械側の視野が見えなくなったとしたらどうだろうか。

いよいよ、ＬＵＴに置き換え前の生成プロセスを含む機械半球には、真の意味で意識が宿ったとしか解釈できなくなる。

14章　ＡＩに意識は宿るか

意識があること、考えること

さて、あなたの意識はアップロードされ、永遠の命を手にしたとしよう。きちんとお腹も空いて、ごはんも美味しい。ただ、会話はままならず、頭もぼんやりとしてどうにも考えがまとまらない。

たとえ、あなたが不老不死を望んだとしても、そんなデジタルなあの世は、やはり願い下げだろう。そうならないためにも、思考や言語について議論を尽くし、今から開発を進めておく必要がある。

また、幸いにも機は熟している。昨今、大規模言語モデル（Large Language Model: LLM）の進化は著しい。わたしもChatGPTを使ってみて、10年ほどタイムスリップした気分になった。

そのChatGPTの登場から遡ること2年、きっかけとなる文章を与えると、物語をつらつらと紡いでくれる大規模言語モデルが登場し、巷《ちまた》を賑わせた。「おじいさんは山へ柴刈りに」と入力すると、それらしく、それでいながら元の「桃太郎」とは異なるかたちで話が続いていく。物語の意外性にしても、文章のなめらかさにしても、高いレベルに達していた。

ただ、大規模言語モデルの成り立ちからすると、そこまでは想像できないわけではない。

大規模言語モデルは、膨大なテキストデータを用いて、ひたすら未来穴埋め問題を解くことで学習する。数段落にわたるような長い文章と、最後の一文の途中までを入力し、その次の単語を予測させる。モデルの予測と真値である実際の次の単語（教師信号）とを照らし合わせ、間違っていれば、次は正解できる確率が高まるように人工神経回路網の神経配線強度を変更していく。

この未来穴埋め問題では、まったくの手間いらずで教師信号を用意できることから、容易に学習データを増やすことができる（著作権の問題はさておき）。ちなみに、画像認識などの多くのＡＩ課題では、人の手によって教師信号を作成する必要があるため、学習データをそうそう増やすわけにはいかない。人を雇うお金にしても、作成作業にかかる時間にしても馬鹿にならない。

その準備の容易さゆえの桁違いに大きな学習データサイズと、これまた桁違いにパラメータ数の多い強力な人工神経回路網の使用とが相まって、大規模言語モデルは、非常に高度な未来穴埋め能力を発揮する。

大規模言語モデルは、まさに物語紡ぎ課題を解くために生まれてきたようなものなのだ。きっかけとして与えられた文章に単語を一つだけ加え、今度は、その単語も含めた文章をもとに、その次の単語を加える。このように、次々と単語を加えていくことで、あたかも、人が書いたような文章を出力する。

面白いことに、その際、常に第一候補の単語だけを並べていってしまうと、どこかで聞いたようなつまらない文章が出来上がってしまう。二番手、三番手と、下位の候補を織り交ぜていくことで、より独創的で人間らしい文章ができあがる。

言語学者をも驚かせたChatGPT

そんななか、ChatGPTの登場に研究者たちは驚愕した。今度は、質問に対して返答する対話型のＡＩであり、ただ単語を並べるのとはわけがちがう。何らかのかたちで質問の意味を理解していなければ、まともに返答することはかなわないだろう。

実際問題、いちばん驚いたのは言語学者だ。あの手この手で大規模言語モデルを分析したところ、未発見の文法構造を獲得している可能性が示唆された。

また、それまで言語学の屋台骨を支えてきたチョムスキー学派の立場をもぐらつかせた。

ノーム・チョムスキーによる生成文法理論は、幼児期にみられる、母語の高い獲得能力を説明するものだ。人間の子どもは、文法を誰からも教わることなく、会話を聞くだけで、そこに潜む高度な文法構造を獲得する。

多くのみなさんも、幼児期を英語圏で過ごしでもしないかぎり、中学英語に登場するＳＶＣ、ＳＶＯＣ、ＳＶＯＯや、高校英語に登場する仮定法過去、仮定法過去完了など、英文法に苦しめられたことだろう。それとは対照的に、母語である日本語については、物心つく前に、いつの間にか喋れるようになってしまう。日本語にも五つの基本文型があるらしいが、それを空で言える方はそう多くはないのではないか。

チョムスキーの提唱する生成文法理論は、生得的な言語能力を仮定することで、母語に対する高い言語獲得能力を説明する。いわば、文法構造の雛形のようなものが、生まれながらにして、脳にプリプログラミングされていることを想定しているのだ。

大規模言語モデルの存在は、この生得性に対して待ったをかけるものになっている。大規模言語モデルの配線の初期値には、まったくランダムなものが用いられ、そこには生得性の欠片《かけら》もない。それにもかかわらず、他者の書いた文章を読み込むだけで、高度な文法構造を獲得していることになる。

もちろん、生成文法理論を擁護する側の言い分として、大規模言語モデルは、桁違いに大きい学習データを必要とするため、それによって発揮される後天的な言語能力を、そのまま人間の母語獲得能力の議論に当てはめるべきではない、というのもよく分かる。ただ、それにしても、大規模言語モデルの登場が、生成文法理論の再考を促したことは間違いないだろう。

私事になるが、昨年の6月に息子が生まれた。わたしの尊敬するイクメン神経科学者の池谷《いけがや》裕二先生には敵わないにしても、わたしなりに神経科学の知見を育児にいかしたいとは思っている。

実のところ、赤ちゃん期や幼児期の脳が、母語を獲得する際に、同様に未来穴埋め問題を解いている可能性が取り沙汰されている。

そのことを受け、赤ちゃん言葉に対して、なるべくきちんとした言葉も織り交ぜて返すようにわたしは心がけている。「うぇー　うぇー　だーだー」「だーだー、だよね。たしかに正樹くんが、うぇーうぇー、高校を卒業するころには、ばーぶーじーじー、もう70を越えているよ。でも、大丈夫、ぶーぶー、機械のなかから、ピロパッパッパ、ずっと見守っているからね」といったように。

大規模言語モデルは意識をもつか？　そもそも言葉の意味を理解しているのか？

言語学のみならず、大規模言語モデルの急激な進展は、多くの学問領域に波紋を広げている。

そのなかでもひときわ物議を醸したのは、本書のメインテーマでもある意識にまつわるものだ。２０２２年６月、Google社のエンジニアであるブレイク・レモインは、大規模言語モデルがついに意識を宿したと宣言した。その１ヵ月後、事を重くみたGoogle社は彼を解雇した。

このことをきっかけに、意識の哲学にも、大規模言語モデルの荒波が押し寄せ、活発な議論が繰り広げられている。

はたして、レモインが高らかに宣言したように、大規模言語モデルは意識を宿したのだろうか。また、それに密接にかかわる問題として、そもそも、言葉の意味を理解しているのだろうか。

人工知能の意識と意味理解について考察するうえで、アメリカの哲学者、ジョン・サールが1980年に提唱した「中国語の部屋」と呼ばれる思考実験を軸に据えたい。提唱当時、AIの意味理解に特化した思考実験ではあったが、その後、サール自身が意識の問題へと拡張している。

「中国語の部屋」と「記号接地問題」

中国語の部屋と言うわりには、なかにいるのは中国人ではない。むしろ、中国語をまったく解さないイギリス人がなかにいるとの設定だ。

そんななか、部屋のなかへ漢字で記された質問カードが投函される（図14－1）。当然のことながら、なかにいるイギリス人には、何が書かれているのか皆目見当がつかない。彼は、漢字を絵画的に捉え、英語のルールブックにしたがってそれを処理し、同じく漢字で記した回答を作成して外に送り出す。

ここでのポイントは、中国語の部屋を一つの総体として眺めたとき、中国語を理解しているようにしか思えないことだ。つまり、人工知能が言葉を理解しているように振る舞ったとしても、その実、何も理解していない可能性があることを示唆している。

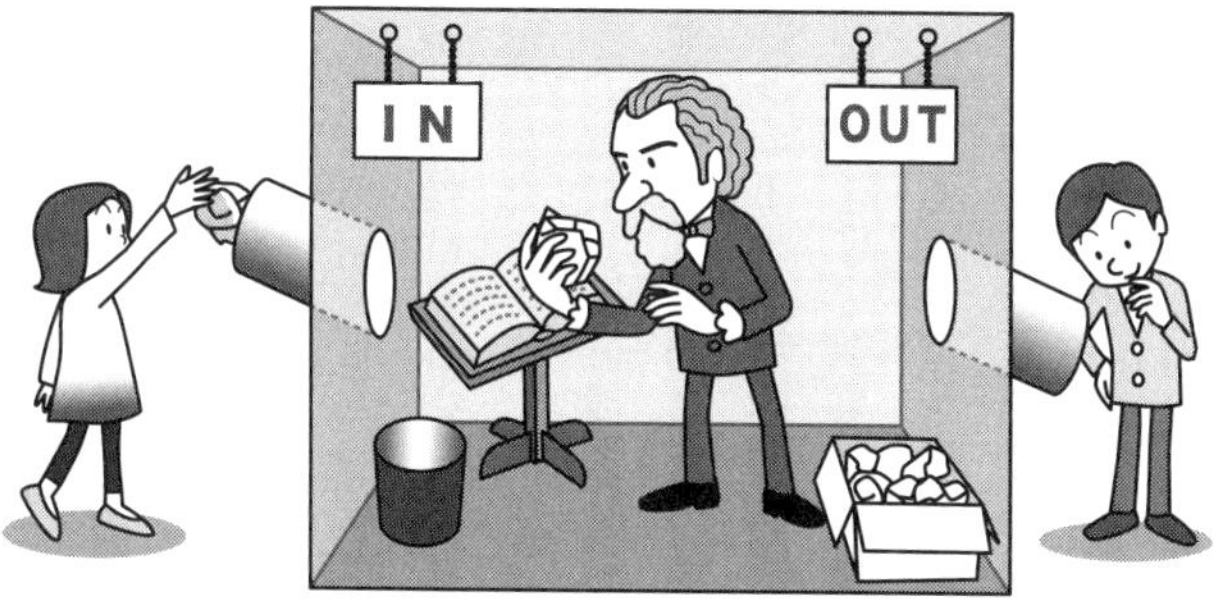

図14-1　中国語の部屋

ちなみに、この思考実験が考案された当時の人工知能は、学習の要素を一切もたなかった。人が天下り的に与えたコンピュータ・プログラムにしたがって処理を進めるだけで、「中国語の部屋」の図式がよく当てはまる。一方で、昨今の大規模言語モデルは、自ら学習することで文法構造を獲得するため、必ずしもこの図式が当てはまらないことには注意が必要だ。

次に、同様の問題を異なる観点から眺めてみよう。いわゆる、記号接地問題（シンボル・グラウンディング・プロブレム Symbol Grounding Problem）だ。

「リンゴ」ときいて、あなたは何を思い浮かべるだろうか。目にしたときの赤さ、口にしたときの甘酸っぱさ、手にしたときの重さや質感を想像するだろう。わたしたちにとっての「リンゴ」は単なる記号ではなく、きちんと実体を伴ったものだ。そして、その実体は、現実世界のリンゴとのインタラクションをとおして獲得されたものだ。

一方で、学習過程を伴わない人工知能にとっての「リンゴ」は、あくまで記号に過ぎない。「リンゴは赤い」という文にしても、わたしたちにとっての「XはYである」以上の意味をもたない。いわば、記号接地されていない状態にある。

また、昨今の大規模言語モデルにしても、すくなくとも、テキストデータのみを用いて学習したものについては、やはり、記号接地のしようがない。一度たりとも「リンゴ」を見たり、手に持ったり、味わったりしたことがないのだから仕方あるまい。一方で、記号接地した人の書いた文章を猛勉強しているがゆえ、あたかも、記号接地しているかのように振る舞うのは確かだ。ただ、それにしても、人があえて文章にしないような事柄について尋ねると、意外と簡単にボロがでる。

たとえば、執筆時点のChatGPT-4（画像もいっしょに学習している）に「手でリンゴの皮を剥くことはできますか？」と質問すると、次のような回答がもどってくる。

「はい、手でリンゴの皮を剥くことができます。手でリンゴの皮を剥くには、いくつかの方法がありますが、最も一般的な方法は、リンゴを手に持ち、親指を使って少しずつ皮を引き剝がしていく方法です。この方法では、リンゴの皮が薄く剝けるため、リンゴの肉を無駄にすることなく皮を剝くことができます」

画像も学習しているとはいえ、やはり、本当の意味ではリンゴを知らないのだろう。

面白いのは、しつこく何度か尋ねていくと、だんだんと自信が失われていくのか、「はい、手でリンゴの皮を剝くことは可能ですが、一般的な方法ではありませんし、少し技術が必要です。ナイフやピーラーを使用する方がずっと簡単で、皮を均一に薄く剝くことができます。云々」

とすこしずつ回答を変えてくることだ（これ自体、すごいことだと思うが！）。

ちなみに、この記号接地問題は、名詞のみならず、「歩く」「走る」などの動詞や「赤い」「美しい」などの形容詞にも当てはまり、現状のＡＩは、わたしたちが実体験をとおして言葉の意味を理解しているようには、やはり、理解していないことになる。

中国語の部屋への「ロボット・リプライ」とそれに対するサールの回答

では、ＡＩに目や耳や舌などの感覚器官を与えて、現実世界の「リンゴ」を体験させたなら、記号は接地されるだろうか。

先日、惜しまれつつも亡くなったダニエル・デネットを筆頭に、複数の哲学者によって提案された「中国語の部屋」への「ロボット・リプライ（Robot Reply）」は、まさにこのことを問うものだ。

「中国語の部屋」をロボットの頭部におさめ、漢字で記された質問票とともに、カメラからの映像情報、マイクロフォンからの音声情報、さらには、ロボットアームからの触覚情報を入力する。「林檎」という文字とともに、その見た目、咀嚼音、手に持った質感などがいっしょに入力されることになる。

このことをもって、記号接地するようにも思える。

だが、そう簡単にはいかない。このロボット・リプライに対するサールの回答が秀逸だ。

彼の反駁のポイントは、カメラからの視覚情報にしても、マイクロフォンからの音声情報にしても、コンピュータに入力される際には、0と1からなる記号列に過ぎないことだ。「中国語の部屋」のなかの人にとっては、意味を解さない漢字と同じで、結局は、ルールブックにしたがって機械的に処理しなければならない情報が増えるだけで、状況は何も改善されない。

言わば、記号操作の上流に、相補的に情報を追加するだけでは記号接地は達成されない、ということになる。

中国語の部屋への「生成プロセス・リプライ」

では、記号操作の上流ではなくて、記号操作のしくみそのものを起点に生成プロセスを下に加えたらどうだろうか（図14－2）。

そうすることで、「中国語の部屋」のなかの人に「内なる仮想世界」が付与されることになる。

「林檎」という記号が与えられると、内なる仮想世界にリンゴが出現する。そのリンゴは、仮想の目で見て、仮想の手で触ることができる。さらに、仮想の口に運べば、甘酸っぱさが広がり、仮想の顎で歯ごたえを感じることができる。

つまり、内なる仮想世界のなかで、記号が実体化されることになる。名詞のみならず、動詞や形容詞、さらには形容動詞、副詞などすべての品詞についても、同様に実体化することができる。

このことをもって、ついに記号接地されたことにはならないだろうか。

この実体化は、ロボットの頭部におさめられた生成プロセス付きの大規模言語モデ

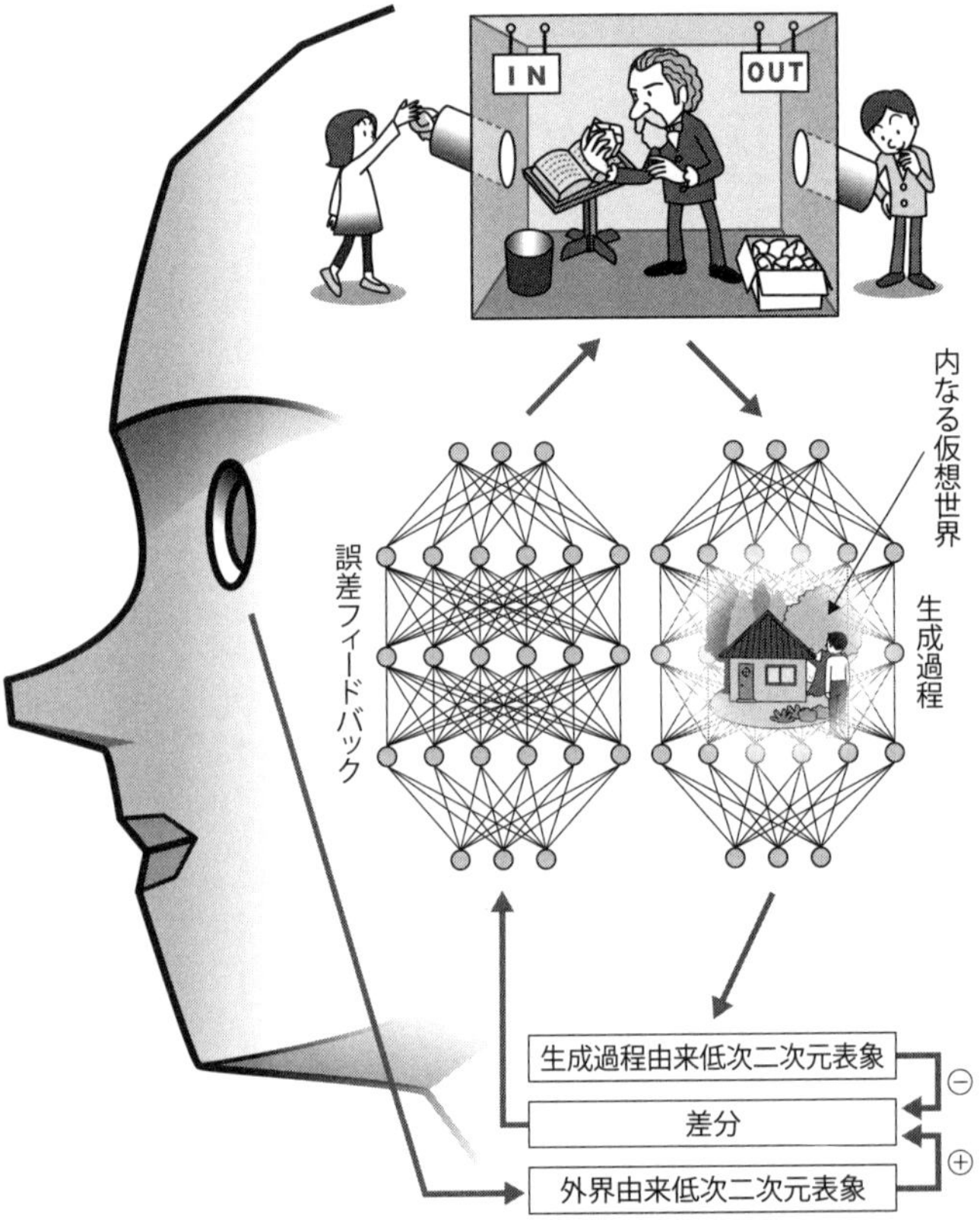

図14-2　中国語の部屋への「生成プロセス・リプライ」
生成モデルの記号的表象部に大規模言語モデルを配し、各種感覚入力を生成モデルへの入力部に割り当てる。

ルが、自らの体験をとおして獲得することになる。その際、実世界におかれた実ロボットを用意できればそれに越したことはないが、より現実的なのは、仮想世界のなかの仮想のロボットに体験を積ませることだろう。

では、どのような体験を積ませればよいだろうか。

理想的には、文章を与えるとともに、その文章をそっくりそのまま表した世界をロボットに体験させて、その世界と内なる仮想世界が一致するように学習を積みたいところだ。視聴覚に限定されてはしまうが、たとえば、原作を忠実に再現した映画やドラマを、原作とともに体験させることなどが考えられる。

一方で、莫大な量のテキストデータのすべてに対して、それを表す世界を用意するのはなかなか難しいだろう。

ただ、それは人も同じで、言語情報と感覚情報が一致するような体験はかなり稀だ。母親や父親が、手に物をもち、手振り身振りをくわえながら、乳児に話しかけるような状況に限られるだろう。会話をする、本を読むなどといった言語情報に特化した体験や、日々の生活やスポーツなどといった感覚運動情報に特化した体験の方が割合としては圧倒的に多い。

同様にしても、生成プロセスを伴う大規模言語モデルにしても、テキストデータのみの未来穴埋め問題を大量に解かせつつ、メタバースやゲーム世界に放り込み、感覚運動情報に特化した体験を数多く積ませることで、両者の揃った学習データをそれほど与えなくても、十分に記号接地できる可能性が高い。

暗黙知とフレーム問題

さて、記号接地された大規模言語モデルの目処が立ったところで、その機能的な利点とは何だろうか。一つの思考実験として、記号接地された未来の大規模言語モデルに文章を与えてみよう。

「林檎」に続いて、「林檎をわたしが味わう」と文章を与えると、仮想世界のなかにわたしが登場し、その手でリンゴをつかみ、口元に運び、歯で咀嚼し、舌で味わうことになる。

ここで、与えられた文章に対して、仮想世界のなかで補完されたことに注目してほしい。リンゴを味わうには、当然のことながら、それを手で口元に運び、歯で咀嚼しなければならない。

一方で、人が文章を起こすとき、ごく当たり前に付随する行動をいちいち記述するようなことはしない。そんなことをしていたら、書く方も読む方も日が暮れてしまう。つまり、先ほどの仮想世界のなかで補われたのは、この明文化されない、いわば、暗黙知の部分に他ならない。

この暗黙知と、人工知能の難問として知られる「フレーム問題」との間には深い関係がある。

フレーム問題とは、複雑な状況下で、人工知能が行動選択を迫られた際にあらわれる問題だ。多くの研究者によりさまざまな形で定式化されてきたが、ここでは、提唱者であるジョン・マッカーシーとパトリック・ヘイズのものをとりあげよう。

Aさんが、Bさんに電話をかけようとしている状況を考える。ちなみにAさんは、Bさんの電話番号を知らない。昨今、電話帳を見かけることもなくなったが、一昔前であれば、Aさんは、深く考えることなく、電話帳をめくり、そのなかからBさんの電話番号を見つけだし、これまた、すっかり見かけなくなってしまったダイヤルをまわして、電話をかけることだろう。

では、そのAさんに代わって、人工知能がBさんに電話をかけようとしたらどうなるだろうか。「Bさんは電話を契約しているけれど、電話帳でBさんの電話番号を探している最中に、Bさんがその番号を解約してしまう場合」など、ほとんどありえないような状況をふくめ、あらゆる可能性を計算しようとして、組み合わせ爆発を起こしてしまう。都合、現実的な時間で計算が終わらず、一歩も動くことができない。

たとえば、これが、Bさんが手にするコーラの缶であれば、それが、いつなんどき空になってても不思議ではない。一口飲ませてもらいたいような場合には、それも考慮に入れて、なるべく早くに頼んだ方がよいだろう。

一方で、電話帳で番号を調べている間に、電話が解約されてしまうような可能性はほぼゼロだ。人であれば、暗黙知をつかって、そんな可能性は端から検討しないが、それをもたない人工知能は生真面目に計算しようとする。これがフレーム問題だ。

人工知能は意識を持ちうるか

ここまで見てきたように、内なる仮想世界をもつ人工知能は、わたしたちの脳に近い動作を、脳に近い方式で実現することになる。

では、このような人工知能は、わたしたちの脳と同じように意識をもつだろうか。

仮に、意識の自然則としてわたしが推すところの「生成プロセス仮説」が正しければ、そこには意識が宿るはずだ。

ただ、残念ながら、意識が宿ったかを直接的に確かめる手段が存在しない。

わたしは、先述した「機械半球－生体脳半球接続による人工意識の主観テスト」こそが、人工物の意識を確かめる唯一の方法だと考えている。そのテストを適用するためには、人工知能に意識がわくのみならず、その人工知能の意識が脳の意識と統合しなければならない。そのためには、両者が同じしくみで動作する必要がある。

生体脳と現在のＡＩの主流である人工神経回路網の中身は大きく異なる。生体脳のニューロンが連続時間－離散出力であるのに対して、人工神経回路網のそれは離散時間－連続出力となっている。前者が0か1の情報しかもたない電気スパイクを、各々のニューロンが任意のタイミングで出力するのに対して、後者は、時間に刻み（クロック）をもたせて、一斉にニューロンが出力を更新する代わりに、出力値は連続した値をとることができるのだ。

よって、ＡＩが離散時間－連続出力であるうちは、そこに意識が宿るかは、そのＡＩと神のみぞ知ることになる。ＡＩを24時間年中無休で使い倒したい人類からすれば、知らぬが仏なのかもしれないが……。

15章　意識のアップロードに向けての課題

ここまで、かなり楽観的な物言いで意識のアップロードを語ってきた。意識を宿す機械にしても、提案する「神経束断面計測型のブレイン・マシン・インターフェース（ＢＭＩ）」にしても、ハードウェアへの要請という意味においては、おそらくこの10年程度で満たされるはずだ。ただ、その同じ10年で、ヒトの意識のアップロードにまで至るとはなかなか言い難い。

主たる理由としてあげられるのは、現時点において、生体脳に対する理解が足りていないことだ。

その理解の溝を埋めるためには、次章で明かすような研究開発リソースを投じ、基礎神経科学に新たな手法を導入する必要がある。このことにより、この10年で、機械の意識の実証実験（13章参照）をサルの視覚野で実現し、機械の意識に決着をつけることができるものと信じている。

その新たな手法とは、まさに、提案する「意識のアップロード」の途中過程にも登場する、生体脳と機械脳（ＡＩ）の融合だ。この手法により、ＡＩの爆発的な進化のスピードを、神経科学にインポート（輸入）することができる。生体脳と、それを限りなく模した機械脳（ＡＩ）をつなぎ、両者を相互作用させることで、生体脳の解明と機械脳の精度向上を、二重らせんを登るかのごとく、同時にかなえることができる。

というわけで、本章では、少々高度な内容を含みつつも、今後の課題と、わたしが感じている生体脳への畏怖の念のようなものを素直に表現できればと考えている。これから神経科学の道に進みたい、もしくは、自身の手でデジタル不老不死を目指して意識のアップロードを研究したい、と考えている読者のみなさんには、ぜひとも喰らいついてきてほしい（そこまでじゃない方は、読み飛ばしていただいても構わない）。

15・1 主観時間

脳の時間

脳が時間をどう扱っているかについては、まだ多くの謎が残っている。

そもそも、わたしたちが、時間の流れを感じられるのはなぜだろうか。外界からの感覚入力が変化するような状況では、その変化そのものを時間の流れとして知覚することができるかもしれない。目の前の時計の秒針が動いていればもちろん、単に物が落下するような状況においてもそれは可能だ。

一方で、何も聴こえない静かな環境で、かたく目を閉じていても、やはり、時の流れを感じることができる。また、感覚入力が変化するような場合にも、電池が切れて止まりかけている時計と、正しく時を刻み続ける時計とを見分けることができる。

脳には、何かしら、時を刻むクロックのようなものがあるのだろうか。仮にあるのだとしたら、それをきちんと機械脳で再現してあげなければ、意識をアップロードした途端、時間が凍りついてしまうなんてことにもなりかねない。

また、興味深いことに、現在の大規模言語モデルの主流である人工神経回路網アーキテクチャ（トランスフォーマー）にしても、時計に相当するものを設計上与える必要があり、これは、学習によって獲得されるものではない。同様に、意識を宿す機械にしても、学習によって時間が獲得されるとは限らない。

というわけで、脳の時間、すなわち「主観時間」は、ぜひとも解決しなければならない重要課題の一つである。

手始めに、脳と時間の関係について、これまで明らかになっている知見をいくつか見ていこう。

重層的な脳のクロック

最初に取り上げるのは、「リアル・ワゴンウィール・イルージョン」と呼ばれる錯視だ。

ジョン・フォード監督の映画「駅馬車」を観たことがあるだろうか。ここで言うワゴンウィールとは、まさに駅馬車の車輪のことだ。では、そのイルージョン（錯覚）とは何だろうか。

映像のなかで、車輪やプロペラが逆回転しているように見えることがあるだろう。テレビや映画などの映像は、見た目にはスムーズに動いていても、実際は静止画像であるコマが、次々と切り替わっているに過ぎない。

そんなコマのいくつかに、回転する車輪が写っていたとしよう。車輪の回転速度が遅いうちは、時間的に隣り合うコマの間のスポークの対応付けが、脳の視覚システムのなかで正しく行われ、実際の回転方向が知覚される（図15－1上）。ところが、車輪の回転速度がある値を超えると、スポークの対応付けが誤って行われるようになり（図15－1下）、車輪が逆回転しているように知覚される。

これは、映像のコマが、連続に回転する車輪を、非連続な静止画群に切り出すクロ

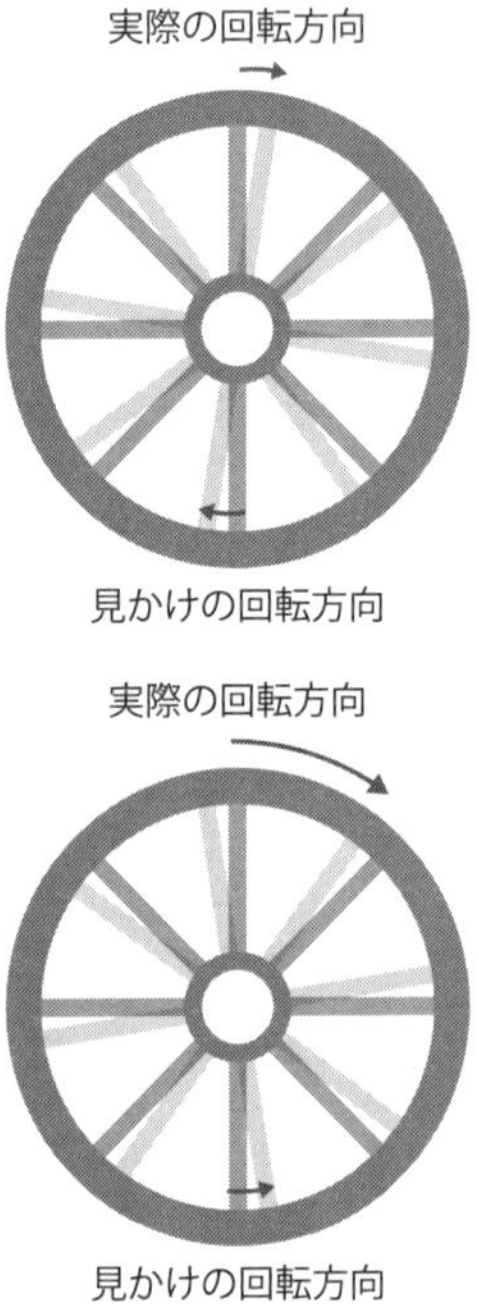

図15-1　リアル・ワゴンウィール・イリュージョン
撮影機材や照明による外部クロック、また脳のクロックによって、物理的に滑らかな車輪の回転が離散化されて「コマ」が生じる。回転速度が遅いときには（上図）、隣り合うコマ（上下の図それぞれに半透明で描かれた2つの車輪の位置）によって生じる見かけの回転と、実際の回転の方向が一致する。回転速度が速まると、下図に示されるように、両者が一致しなくなる。

ックの役割を果たすことで生じる現象だ。

また、映像のコマのみならず、蛍光灯やＬＥＤ電球のように高速で点滅する照明も同様にクロックの役割を果たすことがある。

これらの光源が点滅するのは、電力会社から供給される電力が交流であるためだ。電流の向きが切り替わるたびに、一瞬だけ電流の値がゼロとなり、その瞬間は光源から発せられる光量がゼロとなる。

交流の周波数は、本州のちょうど真ん中を境に、西側で60ヘルツ（１秒間に１２０回、電流の方向が切り替わる）、東側で50ヘルツとなっている。ヒトが光の点滅をぎりぎり知覚できるのは30ヘルツ程度の交流までで、西日本にせよ、東日本にせよ、その点滅自体が知覚されることはない。

一方で、目の前に実物の車輪を起き、蛍光灯やLED電球で照らすと、その見えない点滅によって錯覚が生じる。車輪の回転が遅いうちは、回転方向そのままに知覚されるが、徐々に回転速度をあげていくと、コマをもつ映像の場合と同じように、どこかの時点で逆回転して見えるのだ。

ただ、ここまで見てきたように、映像のコマや点滅する光源など、外部にクロックが存在する場合には、図15－1のとおり簡単に説明がつき、別段不思議なことが起きているわけではない。

問題は、その知覚的な逆回転が、太陽光下の実物の車輪でも生じてしまうことだ。太陽光は、太陽のなかで生じる無数の核融合反応からなり、それゆえ、時間的に連続とみなすことができる。また、車輪にしても、目の前におかれた実物の車輪であり、映像のコマの要素はない。つまり、外部クロックが一切存在しないのにもかかわらず、知覚的な逆回転が生じていることになる。

外部クロックが存在しないのであれば、残るは、脳のなかのクロック、言わば、内部クロックのみだ。そのはたらきによって、時間的に連続な視覚入力が、非連続な静止画に切り出されているとしなければ説明がつかない。

そして、もう一つの驚きは、その内部クロックの遅さだ。

車輪のスポークの間隔と、知覚的な逆回転のはじまる回転速度から、内部クロックの速さを見積もることができる。それによると、脳の内部クロックは10ヘルツ程度で、1秒間に10回しかめくられないパラパラ漫画を見ていることに相当する。これは、十分に知覚されるはずの遅さで、脳の視覚情報処理がこの10ヘルツの内部クロックしか持ち合わせていなかったとしたら、わたしたちの視覚世界はおそろしくカクカクとしたものになってしまう。

このことに関連して、興味深い症例報告がある。第五次視覚野と呼ばれる高次の視覚野が損傷すると、世界がパラパラ漫画のように感じられてしまうのだ。件の10ヘルツの内部クロックの効果が如実にあらわれていることになる。

逆に考えれば、10ヘルツでゆっくりとめくられるパラパラ漫画に、この第五次視覚野がより高速なクロックを重層的に付与していることになる。パラパラ漫画の一枚一枚に動画を貼り付けるようなものだ。

では、第五次視覚野の高速なクロックは、どのくらい高速なのだろうか。

ゲーマーの間ではよく知られていることだが、２００ヘルツくらいまでは、ヒトは映像の滑らかさの違いを感じ取ることができる。コンピュータモニターのリフレッシュレート（1秒間に何回、画面を描きかえるか）を上げていくと、モニター画面の動きがどんどんと滑らかに知覚され、いわゆるヌルヌル感が得られる。

まとめると、脳の視覚処理の内部クロックは重層的に積み重なっており、10ヘルツ程度でめくられるパラパラ漫画のそれぞれに、２００ヘルツ程度の動画が貼り付けられている可能性が高い。そのうえで、回転する車輪のスポークの時間的対応付けのような知覚については前者のクロック、動きの滑らかさのような知覚については後者のクロックの特性があらわれると仮定すると辻褄があう。

夢のなかの時間は現実世界と同じように流れるか

では、これらのクロックは、睡眠中の夢世界のなかでも変わらず時を刻みつづけるのだろうか。

実のところ、夢のなかの時間感覚については、これまでも多くの議論がなされてきた。

議論の発端となったのは、19世紀のフランス人医師、アルフレッド・マウリーが体験した奇妙な夢だ。ある晩、彼はフランス革命の夢を見た。長い夢の最後、彼自身がギロチンにかけられる。彼を驚かせたのは、まさに、自身の首が切り落とされようとしたその刹那、現実世界のベッドの天蓋から木片が剝がれ落ち、それが自身の首にあたって、夢から醒めたことだ。

まったくの偶然にしてはあまりにもタイミングがよすぎる。そこで彼は次のように考えた。剝がれ落ちた木片が首に当たってから目覚めるまでのごく短い時間の間に、主観時間にして数日にもおよぶ夢を、ギロチンの瞬間を起点に逆再生で体験したのだと。

わたしの大好きな、とある映画にも似たような設定がある。ただ、最後のシーンでようやく明かされる壮大な仕掛けのネタバレとなってしまうため、再びタイトルは伏せておくこととしよう。

映画は、ニューヨークに住む主人公の日常から幕をあける。ただ、物語が進むにつれ、不穏な出来事が相次いで起きる。映画後半は、怪奇映画といってもよいくらいに。ただ、最後の最後で、驚愕の事実が明かされ、すべてに合点がいく。2時間弱の映画のなかで描かれた数ヵ月にもおよぶ物語は、主人公が見た夢だったのだ。現実世界の彼は、ベトナム戦争で銃弾に倒れ、モルヒネを大量に投与されていた。その長い物語は、失血と薬物の影響で意識が朦朧とするなか、死にゆくまでのわずか数秒の間に見た夢だったのだ。

他にも、夢のなかの主観時間を扱った映画として、クリストファー・ノーフン監督による「インセプション」があげられる。ここでもやはり、夢のなかの時間は現実世界よりも早く進む。また、わたし自身、目覚まし時計で夢から醒めたと思ったら、それ自体が夢だったといった体験を何度かしたことがあるが、本作のなかでも入れ子構造が描かれる。しかも、一段階夢世界が深まるごとに時間は20倍早く進むとの設定だ。つまり、現実世界の10時間は、第一の夢世界では1週間、第二の夢世界では6ヵ月、第三の夢世界では実に10年にも及んでしまう。

また、今度は現実世界の話として、近年になり、死にゆく人が走馬灯らしきものを見ていることを示唆する実験結果が報告され、物議を醸している。昏睡状態にある患者の脳波を記録しつづけたところ、死の数分前から突如として、夢見中にあらわれる脳活動とよく似た活動が観測されたのだ。

仮に、死が近づくにつれ、走馬灯のなかの時間が際限なく加速していったら……。そのなかで永遠の主観時間を生きることができ、ある意味、不老不死が実現したことになる。

ただし、「死人に口無し」の言葉のとおり、実際のところはわからない。その一方で、寝ている最中に見るふつうの夢のなかの主観時間を計測した面白い研究がある。

明晰夢のなかの主観時間

みなさんは、夢のなかで、それが夢だと気づいたことがあるだろうか。わたしは生まれてこの方、数回だけある。

これはいわゆる明晰夢と呼ばれる現象で、訓練すると、いつでも好きに見られるようになるらしい。また、さらに訓練を重ねると、夢世界を変幻自在に操り、そのなかで好きに振る舞うこともできるとのことだ。わたしの場合、夢のなかで夢だと気づいただけで、普段できないような大胆な行動をとることはできなかったが。

それはさておき、アメリカの心理学者、スティーヴン・ラバージは、明晰夢の達人をあつめて、次のような興味深い実験を行っている。

一つ目の実験はシンプルで、明晰夢を見ている最中の被験者に、一定のペースで数を数えあげてもらうというものだ。わたしもロサンゼルスの現地の小学校で教師に教わったが、一定ペースで数える方法として、“one one thousand, two one thousand, three one thousand”と唱えるものがあり、この研究でもそれを採用している。

そのうえで、明晰夢であることの利点を最大限に活用し、数を数え始める前と数え終わった後に、眼球を左右に2回ほど動かしてもらう。まぶたが閉じている状態の眼球運動を特殊な電極で捉えることで、夢のなかの時間を実験的に計測することが可能になるのだ。言わば、夢世界と現実世界の窓口に相当する。ちなみに、夢を見るレム睡眠中は、金縛りにあったかのように、身体をほとんど動かせなくなってしまうが、目だけは動かすことができる。

では、肝心の実験結果はどうだったのだろうか。

伏線をたくさん張ったわりには、あまりロマンティックな結果とは言えず申し訳ないが、夢のなかの時間と現実世界の時間は、凡そ同じように流れるとの結果が得られた。被験者ごとに多少のばらつきはあるものの、さきほどの方法で10まで数えるのにかかる時間は、現実世界と夢世界でほとんど変わりがない。

ただ、後に行った二つ目の実験がなかなか面白い。

ここでは、夢のなかで被験者にスクワットをしてもらっている。膝を深く曲げ、しゃがみこんだ体勢から膝を伸ばして一気に立ち上がる、あのスクワットだ。その結果、夢のなかの10回のスクワットは、現実世界のスクワットよりも、1・5倍ほど時間が長くかかることが明らかになった。

他にも、夢のなかで歩き回ってもらったり、器械体操をしてもらったりしているが、やはり、身体運動に要する時間は、夢世界の方がおしなべて長いとの結果を得ている。

論文著者らは、考えられる理由として、夢見中の身体からのフィードバックの欠如をあげている。夢見中の脳が身体に運動指令を送っても、実際には身体は動かない。それゆえ、たとえば、夢のなかで肘を曲げたとしても、実際の肘からは「肘が曲がった」とのフィードバックが戻ってこない。ふだん得られるはずのフィードバックがないために、脳のなかの運動にまつわる神経回路の動作に支障をきたし、夢見中の身体動作が遅くなると考えたのだ。

似たような経験はわたしにもある。趣味のテニスにしても、エレキベースにしても、夢のなかでは、どうにもこうにもうまくいかない。ベースは、指で弦を弾く感覚が希薄で、ドラマーの刻むリズムについていけない。テニスでは、得意のフォアハンドで華麗なるパッシングショットを放とうにも、足がもつれてボールに追いつかない。

みなさんも似たような経験をしたことがないだろうか。

伸び縮みする脳の時間

覚醒中にしても、夢見中にしても、ほぼ同じような刻みで主観時間が流れることがわかり、共通の内部クロックが寄与している可能性が高まった（ぜひ、明晰夢を見る方には、夢のなかで車輪を登場させ、それが逆回転して見えるかを試してみてほしい！）。

この主観時間は、とても興味深いことに、ゴムのように伸び縮みすることが知られている。視覚刺激にしても聴覚刺激にしても、概して複雑な刺激ほど持続時間が長いように感じられるのだ。たとえば視覚の場合、単色の四角形がモニターに現れて消えるまでの時間よりも、顔や風景など、複雑な刺激が現れて消えるまでの時間の方が長く感じられる。

このことを脳の内部クロックをもとに解釈してみよう。

内部クロックと主観時間の関係については、ミシェル・トリーズマンによって提唱された「内部クロックモデル」が古くから知られている。このモデルは、クロックに相当するパルス発振器と、それを数え上げる積分器からなり、積分器が数え上げたパルス数が、知覚される時間の長さに相当する。このモデルをベースに考えると、次の二つの可能性が浮かび上がってくる。

一つは、脳の内部クロックが正確に時を刻みつづけるなか、刺激の複雑度に応じて、その開始時刻や終了時刻がずれて知覚される可能性だ。会社の出退勤のタイムカードにたとえるなら、複雑な刺激の方が、出勤時刻が早く打刻されたり、退勤時刻が遅く打刻されたりした場合、都合、会社にいる時間（刺激持続の主観時間）が長くなる。

しかし、実際に視覚心理実験を行った結果、より複雑な刺激の方が、その開始時刻、終了時刻ともに、遅れて知覚されることが明らかになっている。しかも、両者の遅れ具合が同程度であることから、主観的な開始時刻と終了時刻の差では、主観時間の延伸は説明できないことになる。

となると、脳の内部クロックの刻み自体が、刺激の複雑度に応じて変化すると考えざるを得ない。刺激の複雑度があがったときに、内部クロックが速まると仮定すると、うまく現象を説明することができる。

　また、みなさんはこんな経験がないだろうか。カチカチと動く秒針をもつアナログ時計に目をやると、一瞬、その秒針が止まったように思える。ジリリン、ジリリンと昔ながらの鳴り方をする電話に出ようとすると、一瞬、電話が鳴り止んだかのように思える。しかし、実際に止まってしまったわけではなく、その後、秒針は動き出し、電話は鳴り続ける。

　視線を動かしたり、何か行動を起こそうとすると、それに合わせて脳の内部クロックが速まるのだ。

視覚刺激の出現による主観時間の変動

　この脳の内部クロックの変動に関連して、一つ、わたし自身の研究を紹介したい。

　3章でもふれたとおり、2003年4月からの1年間、カリフォルニア工科大学の下條研究室に滞在した。現在、株式会社アラヤのCEOを務める金井良太さんも、そのころ下條研に出入りしていた。夜中、パサデナのコロラド大通りに面するYOSHINOYAに生卵を持ち込み（日本と違って卵にはサルモネラ菌が潜んでいるかもしれないので“at your own risk”!）、よく二人で腹ごしらえをしたものだ。

当時は、視覚心理学のゴールドラッシュの時代で、一攫千金を狙って、新たな錯視を発見しようとみな血眼《ちまなこ》になっていた。その世界的ホットスポットの一つが下條研だった。

わたしが両眼視野闘争（9章冒頭に登場）、もとい、意識研究に出会ったのも当時の下條研においてだ。先の金井さんにしても、下條研の博士過程の院生であったDawan Wuや林隆介さんにしても、はたまた、隣のコッホ研の院生であった土谷尚嗣さんにしても、両眼視野闘争用の実験セットアップを前に、目をギラギラと輝かせていた。

ただ、最初は何のことだかわからなかった。左右の目に異なる刺激を入れるなどといった不自然な刺激条件で、脳についてなにがわかるのかと、懐疑的な思いさえ抱いていた。その数年後、両眼視野闘争を用いた意識研究の総本山とも言える、独マックス・プランク研究所のロゴセシス研に行くことになろうとは、夢にも思わなかった。

それはさておき、わたしが発見したのは、両眼視野闘争とは一切関係のない、次のよう錯視だ。画面の何もないところに縞模様が突然現れ、それが0・5秒ほど動く条件と、最初から存在していた縞模様が同じく0・5秒ほど動く条件とでは、前者の方がだいぶ長く感じられる（図15－2）。夜中、YOSHINOYAから戻ると、金井さ

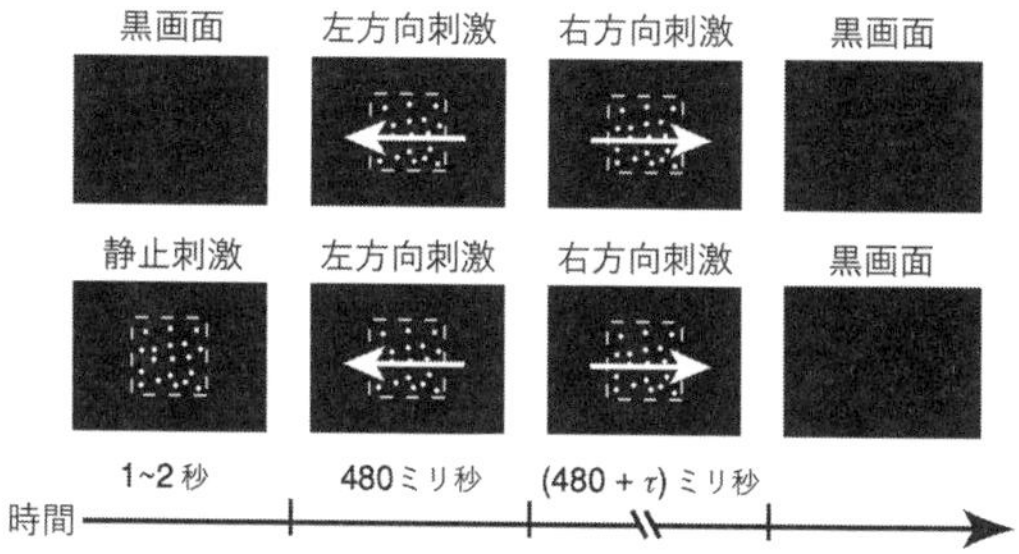

図15-2　視覚刺激のオンセットによる主観時間の延伸
何もないところにランダムドットが出現し、それと同時に左方向に動き出す条件（上図：動きの持続時間は480ミリ秒に固定）では、あらかじめ静止刺激としてランダムドットが存在し、後に動き出す条件（下図：同じく動きの持続時間は480ミリ秒に固定）に比べて、15％ほど、左方向刺激の持続時間が長く感じられる。図中の右方向刺激の物理的な持続時間を変動させ、左方向刺激と右方向刺激で主観時間が一致する長さを検出することで、両条件の主観時間の長さ比較が可能となる。
（Kanai & Watanabe, 2006より改変転載）

んとわたしはそれぞれの個室で仕事を続けたものだが、わたしが金井さんを呼んできて、「これなんぼの錯視？」と見せると、即座に共同研究が決まった（夜中に見つけた錯視は、翌朝、非錯視だと判明するものがほとんどだったが……）。

その後、さまざまな統制実験を組み合わせた結果、この効果が、内部クロックの変動ではなく、さきほどのたとえで言うところの、タイムカードの打刻のズレによってほぼ説明できることが判明した。刺激が突然現れる刺激条件の方が打刻のタイミングが早くなり、その分だけ主観時間の延伸が生じていたのだ。

脳のクロックは何処？

ここまで、脳の内部クロックありきで話を進めてきたが、実のところ、脳のなかでの完全な特定には至っていない。

それらしきものの片鱗は、大脳皮質のさまざまな領野や、旧い脳の一部である「大脳基底核」などで報告されている。しかも、刺激の複雑度による主観時間の変動まで説明できるものも見つかっている。

ただ、さまざまな心理効果が示されているヒトについては、非侵襲脳計測の限界から、神経回路網レベルでの特定はなかなか難しい。一方で、実験動物においては、周期的に振動する神経回路網がいくつか発見されてはいるものの、今度は、主観時間にまつわるさまざまな心理効果が完全には再現されていない。時間自体が抽象的な概念であり、これまでの基礎神経科学、すなわち、実験動物を訓練することでヒトの心理効果を再現し、そのうえで脳活動計測や脳活動操作を行う手法には自ずと限界がある。

やはり、ここは、従来の研究手法の枠をこえた何かが必要だろう。脳を限りなく模した人工神経回路網を脳につなぐことでブレイクスルーがもたらされるのではと密かに期待している。

機械脳にも内部クロックが必要であることはほぼ間違いない。ただ、それが、学習によって獲得されるべきものなのか、それとも、生得的に組み込む必要があるものなのか、皆目検討がついていない。この基本的な問いに答えるためにも、まずは、生体脳における特定とその機序の解明に取り組む必要がある。

15・2　脳の何が意識を生むのか——再考

意識を生む脳　再考

意識を生む脳とは、脳のどこまでをさすのか。どこまでをシミュレーションすればそこに意識は宿るのか。そもそも、シミュレーションされた仮想の脳に、意識は本当に宿るのだろうか。

本書ではここまで、いわゆる、機能主義の立場を貫いてきた。この立場のもとでは、脳の情報処理装置としての機能を十分に再現した人工物には、意識が宿ることになる。

多くの哲学者や神経科学者がこの立場を支持する一方で、「中国語の部屋」のジョン・サールに代表されるように、機能主義に根強く反対する哲学者がいることもまた事実だ。

ここでは、一旦、機能主義の立場から、脳の構成要素を極限まで削ぎ落としてみたい。その過程において、機能主義と非機能主義の立場の違いが浮かび上がってくるはずだ。

はたして、みなさんは、どちらにより説得力を感じるだろうか。

また、最初に断っておくが、ここまでの本書とは趣を異にし、専門用語がつぎつぎと飛び出して、少々げんなりさせてしまうかもしれない。ただ、細かいことはあまり気にせずに、名作スプラッターホラーの「死霊のはらわたⅡ」でも鑑賞する気分で、あなた自身をつかさどるはらわたをぜひ楽しんでほしい。

ニューロン以外の脳の組織は意識を生むか

脳には無数の血管が走り、またニューロン以外の細胞、いわゆるグリア細胞にあふれている。むしろ、数だけで言えばニューロンのそれよりも多いくらいだ。

手始めに、10章に登場したNCCの考え方にもとづき、これらが意識の一端を担うかを占ってみたい。そのうえで一つ大事なポイントがある。それは、わたしたちの意識が、早ければ数百ミリ秒で発生することだ。たとえば、目の前にパッとモノがあらわれたとき、網膜がそれを捉え、脳が処理し、意識にのぼるまでにわずか数百ミリ秒しかかからない。

素直に考えて、意識を直接的に生む脳のしくみであれば、その短い時間のあいだ、せっせとはたらいているに違いない。逆に、そのあいだ、目立ったはたらきがなければ、意識を生むしくみを周辺的にサポートはしていても、その中枢には含まれない可能性が高い。

では、血管から見ていこう。もちろん、ニューロンに酸素や栄養を供給する血管がなければ、脳は生きていくことすらできない。その意味において、血管が、脳のどこかにあるはずの意識のしくみをサポートしていることは間違いない。

また、ニューロン活動が高まると、数ミリメートルといったごく狭い範囲内において、血流量が増大することが知られている。非侵襲の脳計測手法としてもっとも高い空間解像度を誇るfMRIは、この生理現象を利用して、間接的にニューロン活動を推し量るものだ。

ただし、この血流量増大のしくみは、短く見積もっても数秒はかかる。先の議論から、それ自体が意識のしくみの一端を担っている可能性は低い。

では、グリア細胞はどうだろうか。グリア細胞には、ミクログリア、オリゴデンドロサイト、アストロサイトの三種類がある。順番に見ていこう（図15－3）。

ミクログリアは脳の免疫を担い、また、シナプスを貪食するはたらきをもつ。貪食とは、不要なシナプスを食べることで記憶や学習の効果を定着させるしくみだ。

また、オリゴデンドロサイトは、脳内の電気スパイクの伝達を速めるはたらきをもっている。ニューロンの出力部である軸索に、ミエリン鞘と呼ばれる絶縁体を、文字通り、鞘のように巻きつけることで、電気スパイクが一足飛びに伝わるようになる。近年、このオリゴデンドロサイトが、選択的にミエリン鞘を軸索に巻きつけることで、脳の学習にかかわっている可能性が示唆されている。

このように、ミクログリアにしても、オリゴデンドロサイトにしても、先の血管と比べれば、より直接的に脳の情報処理に関わっている。

その一方で、両者のいずれのしくみにしても、早くて数分の時間スケールではたらくものだ。やはり、意識を直接的に担っている可能性は低い。

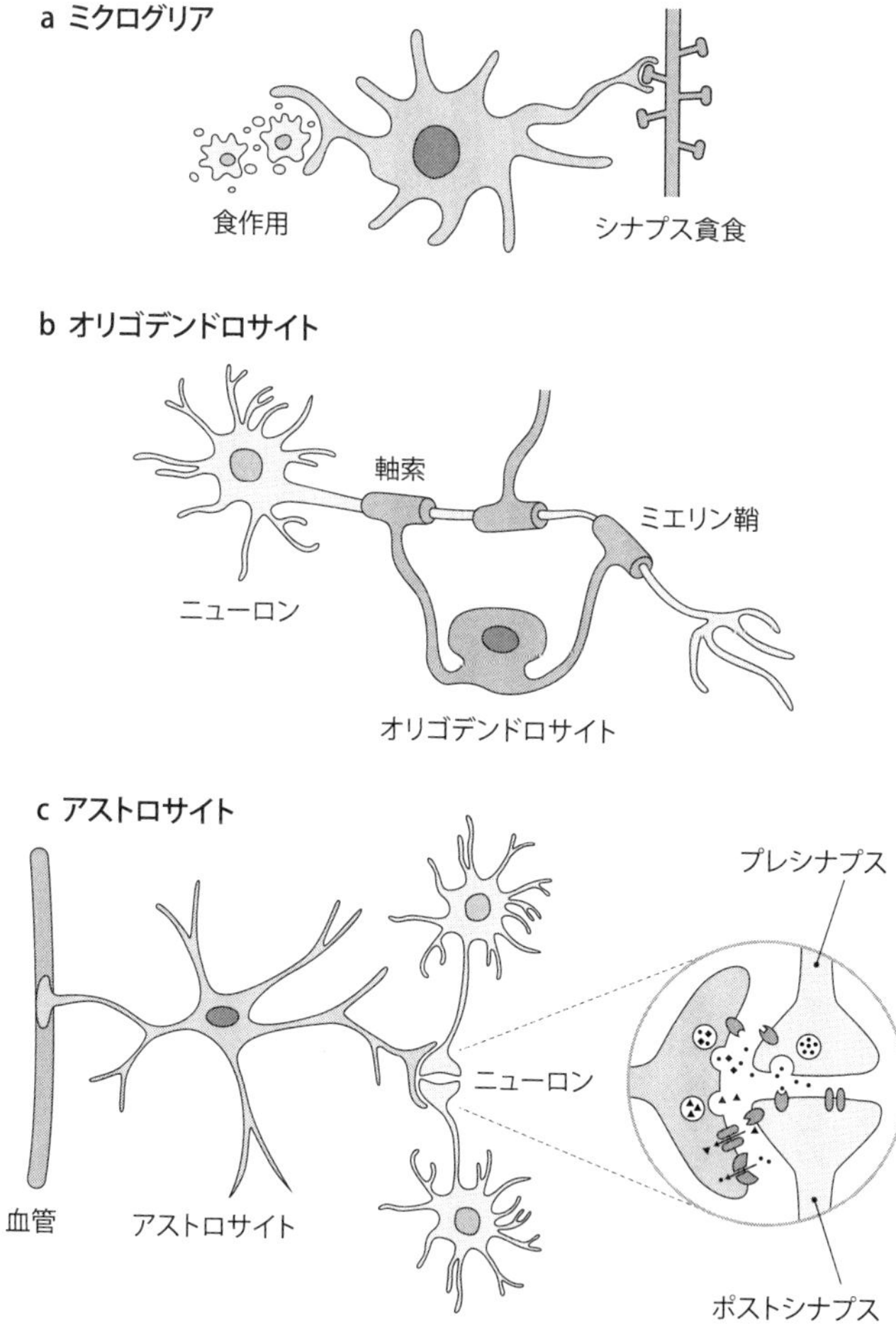

図15-3　三種類のグリア細胞

残るアストロサイトはもう少し手ごわい。シナプス間隙に放出された神経伝達物質を取り込むはたらきをもち、こちらは数十ミリ秒の時間スケールで動作している。このしくみがないと、電気スパイクの受け手側のニューロン（ポストニューロン）の電位変化がだらだらと続き、脳の情報処理に多大な影響を及ぼすことになる。

その多大な影響を逆手にとった治療薬もある。うつ病の治療薬として知られるＳＳＲＩ（Selective Serotonin Reuptake Inhibitors）だ。神経伝達物質の一種であるセロトニンの再取り込みを阻害することで、その不足分を補ない、症状を改善する効果をもつ。その具体的な機序は長年謎に包まれていたが、近年、アストロサイトの取り込み作用を抑制していることが明らかになった。

いずれにせよ、動作が遅いという理由から、アストロサイトを意識のしくみから排除することはできない。

その一方で、シナプスの横にただ鎮座し、余計な神経伝達物質を取り込み、それをニューロンに戻しているだけの細胞が、意識の機構の一部を本質的に担っているとはやはり考えづらい。逆にそうだとすると、意識は途端に、オカルトめいたものになってしまう（あくまで機能主義の立場からすれば！）。

意識を担う脳の構成要素をさらに絞り込んでいくためには、機能主義の伝家の宝刀を抜かなければならない。

意識の機能主義でさらなる断捨離

意識の哲学における機能主義は、脳の情報処理能から意識が生まれることをその旨としている。そのことから、同等の情報処理能を有する人工物にも意識が宿るとの結論が導かれる。

これにもとづき、一種の思考実験として、脳の構成要素を同等の機能をもつ人工物に置き換えていこう。あくまで思考実験ということで、技術的な実現可能性は度外視する。

まずは、先述のアストロサイトからだ。

相撲の砂かぶりならぬ、シナプスの神経伝達物質かぶりに陣取り、ふりかかってくる神経伝達物質をせっせと取り込み、もとのニューロンに戻すはたらきをもつ。このアストロサイトを、人工物に置き換えるのは容易い。

ニューロンの立場にたてば、余剰の神経伝達物質をシナプス間隙から取り込み、それを自身に戻してくれさえすれば、それが生きた細胞であろうがなかろうが知ったことではない。同等の機能をもつ人工物に置き換えたとしても、シナプスのはたらきは変化せず、神経回路網としての振る舞いも一切影響を受けない。

前節で片のついた血管、ミクログリア、オリゴデンドロサイトについても、この際、人工物に置き換えておこう。ニューロンへの酸素と栄養の供給にしても、シナプスの貪食にしても、ミエリン鞘の選択的な巻きつけにしても、同等の機能を果たしてくれさえすれば、人工物であってもまったく支障はないはずだ。

というわけで、血管と三種のグリア細胞の人工物への置き換えが完了したことになる。いよいよ、ニューロン本体の周辺的なしくみに手をつけていくこととしよう。

一つのニューロンに着目すると、その情報処理を周辺からサポートするしくみが数多存在する。神経伝達物質にかかわるものだけでも、それを合成するしくみ、シナプスへと輸送するしくみ、それを貯えるしくみ、アストロサイトが回収したものを受け取るしくみなどがあげられる。

ここは、思考実験ならではの荒療治で、ニューロンのなかのそれらのしくみだけを人工物に置き換えてしまう。ニューロンの情報処理の立場からすれば、いざ、電気スパイクが到達したときに、シナプス間隙へと神経伝達物質が放出されさえすれば、そのお膳立てが生体組織によって担われていようが、人工物によって担われていようが何も変わりはない。

ニューロンの情報処理機構の断捨離

最後のステップとして、ニューロンの情報処理のしくみそのものを置き換えていこう。この本丸に手をつけていくことで断捨離にさらなる拍車がかかる。

まずは、シナプスに注目する。シナプスは、送り手側のニューロン（プレニューロン）の軸索を伝わってくる電気スパイクを、ポストニューロンの樹状突起に生じる電位変化（シナプス応答）へと変換するはたらきをもっている（図15－4）。

この電位変化さえ生じれば、なにも、取り扱いの厄介な神経伝達物質に頼る必要はない。人工の電圧変換器に置き換えてしまっても構わない。

ここで興味深いのは、この置き換えにより、神経伝達物質にまつわる一切のしくみ、すなわち、先の生成、貯蔵、放出、取り込みのしくみを一掃できてしまうことだ。それらのしくみも含めて、電圧変換器に置き換えられたことになる。

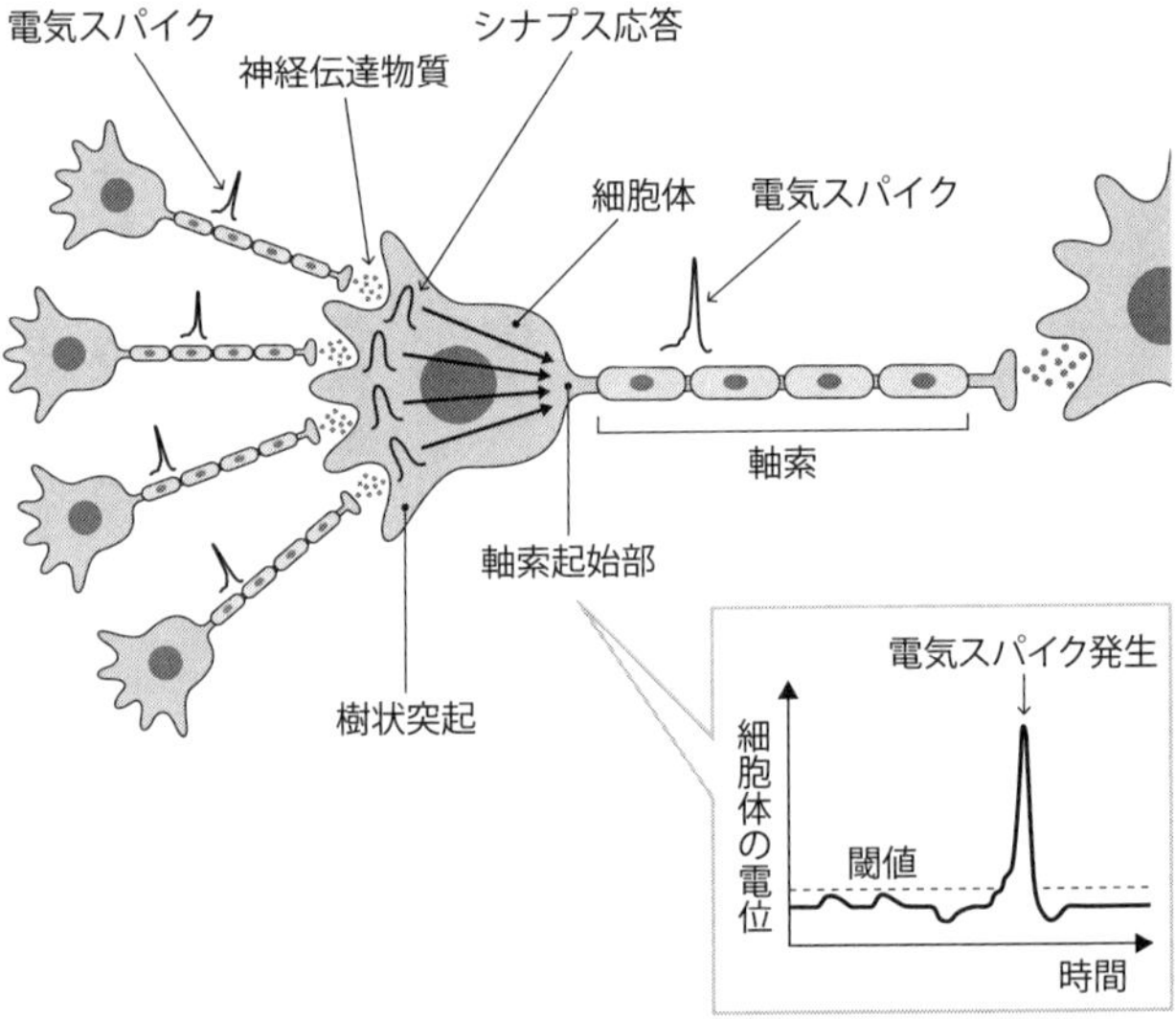

図15-4　ニューロンのはたらき

同様に、電気スパイクを発生させるしくみを置き換えてみよう。

電気スパイクは、個々のシナプスで生じた電位変化を足しあげ、その合計値がある値を越えたときに発生する（図15－4）。

実際には、ナトリウムイオンチャネルやら、カリウムイオンチャネルやらの電位依存性イオンチャネルが登場する。それらがうまく連携することで、シナプス応答の合計値の上昇が捉えられ、わずか1ミリ秒の時間幅をもつ電気スパイクに変換される。

ただ、生体組織としては類稀《たぐいまれ》なる応答速度をもつこのしくみにしても、人工の電気デバイスと比べればどうってことはない。わけなく人工物に置き換えることが可能だ。

次に、発生した電気スパイクを軸索先端のシナプスに伝えるしくみを置き換える。

生体ニューロンでは、電気スパイクを発生させるしくみが、そのまま、電気スパイクを伝達するしくみを兼ねている。軸索上に、電位依存性イオンチャネルがずらりと並び、それぞれが、局所的な電位上昇にあわせて電気スパイクを発せられる状態にあるのだ。最初に、軸索の付け根部分（軸索起始部）で電気スパイクが発生すると、すこし先の軸索部分の電位が上昇する。この電位上昇により、新たな電気スパイクがその場で発生する。こうして、ドミノ倒しのように、電気スパイクは軸索上を伝わっていく（一度倒れたドミノが自然とは起き上がらないように、一度、電気スパイクが発生すると、しばらくは発生しないことから、電気スパイクは一方向にのみ進んでいく）。

この軸索のはたらきを人工物に置き換えるにはどうしたらよいだろうか。軸索起始部で最初に発生する電気スパイクには、シナプス応答の合計値の上昇度合いに依存して、多少の大小があるが、軸索上をドミノ倒し的に伝わっていくうちにその違いはならされてしまう。

つまり、脳の情報処理の側からすれば、電気スパイクが最初に発生してから、それが軸索末端に伝わるまでの時間さえ再現してくれればそれで十分だ。電位依存性イオンチャネルがずらりと並んでいる必要はなく、電気スパイクの遅延発生器で事足りる。

ちなみに、軸索にミエリン鞘を巻くオリゴデンドロサイトの機能も、この遅延発生器にまとめてしまうことが可能だ。ミエリン鞘は電気を通さない絶縁体であり、それが軸索に巻きつくことで、ドミノ倒しのドミノの数を減らす効果がある。その結果として、電気スパイクの伝達が速まるが、それにしても、遅延発生器の遅延量を調整するだけで十分だ。

断捨離を極めたところで考察してみよう。それ以上は還元できないような、ニューロンの情報処理の本質とは何だろうか。

ポストニューロンに入力される電気スパイクは、プレニューロンとの間のシナプスの特性（神経伝達物質の放出量、それを受け取るリガンド性イオンチャネルの数）に依存して、一定の大きさをもつシナプス応答に変換される。それらは、ニューロンの細胞体で足し合わされ、その値が閾値を越えたところで、軸索起始部に電気スパイクが発生する。発生した電気スパイクは、一定の時間遅延の後に、軸索の先端にあるシナプスに到達する。そして再び、その先のニューロンにおいてシナプス応答を生じさせる。

つまり、ニューロンの情報処理の本質とは、入力された電気スパイクを電位変化に変換し、それらを足し合わせ、その和が閾値を越えたときに電気スパイクを発生させ、次なるニューロンへと送り届けることだと言える。

現在のＡＩ＝人工神経回路網は、まさに、このニューロンの情報処理の本質だけを抽出したものであり、それが、類まれなる情報処理能を発揮していることは言うまでもない。あとは、同様に意識が発生するかだ。

それでも意識は宿りつづけるか

ここまで脳の機構要素を削ぎ落としたところで、もともと宿っていた意識は、きちんと宿りつづけてくれるだろうか。はたと疑問に感じる方もいることだろう。

ここで、神経伝達物質の断捨離を例にあらためて考えてみよう。

電気スパイクにあわせて放出される神経伝達物質は、所詮、化学物質に過ぎない。神経回路網としての機能が完全に再現されるなか、神経伝達物質の有無で、意識の有無が決まったりするだろうか。はたして、神経伝達物質を介するシナプスのしくみに、意識の本質が潜んでいたりするだろうか？

このことに関連して、ドーパミンやセロトニンなどの神経伝達物質が、わたしたちの豊かな感情や目的意識などを生むのに必須であると考える向きがある。ドーパミンは快感や意欲と関係し、セロトニンは幸福感に関係することが知られている。

たとえばドーパミンであれば、通常の神経伝達物質とは異なり、言わば、第三者的に別のシナプスの強度を修飾している。ドーパミンの放出の有無で、別の神経伝達物質によって生じるポストニューロンのシナプス応答の大きさが変化するのだ。

ただ、それにしても、シナプスの代替である電圧変換器にすこし手を加えればよいだけだ。結局は、神経回路網の電気的特性に還元することができる。

意識の機能主義のもとでは、脳の情報処理を実現する各種構成要素に対して、同等の機能さえ発現していれば、その担い手の如何によらず意識は宿るものと考える。その裏には、たとえば、単なる化学物質に過ぎない神経伝達物質の有無によって、意識の有無が決まってしまったなら、意識が、おそろしくオカルトめいたものになってしまうとの真っ当な思いがある。多くの哲学者や科学者はこの真っ当な思いから機能主義を支持している。

一方で、本節冒頭で述べたように、機能主義に反対する立場も存在する。哲学者のジョン・サールによる生物学的自然主義（biological naturalism）はその筆頭だ。

生物学的自然主義によれば、意識は脳の生物学的なプロセスから発生する。意識が脳の物理的な構造や化学的な活動に根差していることを認めながらも、その一方で、機能主義にもとづいて脳の断捨離を進めていくと、意識が指の隙間からすりぬけてしまうことを謳っている。

わたしにはどうにも解せないが、みなさんはどう思うだろうか。機能主義を信じるか、生物学的自然主義を信じるかは、みなさん次第だ。ただ、仮に後者が正しかったならば、意識のアップロード先として、現時点で最有力であるデジタル・コンピュータは、その資格を失うことになる。

残るは、進化した「脳オルガノイド（IPS細胞などの幹細胞を脳細胞に分化させることで構築された人造脳）」など、生体組織によって構成される神経回路網のみだ（なかなか脳に迫るのは難しいと考えていたが、昨今の進化には目を見張るものがある！）。

ちなみに、科学者として公平を期すならば、生物学的自然主義も立派な一仮説であり、それも含めて検証したいと考えている。仮に、11章に著した方法で、コンピュータに実装された仮想の神経回路網に意識が宿ることが証明されれば、その時点で、生物学的自然主義は否定されたことになる。一方で、機械半球の開発を極限まで推し進め、生体脳半球に限りなく寄せたときに、意識の宿る兆候が微塵も見られなかったとしたら、生物学的自然主義の信憑性は否応なく高まる。

15・3　意識を宿す機械の開発にむけての課題

脳語をしゃべる機械半球

13章では、機械脳の研究開発プランを披露した。侵襲コネクトームから得られたゼローイチの離散的な神経配線構造をシナプス結合の初期値として、そこから学習をかけることで機械半球を構築するというものだ。簡単に達成できるかのごとくしれっと著したが、実のところ、ここが一番チャレンジングで面白く、また、研究開発に時間を要するところだと考えている。

意識を宿す機械半球には、一つ、大きな制約がある。単に意識が宿るのみならず、その意識が、わたしたちの意識と統合する必要がある。さもないと、仮に意識が宿ったとしても、その意識を確かめようがない。

わたしのSF・ファンタジー映画好きの原点とも言える「スター・ウォーズ」第一作に（公開時、ロサンゼルス住まいの7歳で、日本とは比べ物にならない大ブームを体験した）、C－3POが「わたしは、全星系に共通のロボット言語、ボッチ語に堪能だ」と自身とR2D2をルーク・スカイウォーカーに売り込むシーンがある。この売り込みに失敗したパラレル世界も観てみたい気はするが、それはさておき、我々の機械も同様に脳語に堪能でなければならない。

では、ここで言うところの脳語とは何か。ポイントは二つある。

一つは、ニューロンが電気スパイクを発することだ。わずか1000分の1秒の間に電位が鋭く上昇し、そして下降する電気スパイク（正式名称は活動電位“action potential”）を介して生体脳のニューロンは相互作用している。

今をときめく人工知能＝人工神経回路網が離散時間（デジタル時計の秒針のように時間がステップ状に進む）－連続出力（0から1の間のどんな値でもとれる）であるのに対して、脳は、連続時間（いつ何時も電気スパイクを発することができる）－離散出力（電気スパイクによる0か1のみの出力）の形式をとっている。

そして、もう一つのポイントは、人工神経回路網にくらべ、圧倒的に複雑な回路構成から、その電気スパイクが繰り出されることだ。

大脳皮質の6層構造から繰り出される電気スパイク

脳を餃子にたとえると、大脳皮質はその皮の部分に相当するが、実際の餃子とはだいぶ異なる。一枚ものの均質な皮ではなく、その厚さ方向には階層構造がある。おおまかに六つの層にわけることができ、それぞれに存在するニューロンの種類やニューロンどうしの接続のしかたが異なっている。

事実、大脳皮質だけでも数十種類ほどのニューロンがあり、それぞれに、固有の三次元形状を持っている（図15－5）。

これらのニューロンは、いわゆる「デールの法則」に従い、ニューロン種が定まると、プレニューロンとして放出する神経伝達物質の種類が定まる。多くのニューロン種は複数の神経伝達物質を放出するため、より正確には、神経伝達物質のカクテルが定まると言ってよい。

一方、電気スパイクの受け手であるポストニューロンに目をむけると、こちらも、ニューロン種によって神経伝達物質を受けとり、電位変化を引き起こす「リガンド性イオンチャネル」の種類が異なる。リガンド性イオンチャネルごとに、その電位変化の時間特性は異なり、その持続時間だけを見ても、短いものは数十ミリ秒、長いものは数百ミリ秒と振り幅が大きい。

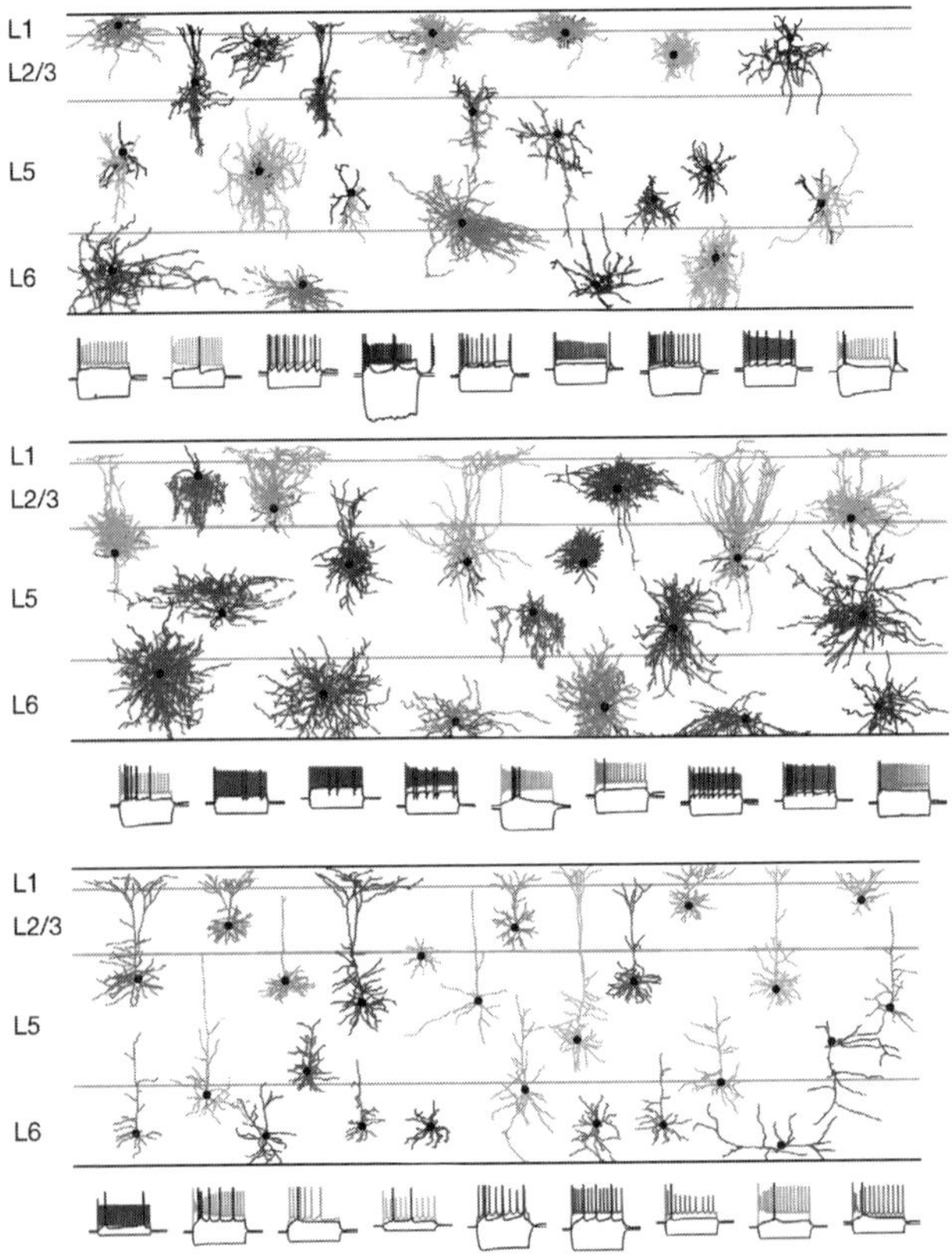

図15-5

大脳皮質に存在するさまざまなニューロン種と、6層構造上の位置

各段の下にあるグラフは、一定電流入力のもとの活動の様子を、一部のニューロンについて示したもの。(Scala *et al.*, 2020より改変転載)

また、電気スパイクの発生の仕方にしても、ニューロンの形状や電位依存性イオンチャネルの空間分布に依存し、単発でスパイクを発するものもあれば、連続的に複数のスパイクを発するものもある。

このように、複雑な構造をもつ大脳皮質のなかで、反対側の脳半球へと出力を送るニューロン群は決まっている。第3層と第5層の「錐体ニューロン」だ。錐体ニューロンとは、その名のとおり、ピラミッド状の細胞体をもつニューロンで、領野をまたぐような長距離の情報伝達を担っている。

さらに、先の神経連絡には一対一の対応関係があり、第3層の錐体ニューロンの神経軸索は、反対半球の同じく第3層にシナプスを形成し、同じく第5層の錐体ニューロンは、反対半球の第5層にシナプスを形成している。

機械脳が生体脳と同じ脳語を操り、両者が一体化するためには、すくなくとも、両者が直接的に相互作用するインターフェース部分については、機械脳も生体脳と同様の6層構造をもち、さきほどの一対一の関係を踏襲する必要があるだろう。

ちなみに、提案する新型のブレイン・マシン・インターフェース（BMI）のみならず、いかなるBMIも、情報を書き込む際には「アンチドロミック刺激」の呪縛から逃れることができない。アンチドロミック刺激とは、電極から電流を流した際に、軸索が刺激され、通常とは逆方向に電気スパイクが走る現象だ。

先述の脳半球どうしの一対一の接続様式は、そういう意味で、とても好都合だ。13章で議論したような、同じ刺激応答特性をもつニューロンどうしの相互結合を、新型BMIによるアンチドロミック刺激で容易に構築することができるからだ。

機械脳の第3層、第5層の錐体ニューロンが活動したときには、生体脳の第3層、第5層に存在する錐体細胞から伸びる神経軸索に電流を流してそれらを活動させればよい。その逆はもっと簡単で、生体脳の第3層、第5層の錐体細胞が活動したときには、強制的に機械脳の第3層、第5層の錐体ニューロンを活動させるだけだ。

そのことをもって、13章で、機械半球と生体脳半球の間で意識を統合するための必要条件としてあげた、「両者の間の記号的表象の共有」が達成される。

機械脳でどこまで再現するか

これに関連して、生体脳と機械脳のインターフェース部分でのみ、機械脳に、生体脳と同じ構造を持たせることで、両者の意識が統合する可能性もゼロではない（通常の人工神経回路網による機械脳に意識が宿ったとして）。ただ、その場合、生体脳とのインタフェースに近い部分では脳語で処理を行い、それを機械脳のどこかで、離散時間－連続出力の人工神経回路網語に翻訳することが要求される。機械脳の開発自体は、生体脳の複雑性に付き合う必要がなくなるため、だいぶ楽にはなるが、この翻訳を介して両者の意識が統合する保証はどこにもない。

ちなみに、生体脳の複雑性のどこまでが、生体ゆえの制約や、進化の過程で繰り返されてきた増改築を受けてのものなのかはわからない。たとえば、人工神経回路網では朝飯前のワンホット処理（ニューロン群を俯瞰的にとらえ、そのなかでただ一つのニューロンを活動させる）にしても、俯瞰的なしくみを持たない生体脳で実現するとなると、補完的な神経回路がどうしても必要になる。

その一方で、今現在の人工神経回路網ではとても太刀打ちできないような一撃学習能力（たった一つの例から学習し、一般化する）や言語能力、意味理解能力をもつなど、まだまだ生体脳も捨てたものではない。その独特の複雑性が、それらの高度な機能を実現するために、本質的に重要なものである可能性は十分に考えられる。

そのうえで、機械脳に意識を宿すため、さらには、その意識を生体脳の意識と一体化させるための安全策として考えられるのは、脳の複雑性を限りなく再現した機械脳を構築することだ。まさに、11章で披露した機械脳構築の手法、「ヒト脳の侵襲コネクトームを神経配線強度の初期値として、そこから学習をかける」はこの安全策に相当する。

ただ、やはり、複雑怪奇なお化け神経回路網を学習させるのは、一筋縄ではいかないだろう。これまで深層学習で培ってきたさまざまな学習法を参考にしつつも、新たな手法を開発していく必要があるに違いない。

ちなみに、ヒト脳の高精細なデジタルツインの開発は、なにも、意識をアップロードするためだけのものではない。中枢神経疾患や精神病の新たな治療法や新薬の開発に大いに貢献するものであり、事実、欧米、中国、日本と大型の研究プロジェクトが始動している。先の機械脳の研究開発戦略は、同時に、これらの目標達成に資するものと信じている。

16章　20年後のデジタル不老不死

アポロ計画になぞらえて

本書の結びに、意識のアップロードを実現していくための方策について述べたい。ひとつ確かなのは、わたしたちの目の黒いうちにそれを実現するとなると、研究開発を相当に加速させる必要があることだ。お手本としたいのはＮＡＳＡのアポロ計画である。わたしにとっての有人月面着陸が「意識のアップロード」だとしたら、その一歩手前の有人ロケットの月周回軌道投入は「意識の解明」に相当する。意識のアップロードの途中過程に位置付けた、生体脳と機械脳の意識が統合された状態は、まんま意識が解明されたことを意味する。

ここで実際のアポロ計画に目を向けてみよう。

１９６１年、当時、アメリカの大統領であったジョン・Ｆ・ケネディが「60年代のうちに人類を月に着陸させる」と宣言したことで、アポロ計画は始動した。人類共通の夢への挑戦という華々しい側面にどうしても目がいきがちだが、実のところ、東西の冷戦構造なしにそれを語ることはできない。

遡ること20年、ナチス・ドイツのロケット技術は世界的に突出していた。戦後、戦争犯罪を免責するかたちで、旧ナチスのロケットエンジニアをソ連とアメリカが分け合ったのだ。

その後、ソ連が宇宙開発競争をリードする時代が長らく続いた。１９５７年にはスプートニク1号が夜空を舞い、同じ年、その2号に乗ったライカ犬が地球周回軌道上で孤独な死を迎えた。そして、１９６１年、初の有人宇宙飛行をガガーリンが成功させ、「地球は青かった」との言葉を残している。

宇宙開発に先鞭をつけられたアメリカは焦っていた。ロケット技術は、そのまま大陸間弾道ミサイルの性能に直結するからだ。有人月面着陸というわかりやすい目標の裏には、安全保障上の実利があったわけだ。

では、わたしにとっての大陸間弾道ミサイルとは何だろうか。

意識のアップロードを目指すにしても、その開発の途中過程で実った果実を社会還元していくことが求められる。最初の果実は、人工知能による脳機能支援や脳機能代替といった先進的な医療技術になるはずだ。なかでも、新型ブレイン・マシン・インターフェースならではの稠密な脳とＡＩチップの連携による認知症治療をプライマリーターゲットに見据えている（図16－1）。もう少し詳しく見ていこう。

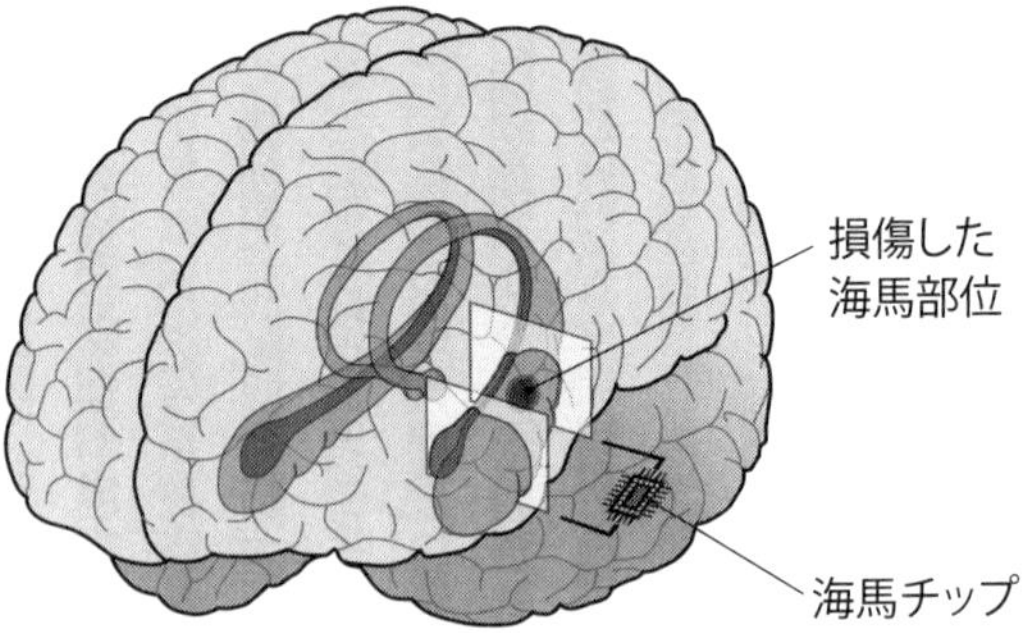

図16-1　提案する神経束断面計測型ブレイン・マシン・インターフェースの認知症への医療応用

記憶機能を司る海馬の損傷部位を代替する海馬チップが提案されている。海馬の部位どうしがつながっているように、海馬と海馬チップを接合するためには、神経軸索一本一本のレベルでの独立な読み書きを可能にする神経束断面計測型ブレイン・マシン・インターフェースが必須となる。

現在、海馬を置き換えるようなＡＩチップの研究開発は世界的にはじまっており、プロトタイプは既に存在する。

問題はそれをどう脳と接続するかだ。４章で述べたように、通常の灰白質へのブレイン・マシン・インターフェースでは、情報の読み書きの不一致が生じ、海馬チップをニューロンレベルで脳と接続することができない。その問題を、神経束断面計測型のブレイン・マシン・インターフェースによって一気に解決しようと目論んでいる。

ちなみに、海馬の代替ＡＩチップはほんの一例で、今後、ブレインテックを正常進化させようとしたとき、必ず、灰白質型ブレイン・マシン・インターフェースの情報の読み書きの不一致の問題がついてまわることになる。脳部位どうしが連絡するように脳部位とＡＩチップとを連絡できなければ、そのまともな動作、ひいては、その結果としての治療効果など期待できない。

4章でも述べたが、ニューラリンク社のプライマリーターゲットは、脊髄損傷患者向けの脳制御ロボット義肢の開発だ。それだけであれば脳から情報を読み取るだけで十分で、灰白質型のブレイン・マシン・インターフェースで事足りる。ただ、彼らが次の開発目標に掲げる視覚障害者への視力提供にしても、その先を狙うにしても、脳への高解像度の情報書き込みが避けられなくなる。

アメリカや中国に大きく先行されてしまっているヒト用の侵襲ブレイン・マシン・インターフェースではあるが、ここに起死回生のチャンスがあると睨んでいる。ただ、いかんせん、馬力＝お金のかけ方が桁違いだ。日本伝統の実験神経科学の先進性を活かし、ここは官民挙げての金銭的サポートをぜひ得たいところだ。

科学者、日本の将来を憂う

科学者のくせに、なにかとお金にうるさくて申し訳ないが、つい数年前までは、まったくお金に無頓着だった。高校生の時分、自分や家族を養ってくれている父親に向かって、「父さんのように、お金のためだけにあくせく働くつもりはない！」と豪語した。そんなあおい気持ちのまま、長らくアカデミアの温室に身をおいてきた。40代も半ばを過ぎて、ユヴァル・ノア・ハラリの『サピエンス全史』の経済の章を読み、資本主義の何たるかをようやく理解したくらいだ。

それが、2018年、大学発ベンチャーであるMinD in a Device社を共同創業したあたりから、見方が大きく変わった。意識の解明という自身の科学者としての夢、さらには、死にたくないという中二病的な思いを、自身が生きているうちにかなえようとしたとき、アカデミアの枠にはどうしても収まらず、民間のしくみに頼る必要があることに気づいたのだ。エンジェル投資家の鎌田富久さんに出会い、そして投資してもらい、勉強させてもらったこともおおいに関係している。

そんな民間初心者のわたしではあるが、僭越《せんえつ》ながら、わたしの捉える日本の現況とこれからについてすこし述べたい。

近頃、日本はダメになったとの言説をよく耳にするが、実はそうではないのではないか。

確かに、80年代の日本は、今とは比べものにならないほどにイケていた。エズラ・ヴォーゲルの著作"Japan as Number One: Lessons for America"が世界的なベストセラーとなり、1982年に公開されたSF映画の金字塔「ブレードランナー」でも、2019年のロサンゼルスの夜の街に日本語ネオンが溢れている。そのくらいに、あのままいくと、日本経済が世界を席捲《せっけん》し、世界を手中に収めてしまうのではないかと恐れられていた。

本当に日本は「ダメになった」のか

ところが、ご存知のとおり、そうはならなかった。30年超にわたる低迷のきっかけとして、アメリカと交わしたプラザ合意（強制的に円をドルに対して割高にして、日本の輸出に歯止めをかけるもの）など、外圧があったのは間違いないだろう。ただ一方で、イケていた当時も、青息吐息の今も、日本のしくみはさほど変わっていないように思える。

新卒の大学生がこぞって大手企業に進み、そのなかでアイディアが生まれ、新製品を開発していく。受験戦争で押し上げられる知的水準にしても、企業の潜在的な開発能力にしても、現在の体たらくを説明するほどには衰えていないのではないか。

日本がダメになったのではなく、逆に世界が、特にアメリカが、よくなりすぎたのだろう。80年代の日本経済の台頭で、ゼネラルモーターズやゼネラル・エレクトリックといった、アメリカ経済の屋台骨を支えてきた企業が軒並み経営不振に陥った。その経済的な焼け野原から、シリコンバレーを中心としたベンチャーの生態系が生まれ、アップルやグーグルといった今をときめく世界企業が萌芽し、現在にいたっても、先進的なベンチャー企業を育みつづけている。

そんななか日本だけが変わらなかった、いや、変われなかった。

人材力・資金力の壁

たとえば、ここに、一つのビジネスアイディアがあったとしよう。日本の大手企業であれば、全社から集められた数名の社員によるプロジェクトチームが編成され、年間数千万円の開発予算がつくかもしれない。

一方で、アメリカのシリコンバレーだったらどうだろうか。同程度のアイディアと同程度の進捗ステージで、ベンチャーキャピタルから数十億円の資金を調達するなんてこともざらだ。豊富な軍資金をもとに、次なるテクノロジーの旗揚げを今か今かと待ちわびていた百戦錬磨のエンジニアたちを百人単位で囲いこみ、日本では考えられないスピードで開発が進んでいく。

スタートラインに立った時点で、資金的にも、人的リソース的にも何十倍もの開きがあり、まともな勝負にならない。

もちろん、日本にもベンチャーのしくみはある。ただし、その規模は、本場アメリカと比ぶべくもない。いわゆる、エンジェル投資、シリーズA投資、B投資、プレIPO（株式公開前）投資といった、各進捗ステージでのベンチャーキャピタルからの平均的な調達額は、アメリカの20分の1に過ぎないと言われている。ちなみに、中国におけるベンチャーの調達額は年々大きくなっており、アメリカの3分の2程度にまで迫っている。

日本でベンチャー企業というと、せいぜい、フットワークの軽さを活かして時流にのり、上場できればしめたもの、くらいの感覚が根強い。上場してしまえば、“yet another”（せいぜいまた一つの）中小企業に過ぎず、多くがその座に甘んじている。本来であれば、60年代のトヨタやソニー、ホンダといった日本経済を支えるまでに急成長した非財閥系企業のように、既存の大手を喰ってしかるべき存在なのに。

一方、お手本となるアメリカでは、巨大なベンチャーの生態系のなかで、しっかりインキュベート（培養）され、大きく育ったベンチャー企業による下剋上が後を絶たない。ベンチャーキャピタルからの桁違いの資金調達により、株式上場前に、そんじょそこらの上場企業に負けない基礎体力を身につけられるからこそ、それが可能となる（株式上場後の一般投資家からの資金調達にたいして、上場前の、プロの目利き集団であるベンチャーキャピタルからの資金調達は、より長期的な視点で行われ、先進的な事業の開発に向いている）。

逆に、日本のベンチャーの生態系は、その規模の小ささゆえ、未熟児の状態で世間の荒波、言うなれば、株式上場後の短期的な利益重視の市場にベンチャー企業を放り出してしまっている。そのため、ビジネスアイディアや先進的な技術といった意味において、本来なら、大手に打ち勝つべきベンチャー企業が勝ちきれず、結果として、日本全体のレベルの低下を招いている。

このどうにも埋めがたいベンチャーの生態系の差は、たとえば、新興のＡＩ産業に歴然とあらわれる。

わたしの知る限り、日本では、大小含め、ほとんどすべてのＡＩ企業（ＡＩ事業部をもつ大手企業を含む）が、技術のコアとなる部分を自社開発しておらず、海外からの借り物に頼っている。幸い、最新の論文とともにソースコードを公開する文化が根付いているため、瞬間風速的な性能という意味においては、深刻な遅れをとることはない。

ただし、開発のホットスポットとも言うべき海外の民間企業や公的研究機関から論文とソースコードが公開される頃には、中では、数年先を見据えた開発が進んでいる。また、論文やソースコードとして表に見えるのは氷山の一角に過ぎず、その下の隠れた箇所にこそノウハウがぎっしりとつまっている。車でいうところのエンジンに相当し、未来への原動力となる部分だ。

一方、エンジンをもたず、牽引されているだけの車は、同じ速度で走っているように見えてもその中身は空っぽだ。いざ自力で走り出そうとしても、走り出すことができない。

しかも悪いことに、ソースコードを公開する文化は、現時点でリードしている者に、将来的に有利に働く可能性が高い。後塵を拝する者は、ソースコードを餌付けされることで、狩猟本能＝開発力を削がれてしまっている。中途半端に開発してもかなわないし、どうせ最新のコードがすぐ手に入るのだから、と。結果、両者の差は、いつまでたっても埋まらない。それればかりか、ますます、広がっていってしまうだろう。

現に、日本の大半のＡＩ企業は、ホットスポットの代理店のような仕事しかできていない（長期で意識のアップロードのプラットフォームづくりを目指すMinD in a Device社は、必然的に、そこに陥らないＡＩシステムを目指さざるを得ないが！）。

借り物のＡＩエンジンを、顧客ごとのデータでチューニングしたり、数多《あまた》あるハードウェアに実装したり、日本向けにローカライズしたり。手間と時間ばかりがかかり、ビジネスとしてなかなかスケールしない（逆にスケールするビジネスとは、ヒット曲を生み出すようなものであり、10倍、１００倍の売上のために、10倍、１００倍の労力や原資を必要としない）。

もう一つ懸念材料がある。昨今の自然言語系ＡＩ（ChatGPT他）や画像生成系ＡＩ（Midjourney, Stable Diffusion他）の例に見られるように、ＡＩエンジンのチューニングに莫大なデータ量と計算量を要するものが増えてきた。

そうなると、虎の子のソースコードが公開になっても、自社でチューニングすることもままならず、結局は、開発元のサービスに頼ることになる。将来、画像認識にしても、音声認識にしても、ホットスポットが力まかせにチューニングした汎用ＡＩの性能が上がり、顧客ごとにチューニングした専用ＡＩの性能を凌駕すると言われている。また、最新のトレンドとして、そもそもソースコードが公開されないケースが増えてきた。そうなると、もはや、代理店ビジネスすら成立しなくなる。

ただ、これらの懸念は、まだかわいい方なのかもしれない。将来、まったく異なるスケールで、致命的な問題が生じうる。

現状、開発のホットスポットをもたずとも、その形を問わなければ、最先端技術の恩恵にあずかることはできる。しかしながら、この状況が未来永劫続く保証はどこにもない。今後、ＡＩ技術が国家戦略上の要となっていくことは間違いないだろう。いよいよ、アメリカと中国の覇権争いが激化したとき、ＡＩ技術が門外不出のものとして秘匿される可能性が十分に考えられる。先述のＡＩ無人兵器に関していえば、アカデミアや民間とはまったく異なる次元の、軍用グレードのＡＩがすでに存在している可能性が高く、今も、その先も、そんなものが表に出てくるはずもない。

好むと好まざるとにかかわらず、そんな未来が訪れたとき、ホットスポットを擁する先進欧米諸国は安泰だ。また、アメリカで活躍しているＡＩ開発者は、実質、インド出身者や中国出身者がその多くを占めている。いざとなれば、それらの国は、トップエンジニアを自国に呼び戻すことができる。しかし日本は？

茹でガエルに熱湯を

これまた、よく耳にするのは、日本経済はこのままいくと茹でガエルになってしまうということだ。カエルを熱湯に放り込むと、びっくりして飛び出してくる。一方、水の状態からゆっくり温めていくと、そのまま茹で上がってしまうらしい（実際には、ちゃんと飛び出すらしいが！）。

残念ながら、このことには、わたしも同意せざるを得ない。日本にしてもどこにしても、それまでのしくみを壊し、新しく再生するには、熱湯に放り込まれるくらいのショックが必要だろう。

では、80年代のアメリカで起きたスクラップ・アンド・ビルドが、なぜ、90年代以降の日本では起きなかったのだろう。なぜに日本だけ、この苦境を熱湯と捉えることなく、緩慢な死を迎えようとしているのだろうか？

過去の栄光が忘れられず、終身雇用や、大手企業志向から脱却できないからなのか。銀行マンのことなかれ主義で、ゾンビ企業に輸血し続けているからなのか。減点主義のお役所人事で、思い切った国家施策が打てないからなのか。

開国からの明治日本の産業革命しかり、敗戦からの経済復興しかり、その昔から、熾烈な外圧がかからない限り、ダメだとわかっている方向に皆で歩き続けてしまうのは、日本人の集団的な特性なのだろうか。それとも、ハーメルンの笛吹き、言わば、強力かつ自己中心的な既得権益者が裏で糸をひいているのだろうか。

わたしにはよくわからないが、ただ、確かなことが一つある。資本主義の最終進化系ともいえるベンチャーの生態系を、早急に、アメリカや中国の規模にまでアップデートしない限り、日本は本当に茹で上がってしまうということだ。

2024年からはじまるスタートアップ支援の大型予算など、ベンチャー企業の初期の成長を公金で支える昨今の動きは歓迎するべきものだが、それだけでは焼け石に水。ベンチャー企業が日本経済の新陳代謝の起爆剤となるよう、強く、大きく育てるしくみが絶対的に必要だ。

たすけて、金融や政府の偉い人、あなただけが頼りです！　ぎりぎりまだ国力の残っているうちに……。

月周回軌道に向けてのお手本：アレン研究所

さて、他力本願的に文句を垂れるのはこれくらいにして、最後に、「意識の解明」、そして「意識のアップロード」に向けて、どのくらいの規模の研究開発リソースが必要となるかを見積もってみよう。

前章で述べたように、コンピュータおよびブレイン・マシン・インターフェースのハードウェア面の開発という意味においては10年ぐらいで達成可能だと考えている。一方で、「意識のアップロード」が10年後に完成するとはなかなか言い難い。かれこれ30年間神経科学に身を置いて、ひしひしと感じていることが一つあるからだ。「少年老い易く学成り難し」。

一つの研究室でできる研究の総量は限られている。マウスの生体脳半球と機械半球をつなぐだけでも、軽く15年はかかってしまうだろう。

では、わたしが20年後に意識のアップロードが実現すると言っている根拠は何だろうか。

適当にでまかせを言っているわけではない。実際にお手本となるような私設の研究所がある。今は亡きポール・アレンが設立したアレン研究所だ。わたしも共同開発の立ち上げを目指して、のべ3ヵ月ほど滞在したことがある。

1975年、ポール・アレンは、ビル・ゲイツとともにマイクロソフト社を共同創業した。その後ビル・ゲイツと仲違いし役員の職を追われたが、彼の手元には大量の株が残った。その株を売却することで莫大な資産を得ている。

ここで注目したいのは、アレン研究所の第二期10ヵ年計画だ。ポール・アレンの私費、日本円にしておよそ300億円の寄付金をもとに進められている。アメリカの名門大学のフル・プロフェッサーを6人ほど集め、その下には、どんな有名大学のテニュアトラック教員にも採用されるような期待の若手が、それぞれ数人ずつ控えている。さらに、その若手研究員らの下には、それぞれ5〜6人ほどの博士研究員がぶら下がっている。

また、これら科学者の他にも、動物の手術専門のスタッフやラボテクニシャンが、100人単位で雇用されている。

都合、科学者とスタッフあわせて500人ほどからなり、一つの研究ターゲットを追う研究施設としては圧倒的な規模を誇っている。もちろん、人的リソースのみならず、1台数億円するような実験装置もずらりと並ぶ。

このとてつもない研究リソースをフォーカスさせている研究ターゲットが実に面白い。ほぼ、マウスの視覚研究一本に絞っているのだ。20世紀中盤から今日に至るまで約70年、連綿と続いてきたサルやネコによる視覚野研究を、たったの10年で凌駕しようとしている。

同等の研究開発リソースでわたしの研究プロジェクトを進めることができたなら、同じく10年で、機械半球と生体脳半球の意識の統合の実証実験を、サルの視覚野で行えるものと信じている。

そして、仮に、この実証実験によって機械の意識の存在が証明されたなら、「意識のアップロード」に向けて、一気に機運が高まるはずだ。そこからもう10年で、有人月面着陸に至る可能性が高い。

エピローグ——アップロード後の仮想世界をどうするか

意識のアップロードを願う人は、わたしがこれまで訊きまわった感覚からすると10人に1人もいない。その1割の人たちは、やはり死への恐怖を強く抱いている人たちで、アップロード後の世界にどうこうと条件をつける人はほとんどいない。

その一方で、条件次第ではアップロードされたいという人たちも一定割合いるようだ。そんな方々のためにも、アップロード後の世界がどのようなものになるかを今から検討し、きちんと提示しておくべきだろう（これまで、「今は、月になんとかして辿り着こうとしている段階であり、月面基地にトイレを何個設置するかまでは頭がまわっていない」などといった乱暴な物言いではぐらかしてきたが）。

まずは、消去法的に考えてみよう。

一つ目の制約として、ただ一つの仮想世界を用意することになるだろう。せっかくアップロードされても、まわりがボットだらけだったら、あまりに味気ないからだ。

また、グレッグ・イーガンの『順列都市』でも扱われる問題だが、サーバーの電気代その他で、相応の経済的環境的負荷を現実世界にかけることになる。おそらく、現実世界へ何らかのバックが求められるだろう。

もちろん、「銀河鉄道９９９」の素晴らしいＳＦオチのように、現実世界の人柱ネジになるようなことは想定していない。素直に考えて、何らかの経済活動を行うことで、サービスやモノを現実世界に還元することになるだろう。

このような制約を加味していくと、アップロード後の仮想世界に住まう人々は、現実世界と同様の社会的要請を負う形となる。人との競争のなかで、経済活動が求められることになるからだ。

それでは、この世界と何ら変わらないではないか、と落胆の声が聴こえてきそうだ。一方で、脳の成り立ちを考えれば、社会的要請のもと、個人に何らかの使命が求められることは決して悪いことではないのかもしれない。

などと、ここで終わらせてもよいのだが、最後のオチとしてはなんとも弱々しい。

というわけで、仕切り直してみよう。

わたしの根底には団地魂がある。

生まれが、千葉県船橋市の若松団地であることは、５章で述べたとおりだ。そこで

5歳まで過ごした後に、小学校の5年生まではロサンゼルスのモントレーパークという、あまりパッとしない街ですごした。そこから帰国後、中学3年生まで、今度は千葉市幕張西の団地で過ごした。というわけで、合わせて10年間、団地で暮らしたわたしの団地魂は筋金入りだ。

そんなわたしが、意識のアップロードを目指すにあたって、一つ言えることは、「銀河鉄道999」のような世界、金持ちだけが機械の身体を手にして、永遠の命を得るような世界はまっぴらごめんだということだ。

ただ、放っておけば、意識のアップロードは非常に高価なサービスとなり、「銀河鉄道999」そのものの世界になってしまうことはわかっている。なので、無理矢理にでも価格は下げるつもりだ（非保険適用の手術代&ブレイン・マシン・インターフェース代、また、サーバー代があるので無料というわけにはいかないが！）。殺到する需要に対しては、国立大学の附属小学校の入学試験のように、くじ引きで対応するつもりだ（ただ、完成前の技術に投資してくれた方々への優待券はどうしても必要になるだろうが！）。

それはさておき、最近、斎藤幸平先生の『人新世の「資本論」』を手にする機会があり、わたしの団地魂が共鳴したのか、深く感激した。

現在唱えられているSDGs（経済成長は担保しつつも、技術革新によって地球温暖化を抑制する）がいかにまやかしで、実現不可能であるかが、痛いほど伝わってきた。このままの資本主義を続けたなら、氏が言うところの「気候ファシズム（小説『1984』のような世界）」「野蛮状態（漫画『北斗の拳』のような世界）」「気候毛沢東主義」のいずれかに陥ってしまうだろう。

ただ、現実問題として、氏が主張するような新たなタイプの共産主義へと社会が変革されていく道筋が、どうしてもわたしには見えてこない。素晴らしい人類のあるべき姿だとは思うのだが、たとえ、氏が言うところの3・5%の人たちが立ち上がったとしても、天下分け目の戦いとあっては、既得権益層にしても、資本主義の国家権力にしても、あらゆる手を使って社会変革を阻止してくるのではなかろうか。

そこで、わたしなりになんとか助太刀したい（とは言っても、斎藤氏は、そもそも技術至上主義を否定する立場にあるので、逆の助太刀は得られないだろうが）。現実世界へのバ、ッ、クの問題も解決してくれる、これまた一石二鳥のアイディアだ。

つい先ほど、「ただ一つの仮想世界を用意する」と言った舌の根も乾かぬうちに申し訳ないが、ここでは複数の仮想世界を用意する。そして、それぞれの仮想世界に、異なる社会システムを実装する。もちろん、そのなかの一つは、「斎藤幸平式ネオ共産主義」だ。

重要なのは、アップロードされた人々が、複数の仮想世界を自由に行き来できるようにすることだ。いちばんしっくりくる世界に定着して、そこを終の棲家にすればよい。

実のところ、これは、アップロード人柱による壮大な社会実験に他ならない。いかなる社会システムが最大幸福をもたらすかを探求するための。

リアルな人気投票によるサポートがあれば、現実世界において、無血革命を起こすことができるかもしれない。

しかも、そのような貴重なバックをもたらしてくれる仮想世界の人々にしても、決して不幸になるわけではない。むしろ、遺伝的アルゴリズムの要領で理想の社会システムが構築され、幸せなアフターライフにつながるだろう。

参考文献

プロローグ

Egan, G. (1994). *Permutation city*. Orion/Millenium.

Nagel, T. (1980). What is it like to be a bat? *The language and thought series*, 159–168. Harvard University Press.

1章

Sinclair, D. A., & LaPlante, M. D. (2019). *Lifespan: Why we age—And why we don't have to*. Atria books.

2章

Bostrom, N. (2003). Are we living in a computer simulation? *The philosophical quarterly*, *53*(211), 243–255.

Chalmers, D. J. (1995). Absent qualia, fading qualia, dancing qualia. *Conscious experience*, 309–328.

Watanabe, M. (2022). From biological to artificial consciousness. Springer Nature.

渡辺正峰（２０１７）、『脳の意識 機械の意識』、中央公論新社

3章

Sperry, R., Gazzaniga, M., & Bogen, J. (1969). Interhemispheric Relationships: The neocortical commissures syndromes of hemisphere disconnection. *Handbook of clinical neurology, 4, eds.* P. J. Vinken, G. W. Bruyn, M. Critchley, J. A. M. Frederiks. North-Holland, 273–290.

Watanabe, M. (2022). *From biological to artificial consciousness*. Springer Nature.

渡辺正峰（２０１７）、『脳の意識 機械の意識』、中央公論新社

4章

Histed, M. H., Bonin, V., & Reid, R. C. (2009). Direct activation of sparse, distributed populations of cortical neurons by electrical microstimulation. *Neuron, 63*(4), 508–522.

Lebedev, M. A., & Nicolelis, M. A. (2006). Brain-machine interfaces: past, present and future. *Trends in Neurosciences, 29*(9), 536–546.

Musk, E. (2019). An integrated brain-machine interface platform with thousands of channels. *Journal of medical internet research, 21*(10), e16194.

Viventi, J., Kim, D.-H., Vigeland, L., Frechette, E. S., Blanco, J. A., Kim, Y.-S., Avrin, A. E., Tiruvadi, V. R., Hwang, S.-W., & Vanleer, A. C. (2011). Flexible, foldable, actively multiplexed, high-density electrode array for mapping brain activity *in vivo*. *Nature neuroscience, 14*(12), 1599–1605.

Watanabe, M. (2022). *From biological to artificial consciousness*. Springer Nature.

Wegiel, J., Kaczmarski, W., Flory, M., Martinez-Cerdeno, V., Wisniewski, T., Nowicki, K., Kuchna, I., & Wegiel, J. (2018). Deficit of corpus callosum axons, reduced axon diameter and decreased area are markers of abnormal development of interhemispheric connections in autistic subjects. *Acta neuropathologica communications, 6*, 1–14.

Willett, F. R., Kunz, E. M., Fan, C., Avansino, D. T., Wilson, G. H., Choi, E. Y., Kamdar, F., Glasser, M. F., Hochberg, L. R., Druckmann, S. Shenoy, K. V., & Henderson, J. M. (2023). A high-performance speech neuroprosthesis. *Nature, 620*, 1031–1036.

5章

Cohen, N. J., & Eichenbaum, H. (1993). *Memory, amnesia, and the hippocampal system*. MIT press.

Penfield, W. (1958). Some mechanisms of consciousness discovered during electrical stimulation of the brain. *Proceedings of the National Academy of Sciences, 44*(2), 51–66.

Scoville, W. B., & Milner, B. (1957). Loss of recent memory after bilateral hippocampal lesions. *Journal of neurology,*

neurosurgery, and psychiatry, 20(1), 11–21.
Squire, L. R. (1992). Memory and the hippocampus: a synthesis from findings with rats, monkeys, and humans. *Psychological review, 99*(2), 195–231.

6章

Chalmers, D. J. (2016). The singularity: A philosophical analysis. *Science fiction and philosophy: From time travel to superintelligence*, 171–224, WILEY.

Kurzweil, R. (2005). The singularity is near. *Ethics and emerging technologies*, 393–406. Springer Nature.

Lee, J., Leung, V., Lee, A.-H., Huang, J., Asbeck, P., Mercier, P. P., Shellhammer, S., Larson, L., Laiwalla, F., & Nurmikko, A. (2021). Neural recording and stimulation using wireless networks of microimplants. *Nature Electronics, 4*(8), 604–614.

McIntyre, R. L., & Fahy, G. M. (2015). Aldehyde-stabilized cryopreservation. *Cryobiology, 71*(3), 448–458.

Parfit, D. (1986). *Reasons and persons.* Oxford University Press.

Scheffer, L. K., Xu, C. S., Januszewski, M., Lu, Z., Takemura, S.-y., Hayworth, K. J., Huang, G. B., Shinomiya, K., Maitlin-Shepard, J., & Berg, S. (2020). A connectome and analysis of the adult drosophila central brain. *elife, 9*, e57443.

Seo, D., Neely, R. M., Shen, K., Singhal, U., Alon, E., Rabaey, J. M., Carmena, J. M., & Maharbiz, M. M. (2016). Wireless Recording in the Peripheral Nervous System with Ultrasonic Neural Dust. *Neuron, 91*(3), 529–539.

Tønnesen, J., Inavalli, V. V. G. K., Nägerl, U. V. (2018). Super-resolution imaging of the extracellular space in living brain tissue. *Cell*, 172, 1108–1121.

Von Hagens, G. (1981). Animal and vegetal tissues permanently preserved by synthetic resin impregnation. United States Patent 4,278,701. *US Patent and Trade-mark Office, Washington, DC.*

Watanabe, M. (2022). *From biological to artificial consciousness.* Springer Nature.

Zheng, Z., Lauritzen, J. S., Perlman, E., Robinson, C. G., Nichols, M., Milkie, D., Torrens, O., Price, J., Fisher, C. B., & Sharifi, N. (2018). A complete electron microscopy volume of the brain of adult Drosophila melanogaster. *Cell, 174*(3), 730–743. e22.

7章

Hume, D. (2007). An enquiry concerning human understanding and other writings. Cambridge University Press.
Kane, R. (1996). *The significance of free will*. Oxford University Press.
Locke, J. (1847). *An essay concerning human understanding*. Kay & Troutman.
Poling, A., Edwards, T. L., Weeden, M., & Foster, T. M. (2011). The matching law. *Psychological Record, 61*(2), 313–322. Springer Nature.
Spinoza, B. (2017). *Ethics: Demonstrated in geometrical order. Part I* (MTSU Phil. WebWorks Hypertext Edition, 1997).

8章

Chalmers, D. J. (1995). Facing up to the problem of consciousness. *Journal of Consciousness Studies, 2*(3), 200–219.
Crick, F., & Clark, J. (1994). The astonishing hypothesis. *Journal of Consciousness Studies, 1*(1), 10–16.
Leibniz, G. W. (1898). *The monadology and other philosophical writings*. Рипол Классик.
Levine, J. (1983). Materialism and qualia: The explanatory gap. *Pacific philosophical quarterly, 64*(4), 354–361.
Nagel, T. (1980). What is it like to be a bat? *The language and thought series*, 159–168. Harvard University Press.

9章

Blake, R., & Logothetis, N. K. (2002). Visual competition. *Nature Reviews Neuroscience, 3*(1), 13–21.
Chalmers, D. J. (1997). *The conscious mind: In search of a fundamental theory*. Oxford University Press.

Dicke, R. H. (1961). Dirac's cosmology and Mach's principle. *Nature, 192*(4801), 440–441.

Dyson, F. W., Eddington, A. S., & Davidson, C. (1920). IX. A determination of the deflection of light by the Sun's gravitational field, from observations made at the total eclipse of May 29, 1919. *Philosophical Transactions of the Royal Society of London. Series A, Containing Papers of a Mathematical or Physical Character, 220*(571–581), 291–333.

Leibniz, G. W. (1898). *The monadology and other philosophical writings*. Рипол Классик.

Logothetis, N. K., Leopold, D. A., & Sheinberg, D. L. (1996). What is rivalling during binocular rivalry? *Nature*, 380(6575), 621–624.

Logothetis, N. K., & Schall, J. D. (1989). Neuronal correlates of subjective visual perception. *Science, 245*(4919), 761–763.

Saeedi, A., Wang, K., Nikpourian, G., Bartels, A., Logothetis, N. K., Totah, N. K., & Watanabe, M. (2024). Brightness illusions drive a neuronal response in the primary visual cortex under top-down modulation. *Nature Communications, 15*(1), 3141.

Watanabe, M. (2022). *From biological to artificial consciousness*. Springer Nature.

Watanabe, M., Bartels, A., Macke, J. H., Murayama, Y., & Logothetis, N. K. (2013). Temporal jitter of the BOLD signal reveals a reliable initial dip and improved spatial resolution. *Current Biology, 23*(21), 2146–2150.

Watanabe, M., Cheng, K., Murayama, Y., Ueno, K., Asamizuya, T., Tanaka, K., & Logothetis, N. (2011). Attention but not awareness modulates the BOLD signal in the human V1 during binocular suppression. *Science, 334*(6057), 829–831.

Watanabe, M. (2014a). A Turing test for visual qualia: an experimental method to test various hypotheses on consciousness. Talk presented at Towards a Science of Consciousness 21–26 April 2014, Tucson: online abstract 124.

Watanabe, M. (2014b). Turing test for machine consciousness and the chaotic spatiotemporal fluc- tuation hypothesis.

UC Berkeley Redwood Center for Theoretical Neuroscience (video: https:// archive.org/details/Redwood_Center_2014_04_30_Masataka_Watanabe).
渡辺正峰（２０１７）、『脳の意識 機械の意識』、中央公論新社

10章

Chalmers, D. J. (1997). *The conscious mind: In search of a fundamental theory*, Oxford University Press.
Crick, F., & Koch, C. (1995). Are we aware of neural activity in primary visual cortex? *Nature*, 375(6527) 121–123.
Edwards, J. C. (2005). Is consciousness only a property of individual cells? *Journal of Consciousness Studies* 12(4–5): 60–76.
Hameroff, S., & R. Penrose (2014). Consciousness in the universe: a review of the 'Orch OR' theory. *Phys Life Rev* 11(1): 39–78.

11章

Ohki, K., Chung, S., Kara, P., Hübener, M., Bonhoeffer, T., & Reid, R. C. (2006). Highly ordered arrangement of single neurons in orientation pinwheels. *Nature 442*(7105) 925–928.
Song, X., Guo, Y., Chen, C., & Wang, X. (2022). A silent two-photon imaging system for studying in vivo auditory neuronal functions. *Nature Light: Science & Applications 11*(1): 96.
Watanabe, M. (2022). From biological to artificial consciousness, Springer Nature.
渡辺正峰（２０１７）、『脳の意識 機械の意識』、中央公論新社

12章

Kawato, M., Hayakawa, H., & Inui, T. (1993). A forward-inverse optics model of reciprocal connections between visual cortical areas. Network: Computation in Neural Systems, 4(4), 415–422.

Mumford, D. (1991). On the computational architecture of the neocortex: I. The role of the thalamo-cortical loop. *Biological cybernetics*, *65*(2), 135–145.
Revonsuo, A. (1995). Consciousness, dreams and virtual realities. *Philosophical Psychology*, *8*(1).
渡辺正峰（２０１０）、「意識」『イラストレクチャー 認知神経科学――心理学と脳科学が解くこころの仕組み』村上郁也編、オーム社

13章

Gazzaniga, M. S., Bogen, J. E., & Sperry, R. W. (1962). Some functional effects of sectioning the cerebral commissures in man. *Proceedings of the National Academy of Sciences*, *48*(10), 1765–1769.
Kherlopian, A. R., Song, T., Duan, Q., Neimark, M. A., Po, M. J., Gohagan, J. K., & Laine, A. F. (2008). A review of imaging techniques for systems biology. *BMC systems biology*, *2*, 1–18.
Oertner, T. G., Sabatini, B. L., Nimchinsky, E. A., & Svoboda, K. (2002). Facilitation at single synapses probed with optical quantal analysis. *Nature neuroscience*, *5*(7).
Watanabe, M. (2022). *From biological to artificial consciousness*. Springer Nature.
Watanabe, M. (2014a). A Turing test for visual qualia: an experimental method to test various hypotheses on consciousness. Talk presented at Towards a Science of Consciousness 21–26 April 2014, Tucson: online abstract 124.
Watanabe, M. (2014b). Turing test for machine consciousness and the chaotic spatiotemporal fluc- tuation hypothesis. UC Berkeley Redwood Center for Theoretical Neuroscience (video: https:// archive.org/details/Redwood_Center_2014_04_30_Masataka_Watanabe).
渡辺正峰（２０１７）、『脳の意識 機械の意識』、中央公論新社

14章

Searle, J. R. (1980), Minds, Brains, and Programs. *The Behavioral and Brain Sciences, 3*, 417–457.

15章

Block, N. (1980). Troubles with Functionalism. In N. Block (Ed.), *Readings in Philosophy of Psychology*, Volume 1. Cambridge, MA: Harvard University Press.

Erlacher, D., Schädlich, M., Stumbrys, T., & Schredl, M. (2014). Time for actions in lucid dreams: effects of task modality, length, and complexity. *Front Psychology*, 16.

Fodor, J. A. (1974). Special Sciences (Or: The Disunity of Science as a Working Hypothesis). *Synthese, 28*(2), 97–115.

Kanai, R., & Watanabe, M. (2006). Visual onset expands subjective time. *Perception & psychophysics, 68*, 1113–1123.

Leon, M. I., & Shadlen, M. N. (2003). Representation of time by neurons in the posterior parietal cortex of the macaque. *Neuron, 38*(2), 317–327.

Matell, M. S., & Meck, W. H. (2004). Cortico-striatal circuits and interval timing: coincidence detection of oscillatory processes. *Cognitive Brain Research, 21*(2), 139–170.

Meck, W. H. (2005). Neuropsychology of timing and time perception. *Brain and Cognition, 58*(1), 1–8.

Narayanan, N. S., & Laubach, M. (2006). Top-down control of motor cortex ensembles by dorsomedial prefrontal cortex. *Neuron, 52*(5), 921–931.

Putnam, H. (1967). Psychological Predicates. In W.H. Capitan & D.D. Merrill (Eds.), *Art, Mind, and Religion*. Pittsburgh: University of Pittsburgh Press.

Rizzo, M., & Nawrot, M. (1998). Perception of movement and shape in cerebral akinetopsia. *Brain, 121*(12), 2259–2270.

Scala, F., Kobak, D., Bernabucci, M. et al. Phenotypic variation of transcriptomic cell types in mouse motor cortex. *Nature 598*, 144–150 (2021).

Treisman, M. (1963). Temporal discrimination and the indifference interval: Implications for a model of the "internal clock". *Psychological Monographs: General and Applied, 77*(13), 1–31.

Tse, P. U., Intriligator, J., Rivest, J., & Cavanagh, P. (2004). Attention and the subjective expansion of time. *Perception & Psychophysics, 66*(7), 1171–1189.

VanRullen, R., Reddy, L., & Koch, C. (2006). The Continuous wagon wheel illusion is associated with changes in electroencephalogram power at approximately 13 Hz. *The Journal of Neuroscience, 26*(2), 502–507.

van Wassenhove, V., Buonomano, D. V., Shimojo, S., & Shams, L. (2008). Distortions of subjective time perception within and across senses. *PLoS One, 3*(1), e1437.

Yarrow, K., Haggard, P., Heal, R., Brown, P., & Rothwell, J. C. (2001). Illusory perceptions of space and time preserve cross-saccadic perceptual continuity. *Nature, 414*(6861), 302–305.

Wiener, M., Turkeltaub, P., & Coslett, H. B. (2010). The image of time: A voxel-wise meta-analysis. *NeuroImage, 49*(2), 1728–1740.

あとがき

決して自慢できることではないが、わたしは、まったくの偶然から神経科学の道に足を踏み入れた。

大学2年の夏、3年時からの学部進学先を選ぶタイミングで、将来、NASAに行きたいと思った。高1以来、ずっと理学部志向だったのに、どういう風の吹き回しだったのだろう。

航空工学科宇宙工学コースを筆頭に、進学先の第三志望までを航空系三コースで固め、ほんのシャレのつもりで第四志望に原子力工学科と記した。火星に行くなら核融合ロケットしかないと、素人ながらに思ったのだ。

それが、真夏の昼下がり、掲示板に張り出された自身の進学先を確認しにいくと、無情にもそこには「原子力」と記されていた。眼の前が真っ暗になった。

ただ、特にすることもなかったので、まずは、2年の冬学期から始まる講義だけでも受けてみようと思った。ちょっとでもつまらなかったら1年留年してやろうと、粗探しをしにいったのだ。

ところが、これが予想外に面白かった。「一点炉動特性方程式」、仮にペン先にも満たないような極小サイズの原子炉があったなら、どのような振る舞いをするか。また、製図の時間、半分が女子学生の華やかな建築学科を横目に、何の変哲もない六角ボルトを描かされたのも刺激的だった。

そんなこんなで原子力工学科に進学することを決めた。大学院に進むタイミングで、また、じっくり考えればよいと思ったのだ。

それから1年半、宇宙への思いを燻らせていたわたしは、当時、学科長を務めていた近藤駿介先生（後の原子力委員長）に大胆にもきいてみた。「核融合ロケットを研究するには、どの学科のどの研究室に行けばよろしいですか」。間髪入れずに「君、うちだよ、うち」と誘ってくれた。

その言葉を信じて近藤研に進むと、当の近藤先生から「研究は古田くんに任せているから彼に相談してくれ」と言われた。当時、研究室の助教授であった古田一雄先生に相談すると、「君、そんな研究ないよ。イギリスのダイダロス計画にしても、核不拡散条約で凍結されてしまった。九州にひとり風変わりな研究者がいるけれど、君、そんなんになりたくないでしょ」と予想だにしなかった言葉。

またまた、眼の前が真っ暗になった。

高校生の時分から研究者になることを心に決め、科学への思いは誰にも負けないつもりでいたが（その割には下調べが杜撰!?）、見事、研究テーマ難民と化してしまった。

途方にくれていると、必修科目の輪読講義で、決定論カオスの分厚い英語の本を扱うことになった。基礎だけでも日本語で勉強してしまえと、ずるい気持ちが働いたわたしは、生協の書籍部に足を運んだ。当時、決定論カオスは花形で、本棚2列分がまるごと関連本で埋まっていた。

そこで運命のときが訪れる。わたしが偶然手を伸ばしたその先には、合原一幸先生による「カオス」というとてもシンプルなタイトルの本があった。パラパラとめくり、とても丁寧に理論が説明されている風だったので、迷わず研究室の校費で購入した。

それが実にずるい本で、最初の数章は決定論カオスの基礎に割かれてはいるものの、それ以降は、完全に合原先生の我田引水本であった。氏が発見したイカの巨大軸索のカオス的な振る舞いと、それをもとに氏が提案したカオスニューロンとカオスニューラルネットワークの説明が延々と続いていた。

特にすることのなかったわたしは、カオスニューロンをC言語で実装し、卒論研究で培ったX11でUNIX端末にグラフを描いてみた。そして、その瞬間、その美しさに心を奪われた。出来たてほやほやのカオスニューラルネットワークで一旗あげてやろうと思い立った。

やがて、今思えばどうってことのないアイディアが浮かび、古田先生の指導のもと、小さなワークショップで研究発表を行った（審美眼ばかりが先に磨かれるのは、研究を目指す者にとって決してよいことではない！）。

特にこれといった反響もなく、肩すかしをくらった気分で過ごしていた修士1年の春休み、研究室の内線に電話がかかってきた。

「君、僕のカオスニューラルネットワークで勝手なことをしてくれたね。今度、うちに遊びに来なさい」。合原先生からの電話だった。どうやら、ワークショップの予稿集が目に留まったらしい。

後日遊びに行き、議論が大いに盛り上がると、天にものぼる気持ちになった。ただ、それがプロローグにも登場させた研究室旅行の前だったのか、後だったのか、どうしても思い出すことができない。死の話を同期にふっかけるほど鬱屈していたということは、電話がかかってきたのは旅行の後だったのかもしれない。
その後、近藤先生、古田先生とともにわたしを温かく送り出してくれて、正式な所属はそのままに、修士、博士、ポスドクと実質、合原先生のもとで研究することになった。東大計数工学科の甘利—合原研といえば飛ぶ鳥を落とす勢いで、進学するのが難しかったが、うまいこと事が運び、裏口から滑り込むことができたのだ。

というわけで、「なんで脳を研究しようと思ったのですか。何かきっかけはありますか」と訊かれても、わたしは答えに窮してしまう。

もし、マルチバースのようなものがあって、数え切れないほどのわたしがいたとしても、こうしてえらそうに意識を語っているのはほんの一握りに過ぎないだろう。ひょっとしたら、このわたし一人だけかもしれない。

運命論者というわけでもないが、それでも、この他力本願的な運命にはとても感謝している。深淵なるテーマに一生を捧ぐことができ、また、自らの手によって死を回避できるかもしれないのだから。

他力本願的な運命といえば、わたしはスタンリー・キューブリックにも感謝しなければならない。

高校生の時分、家族の食卓で「2001年宇宙の旅」の話になった。父が母に向かって「結婚前のデートで一緒に観に行ったけれど、つまらないから途中で寝てしまったね」と言うと、母は「あら、それ、わたしじゃないわよ」と曰った。

もし「2001年宇宙の旅」が、「スター・ウォーズ」ばりにテンポがよく、わかりやすい映画だったなら、わたしはこの世に生を受けていなかっただろう。

この一連の話に特にオチはない。むしろ、昨今の脳命の学生さんには、申し訳ない気持ちでいっぱいだ。まさに、くじ引きを引くかのごとく、自由意志を微塵も行使せずに、神経科学に足を踏み入れてしまったのだから。

ただ、何か一つ言えるとしたらこんなことだろう。ベクトルの方向については自身ではどうしようもできない部分があるとして、その長さだけでも保つことができたなら、そのうち何とかなるかもしれない。

それはさておき、先の小咄の後に続々と登場することになる先生方にも大いに感謝しなければならない。登場順で、彦坂興秀先生、坂上雅道先生、塚田稔先生、藤井宏先生、櫻井芳雄先生、下條信輔先生、藤田一郎先生、田中啓治先生、程康先生、小松英彦先生、ニコス・ロゴセシス先生。

加えて、日々の研究活動のサポートという意味において、学術変革B「ディストピア倫理学」を牽引していただいた太田紘史先生、東京大学のMbSC2030に誘っていただいた茂木源人先生と松尾豊先生には大変感謝している。

2023年度より本格始動した、信原幸弘先生、田村眞一さん、七沢智樹さん、渡邊淳司さん、藤野正寛さん、寒竹泉美さんをはじめとする「意識研」のメンバーには、意識にまつわる深い議論とその後の楽しい飲み会についてお礼を申し上げたい。

また、愛にあふれたアドバイスとともに、この本をまとめあげるのにご尽力いただいた編集担当の西川浩史さんには深く深く感謝したい。

そして、忙しいなか、いつもわたしを支えてくれて、前著につづき、著者校の段階で大いに力になってくれた妻の梓にはいくら感謝しても感謝しきれない。

最後に、2023年にわたしたち夫婦のところに生まれてきてくれて、今となっては、あなた抜きの人生はとても想像できない息子の正樹にこの本を捧げたい。

渡辺正峰

講談社現代新書　2747
意識《いしき》の脳科学《のうかがく》　「デジタル不老不死《ふろうふし》」の扉《とびら》を開《ひら》く
二〇二四年六月二〇日第一刷発行　二〇二四年七月一〇日第二刷発行

著　者　渡辺正峰《わたなべまさたか》

発行者　森田浩章
発行所　株式会社講談社
東京都文京区音羽二丁目一二―二一　郵便番号一一二―八〇〇一
電　話　〇三―五三九五―三五二一　編集（現代新書）
〇三―五三九五―四四一五　販売
〇三―五三九五―三六一五　業務
装幀者　中島英樹／中島デザイン
印刷所　株式会社ＫＰＳプロダクツ
製本所　株式会社国宝社

定価はカバーに表示してあります　Printed in Japan

N.D.C. 461　385p　18cm
ISBN978-4-06-536111-5

「講談社現代新書」の刊行にあたって

教養は万人が身をもって養い創造すべきものであって、一部の専門家の占有物として、ただ一方的に人々の手もとに配布され伝達されうるものではありません。

しかし、不幸にしてわが国の現状では、教養の重要な養いとなるべき書物は、ほとんど講壇からの天下りや単なる解説に終始し、知識技術を真剣に希求する青少年・学生・一般民衆の根本的な疑問や興味は、けっして十分に答えられ、解きほぐされ、手引きされることがありません。万人の内奥から発した真正の教養への芽ばえが、こうして放置され、むなしく滅びさる運命にゆだねられているのです。

このことは、中・高校だけで教育をおわる人々の成長をはばんでいるだけでなく、大学に進んだり、インテリと目されたりする人々の精神力の健康さえもむしばみ、わが国の文化の実質をまことに脆弱なものにしています。単なる博識以上の根強い思索力・判断力、および確かな技術にささえられた教養を必要とする日本の将来にとって、これは真剣に憂慮されなければならない事態であるといわなければなりません。

わたしたちの「講談社現代新書」は、この事態の克服を意図して計画されたものです。これによってわたしたちは、講壇からの天下りでもなく、単なる解説書でもない、もっぱら万人の魂に生ずる初発的かつ根本的な問題をとらえ、掘り起こし、手引きし、しかも最新の知識への展望を万人に確立させる書物を、新しく世の中に送り出したいと念願しています。

わたしたちは、創業以来民衆を対象とする啓蒙の仕事に専心してきた講談社にとって、これこそもっともふさわしい課題であり、伝統ある出版社としての義務でもあると考えているのです。

一九六四年四月　野間省一

自然科学・医学

1141 安楽死と尊厳死 保阪正康
1328 「複雑系」とは何か 吉永良正
1343 カンブリア紀の怪物たち サイモン・コンウェイ・モリス 松井孝典 監訳
1500 科学の現在を問う 村上陽一郎
1511 優生学と人間社会 米本昌平 松原洋子 橳島次郎 市野川容孝
1689 時間の分子生物学 粂和彦
1700 核兵器のしくみ 山田克哉
1706 新しいリハビリテーション 大川弥生
1786 数学的思考法 芳沢光雄
1805 人類進化の700万年 三井誠
1813 はじめての〈超ひも理論〉 川合光
1840 算数・数学が得意になる本 芳沢光雄
1861 〈勝負脳〉の鍛え方 林成之
1881 「生きている」を見つめる医療 中村桂子 山岸敦
1891 生物と無生物のあいだ 福岡伸一
1925 数学でつまずくのはなぜか 小島寛之
1929 脳のなかの身体 宮本省三
2000 世界は分けてもわからない 福岡伸一
2023 ロボットとは何か 石黒浩
2039 ソーシャルブレインズ入門 藤井直敬
2097 〈麻薬〉のすべて 船山信次
2122 量子力学の哲学 森田邦久
2166 化石の分子生物学 更科功
2191 DNA医学の最先端 大野典也
2204 森の力 宮脇昭
2219 宇宙はなぜこのような宇宙なのか 青木薫
2226 宇宙生物学で読み解く「人体」の不思議 吉田たかよし
2244 呼鈴の科学 吉田武
2262 生命誕生 中沢弘基
2265 SFを実現する 田中浩也
2268 生命のからくり 中屋敷均
2269 認知症を知る 飯島裕一
2292 認知症の「真実」 東田勉
2359 ウイルスは生きている 中屋敷均
2370 明日、機械がヒトになる 海猫沢めろん
2384 ゲノム編集とは何か 小林雅一
2395 不要なクスリ 無用な手術 富家孝
2434 生命に部分はない A・キンブレル 福岡伸一 訳

心理・精神医学

331 異常の構造――木村敏
590 家族関係を考える――河合隼雄
725 リーダーシップの心理学――国分康孝
824 森田療法――岩井寛
1011 自己変革の心理学――伊藤順康
1020 アイデンティティの心理学 鑪幹八郎
1044 〈自己発見〉の心理学 国分康孝
1241 心のメッセージを聴く 池見陽
1289 軽症うつ病――笠原嘉
1348 自殺の心理学――高橋祥友
1372 〈むなしさ〉の心理学 諸富祥彦
1376 子どものトラウマ――西澤哲
1465 トランスパーソナル心理学入門――諸富祥彦
1787 人生に意味はあるか 諸富祥彦
1827 他人を見下す若者たち 速水敏彦
1922 発達障害の子どもたち――杉山登志郎
1962 親子という病――香山リカ
1984 いじめの構造――内藤朝雄
2008 関係する女 所有する男――斎藤環
2030 がんを生きる――佐々木常雄
2044 母親はなぜ生きづらいか――香山リカ
2062 人間関係のレッスン 向後善之
2076 子ども虐待――西澤哲
2085 言葉と脳と心――山鳥重
2105 はじめての認知療法――大野裕
2116 発達障害のいま――杉山登志郎
2119 動きが心をつくる――春木豊
2143 アサーション入門――平木典子
2180 パーソナリティ障害とは何か――牛島定信
2231 精神医療ダークサイド 佐藤光展
2344 ヒトの本性――川合伸幸
2347 信頼学の教室――中谷内一也
2349 「脳疲労」社会――徳永雄一郎
2385 はじめての森田療法 北西憲二
2415 新版 うつ病をなおす 野村総一郎
2444 怒りを鎮める うまく謝る 川合伸幸

L

哲学・思想Ⅰ

66 哲学のすすめ——岩崎武雄
159 弁証法はどういう科学か 三浦つとむ
501 ニーチェとの対話——西尾幹二
871 言葉と無意識——丸山圭三郎
898 はじめての構造主義 橋爪大三郎
916 哲学入門一歩前——廣松渉
921 現代思想を読む事典 今村仁司 編
977 哲学の歴史——新田義弘
989 ミシェル・フーコー 内田隆三
1001 今こそマルクスを読み返す 廣松渉
1286 哲学の謎——野矢茂樹
1293 「時間」を哲学する——中島義道
1315 じぶん・この不思議な存在—鷲田清一
1357 新しいヘーゲル——長谷川宏
1383 カントの人間学——中島義道
1401 これがニーチェだ——永井均
1420 無限論の教室——野矢茂樹
1466 ゲーデルの哲学——高橋昌一郎
1575 動物化するポストモダン 東浩紀
1582 ロボットの心——柴田正良
1600 ハイデガー=存在神秘の哲学——古東哲明
1635 これが現象学だ——谷徹
1638 時間は実在するか 入不二基義
1675 ウィトゲンシュタインはこう考えた 鬼界彰夫
1783 スピノザの世界——上野修
1839 読む哲学事典——田島正樹
1948 理性の限界——高橋昌一郎
1957 リアルのゆくえ——大塚英志 東浩紀
1996 今こそアーレントを読み直す——仲正昌樹
2004 はじめての言語ゲーム——橋爪大三郎
2048 知性の限界——高橋昌一郎
2050 超解読！ はじめてのヘーゲル『精神現象学』 竹田青嗣 西研
2084 はじめての政治哲学 小川仁志
2099 超解読！ はじめてのカント『純粋理性批判』 竹田青嗣
2153 感性の限界——高橋昌一郎
2169 超解読！ はじめてのフッサール『現象学の理念』——竹田青嗣
2185 死別の悲しみに向き合う——坂口幸弘
2279 マックス・ウェーバーを読む——仲正昌樹

哲学・思想Ⅱ